AF721062

Kohlhammer

Die Autoren

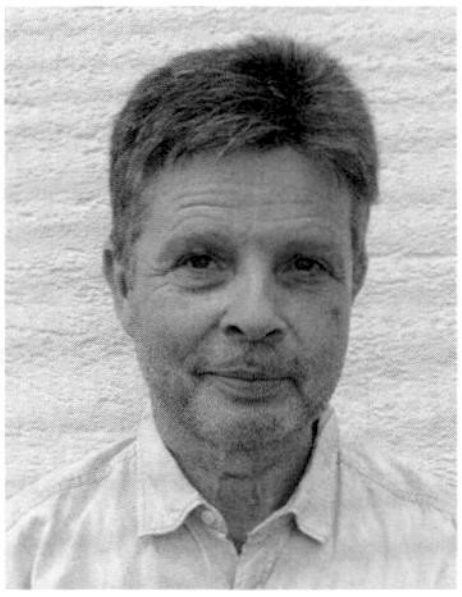

Jochen Martin, Dipl.-Pflegepädagoge und M. A. Erwachsenenbildung. War viele Jahre als Praxisanleiter tätig. Arbeitet seit über 20 Jahren am Evangelischen Bildungszentrum für Gesundheitsberufe als Leiter der Weiterbildung zur Praxisanleiterin/zum Praxisanleiter und als Lehrer.

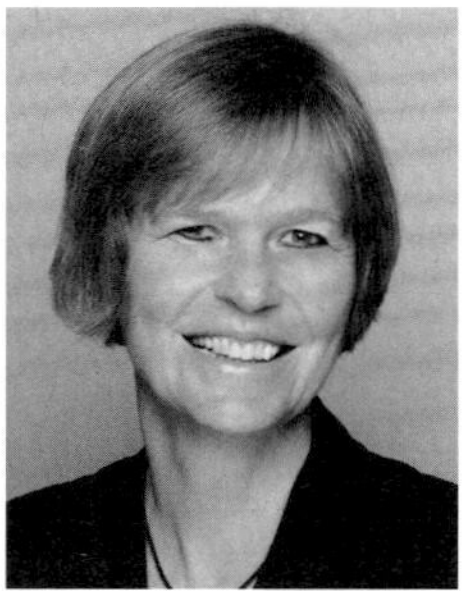

Birte Stährmann, vormals Mensdorf, Krankenschwester, Lehrerin für Pflegeberufe, Kommunikationswirtin, Fundraiserin. Geboren 1967 in Flensburg, lebte 35 Jahre in Stuttgart, ist im Frühjahr 2022 mit ihrem Mann nach Eckernförde an der Ostsee gezogen. Schreibt und veröffentlicht Fachbücher und Romane. Mehr unter www.birte-staehrmann.de

Jochen Martin/Birte Mensdorf

Paxisanleitung in der generalistischen Pflegeausbildung

Hintergründe, Konzepte, Probleme, Lösungen

6., erweiterte und überarbeitete Auflage
Schüleranleitung in der Pflegepraxis

Verlag W. Kohlhammer

Piktogramme

Fallbeispiel

§ Gesetzestext

Empfehlung/Tipp

Merke

Definition

6., erweiterte und überarbeitete Auflage 2022

Gesamtherstellung: W. Kohlhammer GmbH, Stuttgart

Print:
ISBN 978-3-17-035028-1

E-Book-Formate:
pdf: ISBN 978-3-17-035029-8
epub: ISBN 978-3-17-035031-1

Vorwort

Jochen Martin

Als das Buch *Schüleranleitung in der Pflegepraxis* 1999 in der 1. Auflage erschien, hießen die Praxisanleiterinnen in den Pflegeberufen vielerorts noch Mentorinnen und ihre Tätigkeit als Ausbilderinnen war gesetzlich nicht geregelt. Die Qualifikation für die Tätigkeit wurde inhaltlich durch Weiterbildungseinrichtungen bestimmt, die Schulungen im Umfang von 80 bis 120 Stunden anboten. Literatur zum Thema Anleitung in der Pflege gab es wenig.

Das Buch führte damals den Begriff *Schüler* im Titel, weil die Absolventen der Pflegeausbildungen zu dieser Zeit bewusst nicht als Auszubildende bezeichnet wurden. Man wollte die Pflegeausbildungsgänge von der Berufsausbildung im dualen Ausbildungssystem abheben. Das Buch Schüleranleitung in der Pflegepraxis erlebte fünf Auflagen und vollzog dabei alle Neuerungen mit, die die Ausbildung im Laufe der Jahre veränderten. Dabei lag ein Schwerpunkt immer auf der Kommunikation zwischen Ausbilderin und Schülerin.

Mittlerweile hat sich viel verändert. Mit dem Pflegeberufegesetz, das seit 2020 die Berufsausbildung regelt, wurde nicht nur der Beruf neu ausgerichtet und die verschiedenen Pflegeausbildungen zu einem generalistischen Ausbildungsgang zusammengeführt. Auch die Praxisanleitung wurde auf eine neue Grundlage gestellt. Ein entscheidender Unterschied ist die Einführung einer inhaltlichen Vorgabe für die Praxisausbildung, die durch den Ausbildungsrahmenplan erfolgt. Jetzt muss die Praxisausbildung einer zeitlichen und inhaltlichen Struktur entsprechen, die durch bundes- und landesrechtliche Regelungen vorgegeben wird. Auch die Tätigkeit der Praxisanleitung wird aufgewertet, weil die Ausbildung jetzt eine vertiefte pädagogische Qualifikation erfordert, die in einer 300-stündigen Weiterbildung erworben werden muss.

Die neue Auflage des Buches nimmt diese Entwicklungen auf. Das bedeutet auch, dass sich der Titel verändert: Die Schüler werden zu Auszubildenden. Und auch der inhaltliche Aufbau des Buches ist neu. Er orientiert sich an den Empfehlungen und Verordnungen für die Weiterbildung in der Praxisanleitung, wie sie von einzelnen Bundesländern und auch von der Deutschen Krankenhausgesellschaft (Deutsche Krankenhausgesellschaft, 2022) vorgegeben werden. Auf der anderen Seite bleibt aber auch vieles erhalten. Auch jetzt ist der wichtigste Faktor einer gelingenden Praxisausbildung eine gute Beziehung zwischen der Auszubildenden und der Praxisanleiterin, der sich vor allem in einer gelungenen Kommunikation widerspiegelt.

Das Buch ist als Lehrbuch für die Praxisanleiterweiterbildung konzipiert. Gleichzeitig soll es aber auch allen Praxisanleiterinnen, die ihr Wissen mit Blick auf die Veränderungen der neuen Gesetzgebung ergänzen wollen, als Nachschlagewerk dienen. Das Buch setzt das Werk »Schüleranleitung in der Pflegepraxis« fort, das von Birte Stährmann unter dem Namen Birte Mensdorf in fünf Auflagen veröffentlicht wurde. Jochen Martin hat die Aktualisierung vorgenommen und die Inhalte neu geordnet.

Wir hoffen durch dieses Buch den Praxisanleiterinnen eine hilfreiche Unterstützung zu bieten. Sie versuchen ihr Bestes, um die Ausbildung in der Pflege auf einen guten Stand zu bringen. Wir wünschen uns, dass auch die Auszubildenden profitieren, die in diesem wichtigen und herausfordernden Beruf arbeiten.

Im Buch wird zur besseren Lesbarkeit das generische Maskulinum verwendet. Da allerdings die Praxisanleitenden überwiegend Frauen sind und auch die Mehrzahl der Auszubildenden weiblichen Geschlechts ist, wird immer dann, wenn von ihnen die Rede ist, die weibliche Schreibform verwendet. Natürlich sollen sich die Angehörigen des anderen Geschlechts ebenfalls angesprochen fühlen.

Jochen Martin
Stuttgart, im Juli 2022

Vorwort

Birte Stährmann

Liebe Leserinnen und Leser,

das vorliegende Werk erscheint nun in der 6. Auflage, dies freut mich sehr. In der heutigen, schnelllebigen Zeit ist das etwas Besonderes – die 1. Auflage gab es bereits im vorherigen Jahrtausend, im Jahr 1999. Niemals hätte ich damals gedacht, dass daraus ein Standardwerk zum Thema Praxisanleitung von Auszubildenden in der Pflege werden würde.

Damals arbeitete ich als Lehrerin für Pflegeberufe an der Krankenpflegeschule der Evangelischen Diakonissenanstalt Stuttgart. Für die »Pflegezeitschrift« des Kohlhammer Verlags hatte ich erste Artikel geschrieben. Die damalige Chefredakteurin fragte mich, ob ich einen Artikel zur Anleitung von Schülerinnen und Schülern schreiben könnte. Mit dieser Anfrage traf sie mein Herzensthema, denn die fundierte Anleitung von Schülern in der Praxis war mir ein besonders wichtiges Anliegen, sowohl in meiner Zeit als Krankenschwester als auch als Lehrerin für Pflegeberufe. Beim Schreiben fielen mir vielfältige Aspekte ein, die bei einer Anleitung von Pflegeschülern zu berücksichtigen sind. Schnell war mir klar, dass sie den Rahmen eines Artikels sprengen. So schrieb ich nicht nur ihn, sondern entwarf zudem ein Buchkonzept, das über die Chefredakteurin ins Pflegelektorat kam. Dort fanden meine Idee und die Probetexte Zustimmung und bald unterschrieb ich den Verlagsvertrag.

Ein Jahr der intensiven Auseinandersetzung mit dem Thema begann. Im Zentrum stand die Frage: Was brauchen Praxisanleiterinnen und Praxisanleiter an Wissen und Können, um die Anleitung von Auszubildenden in der Pflege fundiert und gut organisiert zu begleiten? Leitend waren dabei auch meine eigenen langjährigen praktischen Erfahrungen. Auch in den Folgeauflagen zog ich diese heran und hatte zudem Praxisanleiterinnen als Probeleserinnen und Beraterinnen.

Nicht zuletzt durch den großen Erfolg dieses Fachbuches qualifizierte ich mich in einer Weiterbildung zur Kommunikationswirtin. Viele Jahre arbeitete ich mit Dienstaufträgen in zwei Berufen: einerseits als Lehrerin für Pflegeberufe, zuletzt in der Altenpflege, andererseits als Referentin für Presse- und Öffentlichkeitsarbeit.

In diesen Jahren wurde mir das Schreiben immer wichtiger und so übernahm ich eine Vollzeitstelle in der Presse- und Öffentlichkeitsarbeit sowie dem Fundraising. Der Pflege bin ich weiterhin eng verbunden, da ich diese Arbeit für Altenhilfeeinrichtungen mache. Aber ich habe keinen direkten Zugang mehr zu der praktischen Pflege- und Anleitungsarbeit. Mir war daher klar, dass ich für eine Folgeauflage meines Buches nicht mehr zur Verfügung stehe.

Die Suche nach einem Nachfolgeautor gestaltete sich nicht einfach, einige Zeit verging. Dass dies genauso sein musste, weiß ich nun. Denn mit dem Pflegepädagogen Jochen Martin hat der Kohlhammer Verlag nicht nur fachlich eine ausgezeichnete Wahl getroffen, sondern auch für mich. Ich habe das Gefühl, der Kreis schließt sich – schließlich arbeitet Jochen Martin am Evangelischen Bildungszentrum für Pflegeberufe (EBZ), dem Zusammenschluss dreier evangelischer Schulen in Stuttgart. Dazu gehört auch die Schule, an der ich früher als Lehrerin arbeitete.

Jochen Martin brennt genau wie ich für eine fundierte Anleitung von Auszubildenden. Als Leiter der Ausbildung für Praxisanleiterinnen und Praxisanleiter hat er 2020 das neue Pflegeberufegesetz mit in die generalistische Pflegeausbildung am EBZ übertragen. Er verfügt über äußerst fundierte Sach- und Fachkenntnisse und über stimmige Ideen, um dieses Buch als Standardwerk in die Zukunft zu führen. Ich wünsche ihm und dem Buch dafür allen erdenklichen Erfolg.

Zum Schluss möchte ich den Dank nicht vergessen. Da wären an erster Stelle die Lektorinnen des Kohlhammer Verlags, die dem Werk so lange die Treue halten. Ein besonderer Dank geht an Alexandra Schierock für ihre Hartnäckigkeit bei der Nachfolgesuche.

Da sind aber vor allem Sie, unsere Leserinnen und Leser. Vielen Dank, dass Sie sich für dieses Anleitungsbuch entschieden haben. Ich wünsche Ihnen viele gewinnbringende Erkenntnisse sowie viel Freude und Kreativität bei Ihrem täglichen, so wichtigen Tun – der Praxisanleitung von Auszubildenden in der Pflege. Und ich wünsche Ihnen eine gute Balance von Tun und Lassen, damit Ihnen bei Ihren vielfältigen Aufgaben nicht die Kraft ausgeht und die Motivation. Sorgen Sie gut für sich!

Der letzte Dank gilt meinem Mann Martin Stährmann. Die Jahre mit ihm waren die wundervollsten meines Lebens. Wir teilen auch die Liebe zum Schreiben und machen uns damit zukünftig gemeinsam auf den Weg.

Alles Gute für Sie!

Birte Stährmann,
im Juli 2022

Inhalt

1 Einführung

Praxisanleiterinnen brauchen Motivation, Energie, Fachwissen, Geduld, pädagogisches Geschick, Kommunikationsfähigkeit, Frustrationstoleranz und noch einiges mehr. Diese Eigenschaften und Kompetenzen müssen gelernt, in der Praxis trainiert und durch Erfahrung gefestigt werden.

Praxisanleiterinnen sind die Pädagoginnen in der Pflegepraxis. Wie ihre Kollegen in den Schulen für Pflegeberufe sollen sie mit Auszubildenden eine tragfähige Beziehung herstellen, mit ihren besonderen biografischen und kulturellen Prägungen umgehen können, sie für den Beruf gewinnen und Fachinhalte, Pflegehandlungen und organisatorische Prozesse vermitteln. Und sie sollen »Leitwölfe« sein, an denen sich die Neulinge orientieren können.

Das sind keine einfachen Aufgaben. Die Weiterbildungen für Praxisanleiterinnen umfassen mittlerweile 300 Stunden, in denen das benötigte Wissen und die benötigten Fertigkeiten vermittelt und auf die Rolle der Ausbilderin vorbereitet werden soll. Seit einigen Jahren gibt es Vorgaben für diese Weiterbildungen, die den Kursen einen inhaltlichen Rahmen geben. Richtungsweisend sind die Weiterbildungsempfehlungen der Deutschen Krankenhausgesellschaft (2022), aber auch Weiterbildungsverordnungen einzelner Bundesländer. Das dort geforderte Basiswissen werden Sie in diesem Buch finden. Darüber hinaus werden aber auch konkrete Anleitungen in den Blick genommen, Probleme, die zwischen Anleiterin und Auszubildender entstehen können und ihre Lösungsansätze, Projektideen für die Anleitung und viele weitere Themen.

Dieses Buch richtet sich an Neulinge in der Praxisanleitung und Weiterbildungsteilnehmerinnen ebenso wie an erfahrene Kollegen, die ihr Wissen erweitern wollen, weil ihnen eine gute Ausbildung am Herzen liegt. Nachfolgend werden die Inhalte grob skizziert.

Das neue *Pflegeberufegesetz* hat die Pflegeausbildung grundlegend verändert. Die generalistische Ausbildung und die Ausrichtung auf Kompetenzen sind inhaltlich folgenreich. Erstmalig sind Vorbehaltsaufgaben formuliert, die den Pflegeprozess deutlicher in den Fokus der Ausbildung rücken. Es gibt erstmalig bundeseinheitliche curriculare Empfehlungen für die schulische und die praktische Ausbildung. Die geforderten Anleitungsstunden in der Praxis sind deutlich ausgeweitet.

Das Thema *Lernen* spielt für Praxisanleiterinnen einerseits eine Rolle für ihre eigene Entwicklung. Individuelle Lernstrategien können den Wissenserwerb erleichtern. Andererseits sind Praxisanleiterinnen auch mit den Lernstrategien der Auszubildenden befasst. Der Erfolg von Anleitungen hängt oft davon ab, inwieweit sie den Lernwegen der Auszubildenden entsprechen.

Die *praktische Anleitung* nimmt den größten Raum in diesem Buch ein. Hier geht es um erprobte Methoden wie gezielte Anleitungen, Regelgespräche und Leittexte, aber auch um weniger bekannte Anleitungsformen wie das Modelling mit Metalog im Rahmen des Cognitive-Apprenticeship-Modells, Lernformen im Rahmen der Lernortkooperation, wie Lernwerkstatt, Lerninsel und Schulstation, Gruppenanleitungen und POL. Am Ende des Kapitels werfen wir einen Blick auf die haftungsrechtliche Situation, in der sich Praxisanleiterinnen im Rahmen der Ausbildung befinden.

Das Thema *Bewerten und Beurteilen* wird in einem eigenen Kapitel behandelt. Dieser Bereich verursacht in der Praxisanleitung oft besondere Schwierigkeiten und spielt doch gleichzeitig eine zentrale Rolle.

Eine der wichtigsten Herausforderungen für Praxisanleiterinnen ist die Beziehungsgestaltung mit den Auszubildenden. Eine tragfähige Beziehung ist für Pädagogen (und somit auch für Praxisanleiterinnen) eine unabdingbare Voraussetzung. Besonders Konflikte mit Auszubildenden sind belastend. Im Kapitel *Kommunikation* wird eine gelingende Interaktion zwischen Auszubildenden und Praxisanleiterinnen thematisiert.

Die Rolle der Praxisanleiterin ist innerhalb des Pflegeberufs immer schon vielschichtig und teilweise auch belastend gewesen. In diesem Kapitel sollen die verschiedenen Erwartungen an die Berufsrolle und die Handlungsfelder der Praxisanleiterinnen in den Blick genommen werden.

Die *Wissenschaft* ist als Thema in der Pflegeausbildung nicht mehr wegzudenken. Und auch die Praxisanleitung muss pflege- und bezugswissenschaftliche Erkenntnisse in ihr Tätigkeitsspektrum integrieren. Gleichzeitig gibt es auch pädagogische Forschung, die Aussagen zur Anleitungsmethodik macht und dadurch für Anleiterinnen wichtig ist. Besonders wichtig ist die Wissenschaft aber als Verbündete, wenn es darum geht, kritisch zu denken.

Praxisanleiterinnen sind mit dem Thema *Qualitätsmanagement* sowohl als Pflegende als auch als pädagogisch Tätige konfrontiert. Qualitätsmanagement kann dabei helfen, die Rahmenbedingungen der Anleitung zu verbessern und die Position der Praxisanleiterinnen zu stärken.

Ein zunehmend wichtigeres Thema in der Praxisanleitung ist die *kulturelle Vielfalt* – nicht nur der Pflegeempfänger, sondern auch der Auszubildenden. Dieses Kapitel behandelt die Möglichkeiten, aber auch die Probleme in der interkulturellen Zusammenarbeit zwischen Praxisanleiterinnen und Auszubildenden.

Das Inhalts- und Stichwortverzeichnis hilft, gezielt Informationen aufzufinden. Wer sich jedoch das breite Spektrum der Praxisanleitung erschließen möchte, dem sei die vollständige Lektüre des Buchs empfohlen. Jedes Kapitel bildet eine in sich geschlossene Einheit. Dennoch bildet die Gliederung des Buchs eine in sich schlüssige Struktur und die Kapitel bauen aufeinander auf.

Die Kapitel beginnen mit Fallbeschreibungen[1], die zentrale Elemente des folgenden Themas aufgreifen. Nach einem einführenden Text werden die Inhalte anschließend ausführlich bearbeitet. Nach dem letzten Kapitel findet sich ein ausführliches Literaturverzeichnis. Es kann Anregungen liefern, die Inhalte des Buches weiter zu vertiefen.

1 Alle Beispiele und Namen sind anonymisiert.

2 Die gesetzlichen Grundlagen der Pflegeausbildung

Rita Abramov ist Praxisanleiterin in einem mittelgroßen Krankenhaus. Sie kümmert sich schon seit vielen Jahren um die Auszubildenden auf ihrer Station. Dass sie nicht mehr Schüler heißen, hat sie mittlerweile verinnerlicht, allerdings glaubt sie nicht, dass neue Bezeichnungen auch eine Verbesserung der Ausbildung bewirken. Sie hat im Rahmen ihrer Anleitungstätigkeit viele Erfahrungen gesammelt und ist dem neuen Gesetz gegenüber skeptisch: »Wenn die grundlegenden Probleme des Pflegeberufs nicht gelöst werden, und damit meine ich besonders den Personalmangel, wird sich nichts zum Positiven verändern.« Auf ihrer Station sehen das nicht alle so. Ursula Jäger, ebenfalls eine altgediente Praxisanleiterin, ist optimistisch: »Ich glaube, das neue Gesetz verbessert die Rahmenbedingungen für die Anleitung. Wenn wir es so schaffen, dass die Ausbildung attraktiver wird, bekommen wir auch mehr Nachwuchs und so mittelfristig eine bessere Besetzung.«

Das Gesetz über die Pflegeberufe (Pflegeberufegesetz – PflBG) von 2017 und die dazugehörige Ausbildungs- und Prüfungsverordnung für die Pflegeberufe (Pflegeberufe-Ausbildungs- und -Prüfungsverordnung – PflAPrV) von 2018 sowie die Rahmenlehrpläne der Fachkommission nach § 53 PflBG von 2019 sollen die theoretische und die praktische Pflegeausbildung tiefgreifend verändern. Sie stellen einen hohen fachlichen Anspruch an die Schulen und an die Träger der praktischen Ausbildung. Praxisanleiterinnen und Auszubildende werden mit Vorgaben konfrontiert, die sich aus den Gesetzestexten herleiten und in einen fachlichen und pädagogischen Kontext eingebettet sind. Diese Zusammenhänge zu verstehen ist für die professionelle Anleitung zentral. Wenn z. B. ein wichtiger Zielpunkt der Ausbildung, die im Pflegeberufegesetz formulierten Vorbehaltsaufgaben, bekannt ist, kann die Praxisanleitung darauf ausgerichtet werden und der Pflegeprozess mit seinen aufeinander aufbauenden Schritten zum Gegenstand konkreter Anleitungen werden. Ein anderes Beispiel sind die in der Ausbildungs- und Prüfungsverordnung genannten Kompetenzen, die die Auszubildenden erwerben sollen. Sie stellen umfassendere Vorgaben dar und sind mit den bisher in Lernangebotskatalogen formulierten Fertigkeitszielen nicht vergleichbar. Der Rahmenausbildungsplan nennt Kompetenzniveaus, die in den einzelnen Einsätzen erreicht werden sollen.

Gleichzeitig haben die Pflegeschulen ihre Curricula verändert. *Fallorientierung, Wissenschaftsorientierung und Subjektorientierung* sind nur einige Schlagwörter, die den Unterricht in den Schulen verändern. Mit ihren so gewonnenen Theorieerfahrungen kommen die Auszubildenden in die Pflegepraxis und erwarten zurecht, dass dieses Wissen und dieses Pflegeverständnis auch bei den Anleitenden bekannt sind.

In diesem Kapitel werden die gesetzlichen Grundlagen der Ausbildung zur Pflegefachfrau und zum Pflegefachmann behandelt. Die Gesetzes- und Verordnungstexte werden mit ihren wichtigsten Aussagen und Konsequenzen für die Praxis vorgestellt.

2.1 Das Pflegeberufegesetz

Die Pflegeberufe mit dreijähriger Ausbildung gehören zu den bundesrechtlich geregelten *Heilberufen.* Heilberufe befassen sich im weitesten Sinn mit der Heilung von Krankheiten bzw. mit den Unterstützungsleistungen für Kranke. Rechtlich geregelt bedeutet, dass das Führen der Berufsbezeichnung geschützt ist. Außerdem gehören die Pflegeberufe zu den *Gesundheitsfachberufen.* Darunter versteht man nichtakademische Berufe im Gesundheitswesen, wie z. B. auch der Beruf der Logopädinnen und Ergotherapeutinnen. Dass es für einen Beruf ein Berufsgesetz gibt, ist nicht selbstverständlich und verweist bei den Gesundheitsberufen darauf, dass der Gesetzgeber einen Qualitätsstandard vorgeben möchte, der nicht unterschritten werden darf. Die Einzelheiten zur Ausbildung in diesen Berufen und zur jeweiligen staatlichen Prüfung sind in den Ausbildungs- und Prüfungsverordnungen geregelt, die im Zusammenhang mit den entsprechenden Berufsgesetzen erlassen werden.

Das Pflegeberufegesetz (PflBG) wurde 2017, die Ausbildungs- und Prüfungsverordnung (PflAPrV) 2018 erlassen, nach einem intensiven, teilweise erbittert geführten Diskussionsprozess. Die Berufsgruppe der Pflegenden war an diesen Diskussionen wesentlich beteiligt und konnte viele wichtige Inhalte einbringen. Gleichzeitig trägt der endgültige Gesetzestext aber auch Züge eines Kompromisses zwischen den unterschiedlichen Interessengruppen.

Im Pflegeberufegesetz sind folgende Punkte besonders wichtig:

- *Die Berufsbezeichnung (§ 1 PflBG):* Die Pflegenden, die eine dreijährige generalistische Ausbildung erfolgreich abgeschlossen haben, werden als *Pflegefachfrau* oder *Pflegefachmann* bezeichnet. Ihre Berufszulassungsurkunde beinhaltet außerdem einen Hinweis auf den durchgeführten Vertiefungseinsatz in der Langzeitpflege, in der Akutpflege oder in der Kinderkrankenpflege. Daraus lässt sich in der Regel ableiten, bei welchem Ausbildungsträger (Pflegeheim, Krankenhaus usw.) der Ausbildungsvertrag abgeschlossen wurde.

- *Vorbehaltene Tätigkeiten (§ 4 PflBG):* Erstmalig werden im Pflegeberufegesetz »vorbehaltene Tätigkeiten« genannt, die nur von Pflegenden mit der im Gesetz genannten Qualifikation ausgeübt werden dürfen. Es handelt sich um die Erhebung des Pflegebedarfs, die Organisation, Gestaltung und Steuerung des Pflegeprozesses und die Evaluation, Sicherung und Entwicklung der Qualität der Pflege. Ausdrücklich nicht als Vorbehaltstätigkeiten zählt die Durchführung der Pflege und die Dokumentation.
- *Ausbildungsziele (§ 5 PflBG):* Die Pflegeausbildung soll dazu qualifizieren, Pflegemaßnahmen selbständig auszuführen, bestimmte ärztlich angeordnete Maßnahmen eigenständig durchzuführen und interdisziplinär mit anderen Berufsgruppen zu kommunizieren und zusammenzuarbeiten. Vermittelt werden sollen dazu fachliche, soziale, personale, methodische, kommunikative und interkulturelle Kompetenzen sowie die Lernkompetenz, die Fähigkeit zur Selbstreflexion und zum Wissenstransfer. Diese Kompetenzen sind in der Ausbildungs- und Prüfungsverordnung inhaltlich konkretisiert und werden dort (▶ Kap. 2.2) aufgegriffen. Beschrieben wird in diesem Paragrafen auch, was Pflegemaßnahmen sind, in welchem Kontext sie stattfinden und welchen Qualitätskriterien sie entsprechen sollen. Auch das Pflegeverständnis und das berufliche Selbstverständnis werden thematisiert.

§

§ 5 PflBG Ausbildungsziele

»(1) Die Ausbildung zur Pflegefachfrau oder zum Pflegefachmann vermittelt die für die selbstständige, umfassende und prozessorientierte Pflege von Menschen aller Altersstufen in akut und dauerhaft stationären sowie ambulanten Pflegesituationen erforderlichen fachlichen und personalen Kompetenzen einschließlich der zugrunde liegenden methodischen, sozialen, interkulturellen und kommunikativen Kompetenzen und der zugrunde liegenden Lernkompetenzen sowie der Fähigkeit zum Wissenstransfer und zur Selbstreflexion. Lebenslanges Lernen wird dabei als ein Prozess der eigenen beruflichen Biographie verstanden und die fortlaufende persönliche und fachliche Weiterentwicklung als notwendig anerkannt.

(2) Pflege im Sinne des Absatzes 1 umfasst präventive, kurative, rehabilitative, palliative und sozialpflegerische Maßnahmen zur Erhaltung, Förderung, Wiedererlangung oder Verbesserung der physischen und psychischen Situation der zu pflegenden Menschen, ihre Beratung sowie ihre Begleitung in allen Lebensphasen und die Begleitung Sterbender. Sie erfolgt entsprechend dem allgemein anerkannten Stand pflegewissenschaftlicher, medizinischer und weiterer bezugswissenschaftlicher Erkenntnisse auf Grundlage einer professionellen Ethik. Sie berücksichtigt die konkrete Lebenssituation, den sozialen, kulturellen und religiösen Hintergrund, die sexuelle Orientierung sowie die

Lebensphase der zu pflegenden Menschen. Sie unterstützt die Selbstständigkeit der zu pflegenden Menschen und achtet deren Recht auf Selbstbestimmung.

(3) Die Ausbildung soll insbesondere dazu befähigen

1. die folgenden Aufgaben selbstständig auszuführen:
   a) Erhebung und Feststellung des individuellen Pflegebedarfs und Planung der Pflege,
   b) Organisation, Gestaltung und Steuerung des Pflegeprozesses,
   c) Durchführung der Pflege und Dokumentation der angewendeten Maßnahmen,
   d) Analyse, Evaluation, Sicherung und Entwicklung der Qualität der Pflege,
   e) Bedarfserhebung und Durchführung präventiver und gesundheitsfördernder Maßnahmen,
   f) Beratung, Anleitung und Unterstützung von zu pflegenden Menschen bei der individuellen Auseinandersetzung mit Gesundheit und Krankheit sowie bei der Erhaltung und Stärkung der eigenständigen Lebensführung und Alltagskompetenz unter Einbeziehung ihrer sozialen Bezugspersonen,
   g) Erhaltung, Wiederherstellung, Förderung, Aktivierung und Stabilisierung individueller Fähigkeiten der zu pflegenden Menschen insbesondere im Rahmen von Rehabilitationskonzepten sowie die Pflege und Betreuung bei Einschränkungen der kognitiven Fähigkeiten,
   h) Einleitung lebenserhaltender Sofortmaßnahmen bis zum Eintreffen der Ärztin oder des Arztes und Durchführung von Maßnahmen in Krisen- und Katastrophensituationen,
   i) Anleitung, Beratung und Unterstützung von anderen Berufsgruppen und Ehrenamtlichen in den jeweiligen Pflegekontexten sowie Mitwirkung an der praktischen Ausbildung von Angehörigen von Gesundheitsberufen,
2. ärztlich angeordnete Maßnahmen eigenständig durchzuführen, insbesondere Maßnahmen der medizinischen Diagnostik, Therapie oder Rehabilitation,
3. interdisziplinär mit anderen Berufsgruppen fachlich zu kommunizieren und effektiv zusammenzuarbeiten und dabei individuelle, multidisziplinäre und berufsübergreifende Lösungen bei Krankheitsbefunden und Pflegebedürftigkeit zu entwickeln sowie teamorientiert umzusetzen.

(4) Während der Ausbildung zur Pflegefachfrau oder zum Pflegefachmann werden ein professionelles, ethisch fundiertes Pflegeverständnis und ein berufliches Selbstverständnis entwickelt und gestärkt.«

Die Struktur der Ausbildung (§ 6–10 PflBG)

Die Ausbildung dauert im Regelfall drei Jahre und findet an Pflegeschulen und an praktischen Einsatzorten statt. Während die Schulen ein schulinternes Curriculum, orientiert an den Rahmenlehrplänen, zur Grundlage des Unterrichts machen sollen, müssen die Träger der praktischen Ausbildung, also die Krankenhäuser oder Pflegeeinrichtungen, einen Ausbildungsplan erstellen. Dieser muss den Anforderungen des Curriculums der Pflegeschule entsprechen. Hier wird deutlich, dass eine enge Zusammenarbeit zwischen Schule und Praxis unerlässlich ist. Die ausbildenden Einrichtungen müssen für die Praxiseinsätze 10 % der Ausbildungszeit als Praxisanleitung sicherstellen.

Die Praxiseinsätze sind als Orientierungs-, Pflicht- und Vertiefungseinsätze zu planen. Sie finden überwiegend beim Träger der praktischen Ausbildung statt, also bei der Institution, mit der die Auszubildende ihren Ausbildungsvertrag geschlossen hat. Dort muss auch der Vertiefungseinsatz durchgeführt werden, der die fachliche Ausrichtung innerhalb der Generalistik bestimmt. Darüber hinaus können auch Einsätze in anderen Einrichtungen durchgeführt werden (z. B. Psychiatrie), wenn mit ihnen ein entsprechender Kooperationsvertrag geschlossen wurde und die Einrichtungen Mindeststandards für die Ausbildung erfüllen. Am Ende des zweiten Ausbildungsdrittels findet eine Zwischenprüfung statt.

Die Pflegeschule trägt die Gesamtverantwortung für die Ausbildung. In Bezug auf die praktische Ausbildung muss sie nicht nur kontrollieren, ob der praktische Ausbildungsplan den Anforderungen der theoretischen Ausbildung entspricht, sondern auch ob die praktische Ausbildung gemäß dem Ausbildungsplan der Praxiseinrichtung durchgeführt wird.

Fehlzeiten (§ 13 PflBG) und Pflichten der Auszubildenden

Auszubildende dürfen im Regelfall nicht mehr als 10 % der angebotenen Ausbildungsstunden in der Theorie und nicht mehr als 10 % der Einsatzstunden in der praktischen Ausbildung versäumen. Das bezieht sich nicht auf einzelne Einsätze, sondern auf die Gesamteinsatzdauer in der Praxis. Deswegen kommt der genauen Dokumentation von krankheitsbedingten Fehlzeiten eine große Bedeutung zu.

Die Auszubildenden werden u. a. verpflichtet, »die ihr oder ihm im Rahmen der Ausbildung übertragenen Aufgaben sorgfältig auszuführen« (§ 17 PflBG), d. h. sie müssen ein Qualitätsmaß erfüllen. Ebenfalls müssen sie die Rechte der Pflegeempfänger achten und die Schweigepflicht wahren.

Pflichten des Trägers der praktischen Ausbildung (§ 18 PflBG)

Der Ausbildungsträger wird verpflichtet, die Ausbildung so zu gestalten, dass das Ausbildungsziel erreicht werden kann. Dazu gehört auch, dass er die Praxisanleitung von 10 % der Ausbildungszeit gewährleisten muss.

Ein wichtiger Abschnitt im Gesetzestext nennt die Aufgaben, die den Auszubildenden übertragen werden dürfen: Sie müssen dem Ausbildungszweck und dem Ausbildungsstand entsprechen und den psychischen und physischen Kräften der Auszubildenden angemessen sein.

Probezeit, Kündigung und Ende des Ausbildungsverhältnisses (§ 20–22 PflBG)

Die Probezeit für Auszubildende beträgt, anders als in Anstellungsverhältnissen üblich, sechs Monate. Eine Kündigung während der Probezeit ist im Benehmen mit der Pflegeschule möglich. Nach der Probezeit muss ein wichtiger Grund vorliegen, der unter Umständen auch vor Gericht Bestand haben muss. In diesem Fall muss eine Kündigung unmittelbar nach Bekanntwerden des Ereignisses, das zur Entlassung führen soll, auf den Weg gebracht werden.

Das Ausbildungsverhältnis endet mit Ablauf der im Ausbildungsvertrag festgelegten Ausbildungszeit. Besteht die Auszubildende einen oder mehrere Teile der Prüfung nicht, kann sie eine Verlängerung des Ausbildungsverhältnisses bis zum Zeitpunkt der Wiederholungsprüfung(en) beim Träger der praktischen Ausbildung verlangen.

Finanzierung (§ 26–36 PflBG)

Pflegeschulen und Träger der praktischen Ausbildung erhalten ihre Kosten von einem länderspezifischen Ausbildungsfonds erstattet. In diesen Fonds zahlen alle Pflegeeinrichtungen, also Krankenhäuser, Einrichtungen der Langzeitpflege und ambulante Pflegeeinrichtungen, ein, nicht nur diejenigen, die ausbilden. Die Schulen bekommen über den Fonds alle Betriebskosten erstattet. Die Träger der praktischen Ausbildung erhalten Geld für die Ausbildungsvergütungen. Weil Auszubildende mit einem bestimmten Schlüssel auf die Zahl der Vollkräfte angerechnet werden (vollstationärer Bereich 9,5:1, ambulanter Bereich 14:1), fällt ein Teil der Ausbildungsvergütung unter die von der Einrichtung zu finanzierenden Lohnkosten (z. B. 1/9,5 der Vergütung einer Vollkraft). Der Rest wird erstattet. Im ersten Ausbildungsjahr erfolgt keine Anrechnung, d. h. der Fonds erstattet die gesamte Ausbildungsvergütung. Darüber hinaus erhalten die Einrichtungen Geld für sonstige Ausbildungskosten, z. B. die Qualifikation, Freistellung, Weiterbildung und Zusatzvergütung für Praxisanleiterinnen.

Grundständiges, primärqualifizierendes Studium der Pflege an einer Hochschule (§ 38–39 PflBG)

Mit dem neuen Pflegeberufegesetz wird ein grundständiges Studium des Pflegeberufs an einer Hochschule ermöglicht. Das Studium gibt über die übliche Ausbildung hinausgehende Ausbildungsziele vor. Es ist hier u. a. von »hochkomplexen Pflegesituationen«, einem vertieften Wissenschafts- und Forschungsbezug, einer vertieften Auseinandersetzung mit Berufswissen und von Qualitätsmanagement die Rede. Dabei hat die Hochschule die Aufgaben, die bei der nichtakademischen, »normalen« Ausbildung die Pflegeschule innehat. Die praktische Ausbildung entspricht im Prinzip derjenigen der dreijährig Auszubildenden. Allerdings können Teile der praktischen Ausbildung an der Hochschule durch praktische Lerneinheiten ersetzt werden. Die Regelungen beziehen sich nicht auf die dualen Pflegestudiengänge, deren theoretische Pflegeausbildung teils an einer Pflegeschule, teils an einer Hochschule durchgeführt wird.

2.2 Die Ausbildungs- und Prüfungsverordnung

Die Ausbildungs- und Prüfungsverordnung für die Pflegeberufe konkretisiert die Bestimmungen des Pflegeberufegesetzes. Sie regelt die Anforderungen an die Ausbildung und Inhalte und Verfahren der staatlichen Prüfungen. Das Ziel der generalistischen Pflegeausbildung wird über Kompetenzen bestimmt, die im Laufe der Ausbildung erworben werden sollen und die Gegenstand der staatlichen Prüfungen sind.

Umfang und Gliederung der Ausbildung (§ 1 PflAPrV): Die Ausbildung umfasst 2.100 Stunden schulische und 2.500 Stunden praktische Ausbildung. Ab der zweiten Ausbildungshälfte sollen 80–120 Stunden Nachtwache abgeleistet werden. Fehlzeiten dürfen 25 % eines Pflichteinsatzes nicht überschreiten. Ansonsten gilt die Fehlzeitenregel von 10 % der theoretischen und 10 % der praktischen Ausbildungsdauer als Grenze (► Kap. 2.1).

Die schulische und die und praktische Ausbildung sollen *Kompetenzen (§ 2 und 3 PflAPrV)* vermitteln. Der Kompetenzerwerb soll zwischen den Ausbildungsteilen aufeinander abgestimmt werden.
Es wird ein *Ausbildungsplan (§ 3 PflAPrV)* erstellt. Während der praktischen Ausbildung sollen mindestens 1.300 Stunden beim Träger absolviert werden.

Die Auszubildenden müssen einen *Ausbildungsnachweis (§ 3 PflAPrV)* führen, aus dem sich die Absolvierung der Ausbildungsteile und die Kompetenzentwicklung ablesen lässt.

Wie die *Praxisanleitung* zu gestalten ist, wird in *§ 4 PflAPrV* genauer beschrieben. Die Einrichtungen, die die praktische Ausbildung durchführen, stellen die Praxisanleitung sicher. Die Praxisanleitung muss von Praxisanleiterinnen durchgeführt werden, die entsprechend qualifiziert sind, d. h. seit dem 01.01.2020 eine berufspädagogische Qualifikation von mindestens 300 Stunden erhalten haben. Da für die Weiterbildungen bis 2019 eine Stundenzahl von mindestens 200 Stunden vorgeschrieben war,

Tab. 1: Praktische Einsätze in der generalistischen Ausbildung (vgl. PflAPrV Anlage 7)

Einsätze in den ersten beiden Ausbildungsdritteln	Einsätze im letzten Ausbildungsdrittel
Orientierungseinsatz • beim eigenen Träger • 400 Stunden	*Pflichteinsatz* • Psychiatrische Versorgung • 120 Stunden
Pflichteinsatz • Stationäre Akutpflege • 400 Stunden	*Vertiefungseinsatz* • Im Bereich eines Pflichteinsatzes • 500 Stunden
Pflichteinsatz • Stationäre Langzeitpflege • 400 Stunden	*Weitere Einsätze/Stunden zur freien Verfügung* • 160 Stunden
Pflichteinsatz • Ambulante Pflege • 400 Stunden	
Pflichteinsatz • Pädiatrische Versorgung • 120 Stunden	
1.720 Stunden	780 Stunden

werden auch so qualifizierte Praxisanleiterinnen anerkannt. Vorgegeben ist darüber hinaus eine einjährige Berufserfahrung. Sie soll im jeweiligen Einsatzgebiet erworben worden sein. Alle Praxisanleiterinnen müssen 24 Stunden Fortbildungen pro Jahr nachweisen. Diese Fortbildungen sollen überwiegend eine berufspädagogische Ausrichtung haben, also nicht nur z. B. pflegefachliche Fortbildungen sein. Die Verpflichtung, dass Anleitung nur von so qualifizierten Praxisanleiterinnen durchgeführt werden darf, entfällt nur in besonderen Fällen, z. B. an bestimmten Einsatzorten, die im Rahmen der Wahleinsätze besucht werden.

Aufgaben der Praxisanleiterinnen sind folgende: Die Auszubildenden sollen »schrittweise an die Wahrnehmung der beruflichen Aufgaben als Pflegefachfrau oder Pflegefachmann« (§ 4 PflAPrV Absatz 1) herangeführt werden. Außerdem sollen die Auszubildenden zum Führen des Ausbildungsnachweises angehalten werden. Und schließlich soll eine Verbindung zur Pflegeschule gehalten werden. Die Praxisanleitung soll »im Umfang von mindestens 10 Prozent der während eines Einsatzes zu leistenden praktischen Ausbildungszeit, geplant und strukturiert auf der Grundlage des vereinbarten Ausbildungsplanes« (§ 4 PflAPrV Absatz 1) erfolgen.

§

§ 4 PflAPrV

»(1) Die Einrichtungen der praktischen Ausbildung stellen die Praxisanleitung sicher. Aufgabe der Praxisanleitung ist es, die Auszubildenden schrittweise an die Wahrnehmung der beruflichen Aufgaben als Pflegefachfrau oder Pflegefachmann heranzuführen, zum Führen des Ausbildungsnachweises nach § 3 Absatz 5 anzuhalten und die Verbindung mit der Pflegeschule zu halten. Die Praxisanleitung erfolgt im Umfang von mindestens 10 Prozent der während eines Einsatzes zu leistenden praktischen Ausbildungszeit, geplant und strukturiert auf der Grundlage des vereinbarten Ausbildungsplanes.

(2) Während des Orientierungseinsatzes, der Pflichteinsätze in Einrichtungen nach § 7 Absatz 1 des Pflegeberufegesetzes und des Vertiefungseinsatzes erfolgt die Praxisanleitung nach Absatz 1 Satz 2 durch Personen, die über mindestens ein Jahr Berufserfahrung als Inhaberin oder Inhaber einer Erlaubnis nach § 1 Absatz 1, nach § 58 Absatz 1 oder Absatz 2 oder nach § 64 des Pflegeberufegesetzes in den letzten fünf Jahren und die Befähigung zur Praxisanleiterin oder zum Praxisanleiter nach Absatz 3 verfügen; die Berufserfahrung soll im jeweiligen Einsatzbereich erworben worden sein. Während der weiteren Einsätze der praktischen Ausbildung soll die Praxisanleitung nach Absatz 1 Satz 2 durch entsprechend qualifizierte Fachkräfte sichergestellt werden.

(3) Die Befähigung zur Praxisanleiterin oder zum Praxisanleiter ist durch eine berufspädagogische Zusatzqualifikation im Umfang von mindestens 300 Stunden und kontinuierliche, insbesondere berufspädagogische Fortbildung im Umfang von mindestens 24 Stunden jährlich gegenüber der zuständigen Behörde nachzuweisen. Für Personen, die am 31. Dezember 2019 nachweislich über die Qualifikation zur Praxisanleitung nach § 2 Absatz 2 der Ausbildungs- und Prüfungsverordnung für den Beruf der Altenpflegerin und des Altenpflegers in der am 31. Dezember 2019 geltenden Fassung oder § 2 Absatz 2 der Ausbildungs- und Prüfungsverordnung für die Berufe in der Krankenpflege in der am 31. Dezember 2019 geltenden Fassung verfügen, wird diese der berufspädagogischen Zusatzqualifikation gleichgestellt.«

Die Lehrenden an Pflegeschulen haben die Aufgabe, die Auszubildenden durch *Praxisbegleitungen* fachlich zu betreuen und zu beurteilen. Darüber hinaus sollen sie die Praxisanleiterinnen unterstützen (*§ 5 PflAPrV*). Die *Beurteilung praktischer Leistungen* (*§ 6 PflAPrV*) muss bei jedem Einsatz erfolgen. Zusätzlich werden durch die Pflegeschule Jahreszeugnisse am Ende eines jeden Ausbildungsjahres erstellt. Die Auszubildenden erhalten in den Jahreszeugnissen eine Note für die theoretischen und eine Note für die praktischen Leistungen. Die Notengebung für die praktischen Leistungen erfolgt dabei in Absprache zwischen Schule und Praxis.

Zum Ende des zweiten Ausbildungsdrittels erfolgt eine *Zwischenprüfung (§ 7 PflAPrV)*. Sie soll den Leistungsstand der Auszubildenden erfassen und bezieht sich auf die Kompetenzbeschreibungen in der Ausbildungs- und Prüfungsverordnung *(Anlage 2 PflAPrV)*. Auch wer diese Prüfung nicht besteht, kann die Ausbildung fortsetzen. In diesem Fall besprechen die Auszubildende, Vertreter der praktischen Ausbildung und die Pflegeschule, was getan werden kann, damit das Ausbildungsziel erreicht wird.

Die *Examensprüfung (§ 9 PflAPrV)* besteht aus einem schriftlichen, einem mündlichen und einem praktischen Teil. Alle Prüfungsteile haben die unten genannten Kompetenzen zum Thema. Im Prüfungsausschuss sind Praxisanleiterinnen zwingend vorgeschrieben. Für alle Prüfungsteile werden Vornoten bestimmt, die zu jeweils 25 % in die Endnote einfließen. Alle Prüfungsteile müssen einzeln mindestens mit »ausreichend« bestanden werden. Jeder Teil der Prüfung kann einmal wiederholt werden, wenn er nicht bestanden wurde.

Im Folgenden wird der *praktische Prüfungsteil (§ 16 PflAPrV)* betrachtet: Die praktische Prüfung soll in der Einrichtung abgelegt werden, wo die Auszubildende ihren Vertiefungseinsatz absolviert hat. Das dürfte in der Regel die Einrichtung sein, mit der die Auszubildende ihren Ausbildungsvertrag geschlossen hat. Inhaltlich werden die Kompetenzbereiche I bis V abgeprüft (s. u.). Dabei soll die Auszubildende alle Aufgaben einer prozessorientierten Pflege selbständig und umfassend übernehmen. Sie soll den Pflegebedarf erheben, die Pflege planen, durchführen und den Pflegeprozess evaluieren. Besonders erwähnt werden dabei das kommunikative Handeln, die Qualitätssicherung und die Vorbehaltsaufgaben der Pflege. Die Prüfung findet in realen Pflegesituationen statt, also nicht im Demonstrationsraum einer Schule oder in einer Lernwerkstatt. Versorgt werden sollen mindestens zwei Pflegeempfänger, von denen einer einen höheren Pflegebedarf aufweisen soll.

Der Ablauf soll folgendermaßen sein: Der Prüfling erarbeitet in einer angemessenen Vorbereitungszeit eine Pflegeplanung und stellt dann seine Pflegeempfänger innerhalb von maximal 20 Minuten den Prüfern vor. Er führt dann die Pflege praktisch durch. Zum Abschluss erfolgt eine Reflexion des Prüfungsablaufs. Die Gesamtdauer der Prüfung (allerdings ohne Vorbereitungszeit) darf 240 Minuten nicht überschreiten. Geprüft wird von einer Lehrerin und einer Praxisanleiterin. Beide Prüferinnen geben eine Note. Die Vorsitzende der Prüfungskommission bildet daraus bei der Notenkonferenz die Note für die praktische Prüfung.

Kompetenzen

Als Anlage zur Ausbildungs- und Prüfungsverordnung *(Anlage 1 und 2 PflAPrV)* werden Kompetenzen genannt, die sich die Auszubildenden aneignen sollen. Diese fünf Kompetenzbereiche werden in zwei Differenzierungsstufen detailliert aufgelistet: Beschrieben werden die Kompetenzerwartungen am Ende des zweiten Ausbildungsdrittels und am Ende der

Ausbildung sowie die jeweiligen Anteile am Umfang der theoretischen Ausbildung.

Tab. 2: Kompetenzbereiche der generalistischen Ausbildung (vgl. PflAPrV Anlage 2)

Nr.	Kompetenzbereiche	Stunden
I.	Pflegeprozesse und Pflegediagnostik in akuten und dauerhaften Pflegesituationen verantwortlich planen, organisieren, gestalten, durchführen, steuern und evaluieren	1.000
II.	Kommunikation und Beratung personen- und situationsorientiert gestalten	280
III.	Intra- und interprofessionelles Handeln in unterschiedlichen systemischen Kontexten verantwortlich gestalten und mitgestalten	300
IV.	Das eigene Handeln auf der Grundlage von Gesetzen, Verordnungen und ethischen Leitlinien reflektieren und begründen	160
V.	Das eigene Handeln auf der Grundlage von wissenschaftlichen Erkenntnissen und berufsethischen Werthaltungen und Einstellungen reflektieren und begründen	160
	Stunden zur freien Verteilung auf Themenbereiche I–V	200
	Gesamt	2.100

2.3 Die Rahmenlehrpläne

In der Ausbildungs- und Prüfungsverordnung wird bestimmt, dass eine Fachkommission, in Kooperation mit dem Bundesinstitut für Berufsbildung, Rahmenlehrpläne für die schulische und für die praktische Ausbildung erarbeiten soll. Sie werden auf der Grundlage der Kompetenzbereiche und der Zeitvorgaben (▶ Tab. 1; ▶ Tab. 2) der Ausbildungs- und Prüfungsverordnung erstellt. Die Rahmenlehrpläne haben eine empfehlende Wirkung und sollen eine Hilfestellung für die Entwicklung schulinterner Curricula und Ausbildungspläne für die Praxis sein. Für die Pflegeausbildung ist eine bundesweit gültige Empfehlung für Theorie und Praxis ein Novum.

Die Rahmenpläne (Fachkommission nach § 53 Pflegeberufegesetz, 2020a) bestehen aus einem Begründungsrahmen, dem Rahmenlehrplan für den schulischen Unterricht und dem Rahmenausbildungsplan für die praktische Ausbildung.

2.3.1 Der Begründungsrahmen der Rahmenlehrpläne

Hier wird das Pflege- und Berufsverständnis erläutert, das den Lehrplänen zugrunde liegt. Es bezieht sich wiederum auf die Ausbildungsziele des Pflegeberufegesetzes und die Erläuterungen in der PflAPrV.

Zum *pädagogischen Verständnis* verweisen die Autoren auf die Kompetenzorientierung, die eng mit dem Konzept der Handlungsorientierung verknüpft sei. Ergänzt werden diese Konzepte durch einen subjektorientierten Bildungsbegriff. Ein weiteres leitendes Prinzip ist das des exemplarischen Lernens.

2.3.2 Die Rahmenlehrpläne für die schulische Ausbildung

Das Konstruktionsprinzip der *Rahmenlehrpläne* für die theoretische Ausbildung beruht neben den oben beschriebenen pädagogischen Prinzipien auf folgenden Elementen:

- Verantwortungsübernahme der Pflegenden, besonders sichtbar an der Pflegeprozessverantwortung im Zusammenhang mit den Vorbehaltsaufgaben
- die Orientierung an Pflegesituationen, z. B. werden die curricularen Einheiten durch beispielhafte Pflegesituationen eingeleitet und strukturiert
- eine entwicklungslogische Strukturierung der Lehrpläne, d. h. die Inhalte der Ausbildung werden spiralig im Laufe der Ausbildung wieder aufgegriffen und vertieft
- Das Wissenschaftsprinzip berücksichtigt die Theorien und Erkenntnisse der Pflegewissenschaften und von Bezugswissenschaften.
- Das Persönlichkeitsprinzip legt Wert auf die Persönlichkeitsbildung der Auszubildenden.
- Das exemplarische Lernen verzichtet auf Vollständigkeit bei den Unterrichtsinhalten und versucht vielmehr über prägnante Beispiele eine vertiefte Auseinandersetzung mit Themen zu erreichen. Gleichzeitig ist hier eine Transferkompetenz notwendig, um das Gelernte auf andere Situationen übertragen zu können.

Der Rahmenlehrplan für die schulische Ausbildung umfasst 11 Curriculare Einheiten (CE). Sie sind nach zwei verschiedenen Ordnungsprinzipien strukturiert. Die CE 01–03 und 10–11 sind auf bestimmte Einsatzabschnitte bzw. auf den Pflegebedarf spezifischer Pflegeempfänger ausgerichtet. Die CE 01–03 betreffen den Ausbildungsbeginn, die CE 10 die Pflege bei Kindern und Jugendlichen und die CE 11 die Pflege bei Menschen mit psychischen Problemstellungen.

Die anderen CEs sind »Querschnittsthemen«, die auf verschiedene Handlungsfelder bezogen werden können. Sie fokussieren die Ausrich-

Tab. 3: Ordnungsprinzipien der curricularen Einheiten in den Rahmenlehrplänen (in Anlehnung an Fachkommission nach § 53 Pflegeberufegesetz: Rahmenpläne der Fachkommission nach § 53 PflBG. o. O. 2020a, S. 14, https://www.bibb.de/dienst/veroeffentlichungen/de/publication/show/16560, Zugriff am 24.06.2022)

CE	Titel	Ausbildungsbeginn	Ausbildungseinsätze in spezifischen Bereichen	Übergreifende Themen
01	Ausbildungsstart – Pflegefachfrau/Pflegefachmann werden			
02	Zu pflegende Menschen in der Bewegung und Selbstversorgung unterstützen			
03	Erste Pflegeerfahrungen reflektieren – verständigungsorientiert kommunizieren			
04	Gesundheit fördern und präventiv handeln			
05	Menschen in kurativen Prozessen pflegerisch unterstützen und Patientensicherheit stärken			
06	In Akutsituationen sicher handeln			
07	Rehabilitatives Pflegehandeln im interprofessionellen Team			
08	Menschen in kritischen Lebenssituationen und in der letzten Lebensphase begleiten			
09	Menschen in der Lebensgestaltung lebensweltorientiert unterstützen			
10	Entwicklung und Gesundheit in Kindheit und Jugend in Pflegesituationen fördern			
11	Menschen mit psychischen Gesundheitsproblemen und kognitiven Beeinträchtigungen personenzentriert und lebensweltbezogen unterstützen			

tung des Pflegehandelns: Gesundheitsförderung und Prävention (CE 04), medizinorientierte Kuration (CE 05 und 06), die Rehabilitation (CE 07), die palliative Pflege (CE 08) und die Sozialpflege mit Schwerpunkten in der ambulanten und Langzeitpflege (CE 09).

2.3.3 Die Rahmenausbildungspläne für die praktische Ausbildung

Hier werden drei Lernformen des arbeitsbezogenen Lernens unterschieden:

- Das *arbeitsorientierte Lernen:* Es bezeichnet Lernformen, die in simulierten Lernumgebungen stattfinden, also im Lernlabor oder im sogenannten 3. Lernort.
- Das *arbeitsverbundene Lernen:* Dabei werden Lernaufgaben für die Pflegepraxis gestellt, entweder von den Pflegeschulen oder von den Praxisanleiterinnen. Diese Lernaufgaben sollen idealerweise an den schulischen Unterricht anschließen und im Theorieblock nach dem praktischen Einsatz reflektiert werden.
- Das *arbeitsgebundene Lernen* steht im Zentrum der Rahmenausbildungspläne. Es umfasst das Lernen in realen Pflegesituationen, also die zentralen pädagogischen Tätigkeiten der Praxisanleiterinnen.

Auch für die Rahmenausbildungspläne sind die Vorbehaltstätigkeiten, also die Tätigkeiten im Zusammenhang mit dem Pflegeprozess (Pflegebedarfserhebung, Steuerung, Evaluation), zentrale Elemente. Auch die Prinzipien der Persönlichkeits- und Wissenschaftsorientierung sind für die Rahmenausbildungspläne leitend. Die Entwicklungslogik, also der spiralige Aufbau der Ausbildung, ist an Tab. 4 ablesbar: Der Verantwortungsbereich, der Grad der Selbständigkeit und die Komplexität der Aufgabenstellungen nehmen im Laufe der Ausbildung zu.

Die Rahmenausbildungspläne geben für bestimmte Ausbildungsabschnitte Ziele und Kompetenzen vor. So werden z. B. für den Orientierungseinsatz zu Beginn der praktischen Ausbildung Kompetenzen benannt, die in diesem Einsatz anzustreben sind. Strukturiert werden die Kompetenzen entsprechend der fünf Kompetenzbereiche der Ausbildungs- und Prüfungsverordnung (▶ Tab. 2).

Tab. 4: Unterschiedliche situative Anforderungen an die Auszubildenden in den verschiedenen Ausbildungsabschnitten (in Anlehnung an Fachkommission nach § 53 Pflegeberufegesetz: Rahmenpläne der Fachkommission nach § 53 PflBG. o. O. 2020a, S. 19, https://www.bibb.de/dienst/veroeffentlichungen/de/publication/show/16560, Zugriff am 24.06.2022)

Ausbildungsabschnitt	Situative Anforderungen an die Auszubildenden
Erstes Ausbildungsdrittel (erstes Ausbildungsjahr)	Geringer Grad an Pflegebedürftigkeit: Die Pflegeempfänger können durchaus stark in ihrer Selbständigkeit beeinträchtigt sein. Allerdings liegen keine besonderen psychischen Auffälligkeiten oder gesundheitliche Problemlagen vor, die die Pflege erschweren können. Die Gefahr von Komplikationen ist gering und die Ressourcen der Pflegeempfänger sind in hohem Grad vorhanden.
Zweites Ausbildungsdrittel (zweites Ausbildungsjahr)	Mittlerer Grad an Pflegebedürftigkeit: Die Pflegeempfänger können in ihrer Selbständigkeit schwer beeinträchtigt sein. Psychische Probleme und problematische Verhaltensweisen können häufig auftreten. Komplikationen aufgrund der Krankheitssituation können auftreten, es liegt eine mittlere Gefährdungsstufe vor. Der Pflegebedarf bezieht sich überwiegend auf den Pflegeempfänger, ohne dass die Familie oder andere Gruppenbezüge in den Vordergrund treten.
Drittes Ausbildungsdrittel (drittes Ausbildungsjahr)	Hoher Grad an Pflegebedürftigkeit: Es liegen schwerste Beeinträchtigungen der Selbständigkeit der Pflegeempfänger vor. Dabei können regelmäßige problematische Verhaltensweisen, wie z. B. aggressives Verhalten, oder psychische Probleme auftreten. Die Pflegeempfänger können gesundheitlich instabil sein, wodurch die Gefahr von Komplikationen hoch sein kann. Die Pflege kann durch die Bezugspersonen, die Familie oder andere soziale Gruppen, die für den Pflegeempfänger relevant sind, deutlich beeinflusst werden.

Folgende Ausbildungsabschnitte werden für die generalistische Pflegeausbildung auf diese Weise aufgeführt:

- Orientierungseinsatz
- Pflichteinsätze im ersten Ausbildungsjahr (gilt für alle drei Ausbildungsbereiche)
- Pflichteinsätze im zweiten Ausbildungsjahr (gilt für alle drei Ausbildungsbereiche)
- Pflichteinsatz in der Pädiatrie
- Pflichteinsatz in der Psychiatrie
- Vertiefungseinsatz im dritten Ausbildungsjahr

Wichtig für die Praxisanleitung: Das Praxiscurriculum für eine Einrichtung wird entsprechend dieser im Rahmenausbildungsplan vorgegebenen

Inhalte erarbeitet. Was also z. B. im Orientierungseinsatz Anleitungsthemen sein sollen, wird aus den Kompetenzbeschreibungen für diesen Ausbildungsabschnitt im Rahmenausbildungsplan abgeleitet.

Im Rahmenausbildungsplan für die generalistische Pflegeausbildung werden Kompetenzen formuliert, die in den verschiedenen Ausbildungsabschnitten erreicht werden sollen. Für den Orientierungseinsatz am Anfang der Ausbildung sind zunächst unter den fünf Kompetenzbereichen zwei weitere Differenzierungsstufen aufgeführt. Anhand dieser Formulierungen wird deutlich, was von Auszubildenden im Orientierungseinsatz gefordert wird. Im Beispiel soll das Thema *Vitalzeichen messen* nachvollzogen werden.

Kompetenzbereich I (PflAPrV Anlage 1): Pflegeprozesse und Pflegediagnostik in akuten und dauerhaften Pflegesituationen verantwortlich planen, organisieren, gestalten, durchführen, steuern und evaluieren

- *1. Differenzierungsebene (der Kompetenzbereich I wird in sechs Unterpunkte differenziert: I.1 bis I.6)*: I.2 Pflegeprozesse und Pflegediagnostik bei Menschen aller Altersstufen mit gesundheitlichen Problemlagen planen, organisieren, gestalten, durchführen, steuern und evaluieren (bewerten) unter dem besonderen Fokus von Gesundheitsförderung und Prävention
- *2. Differenzierungsebene (im Orientierungseinsatz werden sechs Unterpunkte bei I.2 aufgeführt)*: Beobachtung von Veränderungen des Gesundheitszustandes anhand verschiedener Vitalzeichen systematisch erheben und digital oder analog dokumentieren. Die ermittelten Werte mit Normwerten begründet abgleichen und zuständige Pflegefachpersonen über Abweichungen korrekt und zuverlässig informieren.

Aus diesen Vorgaben im Rahmenausbildungsplan kann jetzt eine Anleitungsaufgabe für den Orientierungseinsatz entwickelt werden. Sie richtet sich zunächst an die Auszubildende:

Messen Sie bei Herrn/Frau … über die nächsten drei Tage die Vitalzeichen Puls, Blutdruck, Atemfrequenz, Temperatur und die Sauerstoffsättigung entsprechend der ärztlichen Anordnung. Schätzen Sie die ermittelten Werte ein, indem Sie sie mit den Normwerten vergleichen. Dokumentieren Sie die Ergebnisse im digitalen Dokumentationssystem und informieren Sie die zuständige Pflegekraft bei Abweichungen.

Aufgabe der Praxisanleiterin ist die Anleitung der Messtechniken, das Durchsprechen der jeweiligen Normwerte und der üblichen Werte des Pflegeempfängers, der zu dieser Anleitung ausgewählt wurde, und die Anleitung der Dokumentation. Die Übungsphase muss entsprechend des Bedarfs der Auszubildenden begleitet werden.

3 Lernen

> Ich betreute als Praxisanleiter einen 18-jährigen Auszubildenden am Ende der Probezeit. Jan war ein netter junger Mann, zu allen freundlich und fast immer gut gelaunt. Aber er hatte ein Problem: Er schien ein miserables Gedächtnis zu haben oder eine sehr schlechte Auffassungsgabe. Die Inhalte und Techniken meiner Anleitungen, egal ob einfach oder komplex, waren bereits nach kurzer Zeit nicht mehr abrufbar. Er machte keine sichtbaren Lernfortschritte. Der zuständige Lehrer der Pflegeschule diagnostizierte auf meine Anfrage hin flapsig: Er sei eben nicht »die hellste Kerze auf der Torte«.
> Im Laufe des Einsatzes wurde deutlich, dass meine Bewertung und vor allem meine Zukunftsprognose über die Probezeit von Jan entscheiden würden. Ich wollte es mir nicht zu einfach machen, aber was genau war sein Problem? Was konnte ich tun?

Lernen ist ein zentraler Begriff in der Praxisanleitung. Als Praxisanleiterin sind Sie mit den unterschiedlichen Lernvoraussetzungen Ihrer Auszubildenden konfrontiert, mit individuellen Lernbiografien, Lernstrategien, Motivationslagen und Intelligenzniveaus.

Und gleichzeitig sind Sie oft selbst Lernende. In der Praxisanleiterweiterbildung, aber auch im täglichen Bemühen, die Ansprüche, die an Sie gestellt werden, zu erfüllen, geht es um Wissenserwerb, also ums Lernen. Schließlich sollen Sie Fachfrauen auf Ihrem Gebiet sein. Über das Thema Lernen Bescheid zu wissen, ist also gleichzeitig eine Fachkompetenz für Sie in Ihrer Berufsrolle als Praxisanleiterin und eine Selbstkompetenz für Sie als Lernende.

Dieses Kapitel behandelt die Fragen:

- Was ist Lernen aus neurobiologischer und psychologischer Sicht?
- Welche Grundvoraussetzungen bringen Menschen zum Wissenserwerb mit?
- Welche Lernstrategien gibt es, und zwar sowohl bei Lernen von Informationen als auch beim Verstehen von komplexen Zusammenhängen?
- Was trägt die Pflegepädagogik inhaltlich zum Verstehen bei?
- Was kann man als Anleiterin in der Pflegepraxis tun, um Lernen zu erleichtern?
- Welche Rolle spielen Intelligenz und Motivation?
- Welche Auswirkungen haben soziale Milieus in der Anleitung?

3.1 Lernen aus neurobiologischer Sicht

Menschen lernen immer. Das hängt damit zusammen, dass das menschliche Leben eine kontinuierliche Anpassungsleistung ist. Wir müssen uns an die äußere Umgebung anpassen und z. B. so kleiden, dass wir nicht frieren. Wir müssen auch mit den Anforderungen unserer sozialen Umgebung zurechtkommen, mit den Anforderungen unseres Berufs, mit den kulturellen und gesellschaftlichen Anforderungen und dem, was unsere Familie und unsere Freunde von uns erwarten. Und schließlich fordert auch unsere Psyche immer wieder Anpassungsleistungen von uns, z. B. wenn unser ES, unser innerer Triebmotor, gerne Spaß hätte, unser Über-Ich, unsere verinnerlichten Vorstellungen von Moral und Ordnung, das allerdings nicht akzeptieren möchte. Die Anforderungen ändern sich kontinuierlich und deswegen müssen wir Menschen uns immer wieder verändern, um mit den Herausforderungen angemessen umgehen zu können: Wir müssen lernen.

Die Lernforschung hat eine lange Tradition. Aktuelle wissenschaftliche Erkenntnisse haben die Vorstellungen, was beim Lernen geschieht und welche Lernstrategien besonders wirksam sind, verändert. So wird heute in der Hirnforschung und in der pädagogischen Psychologie die Vorstellung von Lerntypen (visuell, auditiv, haptisch) nicht mehr vertreten (Pashler et al., 2008). Auch die Idee von der Aufgabenverteilung der Hirnhälften (rechte Hirnhälfte Kreativität, linke Hirnhälfte logisches Denken) gilt als widerlegt (vgl. Becker, 2011). Dafür werden neue Ansichten entwickelt, die auch Auswirkungen auf die Praxisanleitung haben.

3.1.1 Was geschieht beim Lernen von Informationen im Gehirn?

Eine Grundeinheit, von der wir beim Lernen ausgehen, ist die Information. Informationen werden im Großhirn als Reizmuster abgespeichert. Ob eine Information behalten wird, also wieder abrufbar ist, wird u. a. im Hippocampus entschieden. Der Hippocampus ist ein Teil des Zwischenhirns und Teil des sogenannten Limbischen Systems. Es gibt ihn in der rechten und in der linken Hirnhälfte. Der Hippocampus ist der »Gedächtnistrainer« des Großhirns (Beck, 2020). Er bietet dem Großhirn Informationen immer wieder an, so dass sich dort Reizmuster bilden können. Er trainiert besonders intensiv im Schlaf, was darauf hinweist, dass sich Schlafen und Lernen nicht widersprechen müssen. Wichtig für die Speicherung im Großhirn ist die Wiederholungsfrequenz eines Impulses.

Wie trifft der Hippocampus aber die Unterscheidung, welche Informationen dem Großhirn angeboten und so gelernt werden und welche nicht? Ausgewählt werden diejenigen Reize, die unbekannt und überraschend sind und sich von den gewohnten Reizmustern unterscheiden.

Eine Praxisanleiterin beschreibt einem Auszubildenden eine Pflegetechnik, z. B. die atemstimulierende Rückeneinreibung. Sie nennt die Vorgehensweise und zeigt die Bewegungen der Hände an einer Kollegin.
Im Hippocampus der Auszubildenden wird bewertet, ob es Gründe gibt, das Lernprogramm zu aktivieren. Ist das, was die Praxisanleiterin gesagt und gezeigt hat, neu und unterscheidet es sich von dem, was im Großhirn bereits an Verhaltensmustern angelegt ist oder nicht (»das kenn ich schon, das kann ich anders besser machen«)? Wenn es etwas ist, das vom Hippocampus als Neuigkeit angesehen wird, ist der erste Schritt zum Lernen getan.

Bleibt es allerdings bei diesem ersten Schritt, werden die gelernten Informationen oft bald wieder vergessen. Um das zu vermeiden und das Gehirn bei der Informationsverarbeitung zu unterstützen, gibt es eine Reihe von Lerntechniken. Sie sind z. B. dann sinnvoll, wenn das gerade Gelernte, aber nicht sicher Abrufbare, in einer Prüfung gezeigt werden soll. Die folgenden Lernstrategien sind in ihrer Wirksamkeit wissenschaftlich recht gut belegt.

3.1.2 Lerntechniken zur Informationsverarbeitung

Wiederholung

Das Großhirn speichert Informationen besser ab, wenn sie wiederholt angeboten werden. So arbeitet auch der Hippocampus und es ist deswegen sinnvoll, diese Strategie nachzuahmen. Wiederholungen sind bei Theorieinhalten genauso sinnvoll wie bei praktischen Techniken.

Die Inhalte eines Textes sind für die meisten Menschen erst nach mehrmaligem Lesen verfügbar. Und genauso ist eine Pflegetechnik meistens erst nach mehrmaligem Üben sicher anwendbar. Dass dazu nicht die Pflegeempfänger, sondern lieber eine Puppe in der Lernwerkstatt herhalten sollte, versteht sich von selbst.

Zwischen den theoretischen oder praktischen Wiederholungen sind *Pausen* sinnvoll. Sie festigen den Lernerfolg. Überhaupt ist das Lernen von Theorieinhalten und praktischen Techniken dann effektiver, wenn es über einen längeren Zeitraum erfolgt im Vergleich zum »Einpauken« in kurzer Zeit. Und für das Theorielernen gilt zusätzlich: Kurz vor dem Einschlafen ist Wiederholen besonders effektiv, weil dann der Hippocampus das Gelernte im Schlaf festigt. Und last but not least: Die Wiederholungen sollten möglichst abwechslungsreich sein. Bei monotonen, immer gleichen Übungsabläufen schlägt man die Hilfe des Hippocampus aus, denn er ist eher an Neuigkeiten interessiert.

Selbstüberprüfung

Auch wenn Prüfungen bei Auszubildenden nicht sehr beliebt sind, haben sie einen positiven Einfluss auf das Lernen von Informationen und Techniken (Beck, 2020). Sie sollen allerdings selbstgesteuert und in einem geschützten Rahmen erfolgen. In einem Selbsttest stellt sich der Auszubildende Fragen zum Thema. Das ist bei einer theoretischen Themenstellung gut vorstellbar. Aber auch beim Üben von praktischen Fertigkeiten kann diese Lerntechnik angewendet werden. Bei der Arbeit mit der Skillslab-Methode sind z. B. Selbsttestbögen üblich. Diese Bögen fragen Handlungsschritte ab. Sie können vom Lernenden mit »ja« (habe ich gemacht), »nein« (habe ich vergessen) oder »nicht« (kam nicht vor oder war nicht angebracht) angekreuzt werden. Sie dienen der Selbstüberprüfung und können natürlich auch in anderen Settings verwendet werden.

Zusammenfassungen

Nach einer Lerneinheit können Zusammenfassungen – handschriftlich, in eigenen Worten verfasst – den Lernerfolg vertiefen. Auch diese Technik ist beim Theorielernen etabliert.

Vielleicht lässt sich aber das Mitschreiben und Zusammenfassen auch in der Praxis anwenden. Voraussetzung wäre dann z. B. ein Notizbuch, in das der Auszubildende Lernerfahrungen eintragen kann. Das in handwerklichen oder industriellen Ausbildungsgängen etablierte Lerntagebuch wird in der Pflegeausbildung selten angewendet und ist hinsichtlich seiner Lernwirksamkeit umstritten.

Alle diese Lerntechniken sind dann sinnvoll, wenn Informationen aufgenommen werden sollen, um sie in der Folge wieder abrufen zu können (Westsächsische Hochschule Zwickau, 2022). Die Verarbeitung dieser Informationen zu größeren Zusammenhängen durch Modelle ist der nächste Lernschritt.

3.1.3 Wissen aufbauen: Die Verarbeitung von Informationen

Der Begriff *Wissen* beschreibt Denkmodelle, die es dem Menschen ermöglichen, Informationen zu verknüpfen und einzuordnen. Übergeordnete Denkmodelle sind z. B. unser Verständnis von der Gesellschaft, in der wir leben, von der Natur oder von kulturellen oder politischen Zusammenhängen. Auch die Vorstellung, was Pflege ist, welche Rolle man selbst in einem System wie z. B. einem Pflegeheim spielt, wie man sich gegenüber Bewohnern verhalten soll usw. sind Denkmodelle. Denkmodelle sind auch bei allen bekannten Gegenständen relevant (Was ist das? Woraus besteht es? Was kann man damit anfangen?) und ebenso bei Handlungsprozessen.

Um nachhaltig zu lernen, müssen Denkmodelle aufgebaut, verknüpft oder verändert werden. Lernen in der Pflegepraxis, das über die Übernahme von einzelnen Pflegetechniken hinausgehen soll, muss also versuchen, den Aufbau dieser Modelle anzuregen.

Henning Beck (Beck, 2020) nennt den Aufbau von Denkmodellen *Verstehen*. Er unterscheidet drei Schritte:

1. *Das Einordnen eines unbekannten Gegenstandes oder einer neuen Erfahrung:* Was ist das? Aus welchen Komponenten besteht das, was ich sehe oder erlebe? Verfüge ich schon über Kategorien, die hierfür passen? Wenn nicht, womit hat es Ähnlichkeit?
2. *Die Suche nach der Ursache:* Warum ist der Gegenstand oder das Erlebte so? Wozu soll es nützen? Bei der Beantwortung der Frage nach dem Warum und Wozu bietet auch die Pflegewissenschaft wichtige Anregungen (▶ Kap. 8). Und ebenso wichtig sind die Ergebnisse der Theoriebildung in der Pflege (▶ Kap. 3.4).
3. Im Idealfall werden aus den neuen Eindrücken Denkmodelle entwickelt. Zum Beispiel: »Dieser neue Gegenstand besteht aus drei Elementen. Immer wenn diese Kombination zu sehen ist, handelt es sich um den genannten Gegenstand, mit dem ich Folgendes machen kann …« Oder im Fall einer neuen Erfahrung: »Das, was gerade geschehen ist, lässt sich von dem, was ich bisher erlebt habe, abgrenzen. Die Ursachen für das Ereignis kann ich erklären. Wenn es wieder auftritt, kann ich es einordnen.«

Mit den neuen Denkmodellen kann man flexibler reagieren. Und über je mehr Denkmodelle man verfügt, desto leichter lassen sich Informationen einordnen und verstehen.

In der Pädagogik und auch in der praktischen Ausbildung ist man einerseits mit dem Aufbau von neuen Denkstrukturen konfrontiert. Auszubildende machen bisher unbekannte Erfahrungen. Sie verarbeiten dabei Informationen und lernen Handgriffe, aus denen neue Denkmodelle entstehen können. Andererseits bringen sie oft Denkstrukturen mit in die Ausbildung, die auch hinderlich sein können. Es geht also einerseits um den gezielten Aufbau und andererseits um das Hinterfragen und Verändern von Denkmodellen. Aus pädagogischer Sicht funktioniert der Aufbau von Denkschemata besonders gut, wenn man

- Auszubildende »hungrig« auf ein Thema macht. Dazu muss man sie mit einem Problem konfrontieren, das sie lösen sollen. Man schafft Unsicherheit, wenn es nicht mit bekannten Strategien leicht zu knacken ist, und motiviert die Auszubildenden, wenn sie einen Bezug zu sich oder ihrer Berufstätigkeit herstellen können.
- beim Lösungsversuch Vorwissen aktiviert. Bisherige Problemlösungsstrategien sollen aktiv verändert oder neu kombiniert werden.

- Lösungswege in Gruppen diskutieren lässt. Wenn mehrere Auszubildende ihre Strategien vergleichen, muss jeder in der Lage sein, seinen Weg zu erklären. Und gleichzeitig beschäftigt man sich mit anderen Ideen, vielleicht auch mit solchen, die scheitern.
- am Ende für Klarheit sorgt. Das Problem muss am Ende effektiv gelöst werden.

Weitere Ergebnisse der Forschung: Lerninhalte werden besser behalten, wenn man sie möglichst nicht blockweise lernt, sich also nicht über einen längeren Zeitraum nur mit einem Thema beschäftigt. Sinnvoller ist ein gelegentlicher Themenwechsel. Und wie oben schon gesagt: wenn man regelmäßig Pausen einlegt.

Lernergebnisse werden besser, wenn man den Kontext, in dem ein Thema gelernt wird, immer wieder wechselt. Eine Kontextveränderung schafft neue Impulse. Und auch bei dieser Form des Lernens hilft es, wenn sich die Lernenden die Inhalte immer wieder selbst erklären.

Manchmal ist eine klar strukturierte Anleitung der sinnvollste Weg, z. B. beim Legen eines Dauerkatheters. Hier geht es darum, eine Technik nachzuvollziehen. Häufig bieten sich aber auch Anleitungen an, bei denen die Auszubildenden Probleme lösen sollen. Zum Beispiel kommt ein behinderter Mann mit Selbstverletzungstendenzen auf die Station eines Allgemeinkrankenhauses. Die Anleitung beginnt dann mit einer Frage: Was kann man tun? Der Umgang mit dementen Bewohnern stellt für viele Langzeitpflegeeinrichtungen ein Problem dar. Wie könnte man auf die Weglauftendenzen einer alten Dame reagieren, die in der Pflegegruppe der Auszubildenden lebt?

Auch in der Praxisanleitung sollte Raum für Lernformen sein, die einen ungeregelten Ablauf haben, in denen den Auszubildenden große Freiheiten zugestanden werden. Und wenn das in einer Gruppe von Auszubildenden möglich ist, umso besser! In diesem Zusammenhang kann auch die Leittextmethode oder das Problemorientierte Lernen sinnvoll eingesetzt werden (▶ Kap. 4.3).

3.2 Voraussetzungen des Lernens

Auszubildende bringen die unterschiedlichsten Vorerfahrungen, Prägungen, Begabungen usw. mit in die Schule und in die Pflegepraxis. Praxisanleiterinnen sollten sich dessen bewusst sein, dass diese individuellen Voraussetzungen das Lernen wesentlich beeinflussen können. Besonders wichtig sind z. B. die Intelligenz, die Selbstlernfähigkeit, die Motivation, die soziale Schicht, aus der man kommt, und die kulturelle Prägung bei Auszubildenden, die in einem anderen Land aufgewachsen sind.

3.2.1 Intelligenz

Der Begriff Intelligenz wird unterschiedlich definiert und ist in seiner Bedeutung für die Pädagogik umstritten. Trotzdem hat jeder eine intuitive Vorstellung davon, was gemeint ist. Wenn Menschen Situationen schnell erfassen und Aufgaben und Probleme durch Denken schnell lösen können, gelten sie als intelligent. Bezogen auf das Lernen und die Bildung von Denkmodellen (s. o.) kann man sagen, wie schnell es jemandem gelingt, Informationen angemessen zu verarbeiten und wieder abzurufen.

Oft wird zwischen der fluiden (flüssigen) und der kristallinen (festen) Intelligenz unterschieden (Hasselbrink, 2020). Die *kristalline Intelligenz* wird als das erworbene Wissen eines Menschen definiert, verbunden mit der Fähigkeit, auf dieses Wissen zurückzugreifen oder es anzuwenden. Die *fluide Intelligenz* ermöglicht es dem Menschen, Probleme zu lösen und abstrakte Zusammenhänge zu erkennen. Hierzu wird auch die Konzentrationsfähigkeit und das Lernvermögen gerechnet. Ein durchschnittlicher Intelligenzquotient in Tests liegt bei 90–110.

Intelligenz wird von verschiedenen Wissenschaftlern unterschiedlich differenziert, so wird z. B. die logisch-mathematische Intelligenz von der linguistischen (sprachbezogenen), der naturalistischen (Umgang mit Lebensformen), der musikalischen, der räumlichen, der kinästhetischen (Körperbeherrschung), der interpersonalen (Umgang mit anderen) und der intrapersonalen Intelligenz (Selbstwahrnehmung und -kontrolle) unterschieden.

Intelligenz ist teilweise genetisch angelegt, wird aber auch von der Umwelt mitbestimmt. So ist durch Forschung gut belegt, dass die soziale Herkunft, das Bildungsniveau der Eltern und andere Umweltfaktoren den Intelligenzquotienten, der in Tests gemessen wird, beeinflussen können. Dabei zeigt sich auch, dass die Nachteile durch fördernde Angebote, besonders in der Kindheit, zumindest etwas verringert werden können.

Welche Bedeutung hat der Begriff Intelligenz für die Praxisanleitung?

Intelligenz ist kein klar umrissener Begriff, es handelt sich vielmehr um ein vielgestaltiges Phänomen. Eine einseitige Zuschreibung birgt die Gefahr, dem Auszubildenden nicht gerecht zu werden. Logische Intelligenz ist in der Pflege genauso wichtig wie emotionale Intelligenz. Bei der emotionalen Intelligenz handelt es sich um die Fähigkeit, Emotionen bei sich und anderen wahrnehmen und einschätzen zu können. Emotionale Intelligenz kann zur Unterstützung von Denkvorgängen eingesetzt werden und kann helfen, die eigenen Emotionen zu regulieren.

Eine vorschnelle Einordnung von Menschen als weniger intelligent könnte dazu führen, das Auszubildende diese Einschätzung übernehmen und sich selbst im Sinne einer Selffulfilling Prophecy weniger zutrauen.

3.2.2 Selbstregulation – Lernen lernen

Lernen ist eine eigenverantwortliche und individuelle Leistung. Niemand kann sie dem Lernenden abnehmen. Umso wichtiger erscheint es, über ausreichende Strategien zu verfügen, mit Lernangeboten umgehen zu können oder sich neues Wissen selbständig anzueignen. Die Selbstregulation, die dem selbständigen Lernen zugrunde liegt, wird bereits in der Kindheit angelegt und ist entsprechend der Erfahrungen aus der Schulzeit individuell ausgeprägt. Das heißt auch, dass Auszubildende über ganz unterschiedliche Herangehensweisen verfügen, mit neuen Lernherausforderungen umzugehen.

In der pädagogischen Psychologie werden drei Aspekte des selbstregulierten Lernens unterschieden:

- Die Motivation, etwas Bestimmtes zu lernen
- Die Kognition: Hier geht es um strategisches und konzeptionelles Wissen, also um Vorwissen, in das der Lernstoff eingeordnet werden kann, und um Lernstrategien, die sich als erfolgreich herausgestellt haben
- Metakognitive Aspekte, z. B. die Fähigkeit, sich selbst beim Lernen beobachten zu können, die Wirksamkeit des Lernverhaltens einschätzen oder das Lernen planen zu können

Für das selbstregulierte Lernen spielen drei Phasen eine besondere Rolle: die Planungsphase vor dem Beginn des Lernens, die Phase während des Lernens und die Reflexionsphase nach dem Lernen.

- *Die Planungsphase*
  In dieser Phase wird die Auszubildende abschätzen, welchen Sinn sie in der Beschäftigung mit dem Lerninhalt erkennen kann und wie motiviert sie ist, Energie dafür aufzubringen. Das klingt zunächst banal, ist aber ein entscheidender Aspekt. Er hängt von den Zielen ab, die sich die Auszubildende gestellt hat, z. B., ob sie Wert auf eine gute Note legt, ob sie den Ehrgeiz hat, durch die Bearbeitung des Themas oder das Lernen einer Technik autonomer handeln zu können, oder ob sie lernen will, um im Team anerkannt zu werden usw. (► Kap. 3.2.3). Gleichzeitig wird sie überprüfen, über welches Vorwissen sie verfügt, ob sie geeignete Lernstrategien kennt und ob die Zeitressourcen ausreichen.
- *Die Lernphase*
  Praktisches Lernen und Theorielernen unterscheiden sich natürlich

wesentlich und Auszubildende bringen ganz unterschiedliche Fähigkeiten in diese Phase ein. Die Fähigkeit, ein Lernvorhaben zu planen, die einzelnen Lernschritte zu organisieren und ein angemessenes Zeitmanagement sowie das Herstellen von Zusammenhängen, die kritische Prüfung der Inhalte, die Nutzung von Lernmedien und die passende Entscheidung für die Sozialform (alleine oder mit anderen) sind wichtige Elemente.

- *Die Reflexionsphase*
  In dieser Phase wird Bilanz gezogen. Hat die Auszubildende erreicht, was sie sich vorgenommen hatte? Waren die eingesetzten Lernstrategien erfolgreich? Gleichzeitig kann in dieser Phase die Selbsteinschätzung positiv (das habe ich gut gemacht) oder negativ bestärkt werden (ich kann sowas nicht).

Lernstrategien, die das selbstregulierte Lernen fördern

In der Planungsphase ist die eigenständige Zielformulierung entscheidend. Die Formulierung von Ausbildungszielen findet idealerweise zu Beginn eines praktischen Einsatzes statt. Im Erstgespräch können sich Praxisanleiterin und Auszubildende auf Ziele einigen, die den Anforderungen des SMART-Prinzips entsprechen (vgl. Hasselbrink, 2020, S. 135):

- *Specific (S):* Die Ziele sollten so konkret formuliert werden, dass für die Auszubildende erkennbar wird, ob das Ziel erreicht ist oder nicht.
- *Meaningful (M):* Die Auszubildende muss das Ziel als wichtig einschätzen. Dieser Punkt verweist darauf, dass Ziele wesentlich von der Auszubildenden bestimmt werden sollen. Die Praxisanleiterin wird dabei in der Regel Hilfestellung geben müssen, z. B. Angebote machen, die Inhalte strukturieren usw. Die Entscheidung für ein Ziel sollte aber von der Auszubildenden getroffen werden.
- *Achievable (A):* Die Ziele sollten erreichbar sein. Hier sollte der Erwartungshorizont aber nicht zu niedrig angesetzt werden. Eine herausfordernde Zielstellung ist meistens motivierender.
- *Realistic (R):* Die Lernziele sollten für den Praxiseinsatz zeitlich und inhaltlich realisierbar sein.
- *Timely (T):* Es muss klar sein, bis wann das Ziel erreicht werden soll.

Durch ein angemessenes Maß an Autonomie und Wahlmöglichkeiten kann die Fähigkeit zur Selbstregulation gestärkt werden, allerdings muss dabei eine aufmerksame Beobachtung und ein regelmäßiges Feedback erfolgen. Das Feedback sollte wiederum so gestaltet sein, dass die Auszubildende die kritischen Hinweise auch tatsächlich konstruktiv umsetzen kann. Weil Praxisanleiterinnen eine Vorbildfunktion haben, sollten sie selbstreguliertes Handeln und Lernen nachvollziehbar vorleben.

3.2.3 Motivation

Bedürfnisse und Interessen motivieren uns. Wir benötigen meist keine extrinsischen, also von außen kommenden Anreize, um ein Thema zu lernen, das uns wirklich interessiert. Ist das der Fall, spricht man von intrinsischer Motivation.

Die Motivation, sich mit ganz bestimmten Inhalten zu beschäftigen, ist individuell unterschiedlich ausgeprägt. Für Lehrende wäre es ein Idealzustand, wenn sie es im Unterricht oder bei der Anleitung mit intrinsisch motivierten Auszubildenden zu tun hätten. Intrinsische Lernmotivation heißt, dass sich die Lernenden durch die Sache oder durch eigene Antriebe motivieren lassen, sich den Lerngegenstand anzueignen. Dabei spielen folgende Grundbedürfnisse eine Rolle:

- *Das Bedürfnis, sozial eingebunden zu sein.* Für viele Auszubildende in der Pflege ist die Anerkennung durch das Team von herausragender Bedeutung. Um dazuzugehören wollen sie besonders die Tätigkeiten beherrschen, die von den Pflegenden im Arbeitsbereich als wichtig eingeschätzt werden. Auch die Anerkennung durch die Praxisanleiterin spielt oft eine große Rolle, besonders dann, wenn sie als Brückenbauerin zum Team wahrgenommen wird.
- *Das Bedürfnis nach Autonomie.* Selbständigkeit und Autonomie sind bedeutende Motivatoren in der Ausbildung. Etwas zu können, ist oft gleichbedeutend mit Freiheit von Bevormundung und Kontrolle.
- *Das Bedürfnis, kompetent zu sein.* Etwas zu können oder zu wissen, trägt zum Selbstwertgefühl bei.

Intrinsische Motivation lässt sich im Lehr-Lernprozess nicht von außen herstellen. Es ist aber möglich, die Lernumgebung so zu gestalten, dass sie den Grundbedürfnissen nach sozialer Anerkennung, Autonomie und Kompetenz entgegenkommt.

- Für Auszubildende muss der Praxisbezug des Lern- oder Anleitungsinhalts deutlich werden.
- Der Lernprozess kann von den Auszubildenden weitmöglichst selbst gesteuert werden. Natürlich sind in der Pflegepraxis Kontrollen nötig, sobald Bewohner oder Patienten ins Spiel kommen. Diese sollten aber auf das notwendige Maß beschränkt sein.
- Wenn Auszubildende für den Problemlösungsprozess selbst die Verantwortung übernehmen und erfolgreich sind, nehmen sie sich als kompetent wahr. Das wird durch eine positive Rückmeldung der Praxisanleiterin noch verstärkt.
- Wird die Auszubildende ins Team eingebunden, nach ihrer Meinung gefragt und an Entscheidungsprozessen beteiligt, kann ihre Lernmotivation dadurch steigen.

- Motivierend ist es schließlich auch, wenn die Praxisanleiterin selbst für den Inhalt »brennt«. Begeisterung der Lehrenden motiviert die Lernenden.

Zum Schluss sei auch noch auf die Rolle der extrinsischen Motivation verwiesen. Bewertungen und Noten spielen eine nicht zu unterschätzende Rolle im Anleitungsprozess.

3.2.4 Die Rolle des sozialen Milieus

Die Lernvoraussetzungen der Auszubildenden sind durch ihre soziale Herkunft geprägt. Auch wenn man mit Verallgemeinerungen vorsichtig sein sollte, kann doch von besseren Voraussetzungen bei Auszubildenden ausgegangen werden, deren Eltern Zeit und Geld in die Bildung investieren können.

Darüber hinaus sind aber noch andere Aspekte von Bedeutung. Die Auszubildenden stammen aus unterschiedlichen sozialen Milieus. Diese Sozialstrukturen sind nicht nur durch die berufliche Rolle der Eltern, sondern auch durch eine milieuspezifische Lebensweise und durch entsprechende Haltungen bestimmt. Interessant ist die Einstellung innerhalb der Milieus zur Bildung und zum Lernen. Balzer (2019) unterscheidet verschiedene Bildungsziele:

- Die Bildungsziele oberer Milieus zeichnen sich durch einen »abstrakt-kognitiven« Bildungszugang aus. Angehörige dieses Milieus schreiben der Bildung eine große Bedeutung zu. Sie sind in hohem Maß intrinsisch motiviert. Bildungsbemühungen zielen mehr auf Selbstverwirklichung als auf Nützlichkeit ab. Begriffe wie lebenslanges Lernen und Selbststeuerung sind positiv besetzt. Auszubildende aus diesem Milieu dürften in der Pflegeausbildung eher in der Minderheit sein.
- Der Bildungszugang des mittleren Milieus ist pragmatischer und folgt der Prämisse, gesellschaftlich anerkannt zu werden. Soziale Sicherheit und Respekt stehen als Ergebnisse der fachlichen Leistung im Mittelpunkt. Inhaltlich wird die Nützlichkeit der Lernangebote favorisiert, methodisch wird eine Lehrer- bzw. Ausbilderzentrierung dem selbstgesteuerten Lernen vorgezogen. In den Pflegeberufen kommt die Mehrheit der Auszubildenden aus diesem Milieu. Sie bringen in der Regel einen mittleren Bildungsabschluss oder das Abitur mit.
- Die Bildungsanstrengungen des unteren Milieus sind zweckgebunden und durch den Wunsch bestimmt, sozial mitzuhalten. Arbeit und Bildung werden eher als notwendiges Übel denn als Bereicherung erlebt. Bildungseinrichtungen werden entsprechend als fremd wahrgenommen. Dieses Milieu ist in den Helferausbildungen häufiger vertreten, in der dreijährigen Ausbildung eher selten.

Welche Bedeutung hat das Milieukonzept für die Praxisanleitung?

Die Einstellung zum Lernen in der Theorie und in der Praxis hängt auch von der sozial geprägten Haltung ab. Sie können sich zwischen Praxisanleiterinnen und Auszubildenden unterscheiden, weil sie möglicherweise aus unterschiedlichen Milieus stammen. Das kann Auswirkungen auf das methodische Vorgehen haben. Hier wird noch einmal deutlich, dass es verschiedener Anleitungsmethoden bedarf, um der Heterogenität der Auszubildenden gerecht werden zu können.

Für die Mehrheit der Auszubildenden scheint der Pflegeberuf zu den milieukonformen Berufen (Balzer, 2019, S. 310) zu gehören, in denen das asketische Arbeitsethos und die intrinsische Leistungsbereitschaft, die im mittleren Milieu geschätzt werden, ihren Platz finden.

3.3 Kompetenzen

Das Leben in der heutigen Gesellschaft ist durch Komplexität und Unübersichtlichkeit geprägt. Sich in dieser chaotischen und kaum kontrollierbaren Welt zurechtzufinden, setzt die Fähigkeit zur Selbststeuerung voraus. Das bedeutet, der Einzelne muss in der Lage sein, in unterschiedlichen Situationen flexibel und angemessen zu reagieren. Diese Selbststeuerungsfähigkeit muss erlernt werden. Der Begriff der Kompetenz beschreibt das Resultat dieses Lernprozesses: Kompetenzen ermöglichen das selbstgesteuerte Handeln.

Die Ausbildungs- und Prüfungsverordnung für die Pflegeberufe listet Kompetenzen auf, die beschreiben, was die Auszubildenden am Ende des zweiten Ausbildungsjahrs und am Ende der Ausbildung können sollen. Es wird also nicht beschrieben, welche Inhalte gelehrt werden sollen, sondern welche Ergebnisse erwartet werden. Kompetenzorientierte Curricula sind output-orientiert.

Kompetenzen werden durch drei Dimensionen näher bestimmt:

- *Die inhaltliche Dimension.* Die Auszubildenden sollen durch den Lernprozess mehr Wissen erwerben.
- *Die Dimension der Fähigkeiten und Fertigkeiten.* Die Auszubildenden sollen mit dem neuen Wissen umgehen können und ihre Handlungsfähigkeit erweitern.
- *Die Dimension der Einstellungen und Haltungen.* Die Auszubildenden entwickeln eine reflektierte Einstellung zum Thema.

Es geht beim Kompetenzbegriff um das Zusammenspiel dieser drei Dimensionen. Erst wenn sie alle berücksichtigt werden, kann man von Kompetenzen sprechen.

Ein Beispiel: Eine Kompetenzbeschreibung in der Ausbildungs- und Prüfungsverordnung lautet (I.3.a):

§ »Die Absolventinnen und Absolventen pflegen, begleiten, unterstützen und beraten Menschen aller Altersstufen sowie deren Bezugspersonen in Phasen fortschreitender Demenz oder schwerer chronischer Krankheitsverläufe [...].« (PflAPrV Anlage 2)

Die Auszubildenden sind am Ende des zweiten Ausbildungsjahres in der Lage, die hier beschriebenen Aufgaben zu bewältigen. Beschrieben ist ein Praxisziel. Voraussetzung dafür ist aber neben der Performanz, also der Durchführung in der Praxis, vertieftes Wissen und eine professionelle Haltung. Nur dann kann von einer Kompetenz gesprochen werden.

Verfügt eine Auszubildende über die drei Kompetenzdimensionen müsste sie in der Lage sein, in verschiedenen Praxissituationen mit einer vergleichbaren Problemstellung jeweils kompetent zu handeln. Hier wird ein weiterer Aspekt des Kompetenzbegriffs sichtbar: die Übertragbarkeit der Kompetenz auf unterschiedliche Handlungssituationen.

Es ist leicht zu erkennen, dass dazu Praxiserfahrung notwendig ist. Gerade die geforderte Flexibilität, die eine Kompetenz ausmacht, lässt sich nur in der Pflegepraxis erwerben. Das Kompetenzlernen wird also wesentlich durch die Praxisausbildung bestimmt und liegt damit auch im Aufgabenbereich von Praxisanleiterinnen. Idealerweise arrangieren sie die Anleitungssituationen so, dass die geforderten Kompetenzen praktisch eingeübt und in verschiedenen Settings vertieft werden können. Sie aktivieren dazu das notwendige Wissen und regen durch die Nachbesprechung der Anleitungssituation eine reflektierte Haltung der Auszubildenden an.

Die in der Ausbildungs- und Prüfungsverordnung formulierten Kompetenzen werden in den Rahmenlehrplänen und Rahmenausbildungsplänen inhaltlich konkretisiert. Dabei wird auch noch eine weitere Dimension sichtbar, die über ein enges Kompetenzverständnis hinausgeht. In den Rahmenlehrplänen für den schulischen Unterricht werden die Inhalte auf das »Erleben, Deuten und Verarbeiten« der Auszubildenden und der Pflegeempfänger bezogen. Anders ausgedrückt: Es wird ein Subjektbezug hergestellt, der das kompetente Handeln begleitet und beeinflusst.

3.3.1 Der Deutsche Qualifikationsrahmen

Der Deutsche Qualifikationsrahmen (DQR) soll dazu dienen, verschiedene Qualifikationen, Ausbildungen in verschiedenen Berufen, Weiterbildungen usw. untereinander vergleichbar zu machen. Mithilfe des DQR lässt sich bestimmen, welche Kompetenzniveaus am Ende einer Berufsausbildung oder auch am Ende eines Ausbildungsjahres erwartet werden können. Im Vergleich zu den in der Ausbildungs- und Prüfungsverordnung genannten Kompetenzen für die Pflegeausbildung sind die Bezeichnungen im DQR allgemeiner und weniger auf konkrete Handlungsanlässe bezogen. Mithilfe dieses Rasters lässt sich z. B. eine allgemeine Einschätzung der Sozialkompetenz vornehmen. Die Kompetenzen im DQR und in der Ausbildungs- und Prüfungsverordnung sind miteinander kompatibel.

Der DQR nennt folgende Kompetenzbereiche:

- Fachkompetenz, unterteilt in
  - Wissen
  - Fertigkeiten
- Personalkompetenz, unterteilt in
  - Sozialkompetenz
  - Selbständigkeit

Das Bundesministerium für Bildung und Forschung beschreibt die Kompetenzen so:

> »*Fachkompetenz* umfasst Wissen und Fertigkeiten. Sie ist die Fähigkeit und Bereitschaft, Aufgaben- und Problemstellungen eigenständig, fachlich angemessen, methodengeleitet zu bearbeiten und das Ergebnis zu beurteilen. [...]
> *Personale Kompetenz* – auch Personale/Humankompetenz – umfasst Sozialkompetenz und Selbständigkeit. Sie bezeichnet die Fähigkeit und Bereitschaft, sich weiterzuentwickeln und das eigene Leben eigenständig und verantwortlich im jeweiligen sozialen, kulturellen bzw. beruflichen Kontext zu gestalten. [...]
> *Selbständigkeit* bezeichnet die Fähigkeit und Bereitschaft, eigenständig und verantwortlich zu handeln, eigenes und das Handeln anderer zu reflektieren und die eigene Handlungsfähigkeit weiterzuentwickeln.
> *Sozialkompetenz* bezeichnet die Fähigkeit und Bereitschaft, zielorientiert mit anderen zusammenzuarbeiten, ihre Interessen und sozialen Situationen zu erfassen, sich mit ihnen rational und verantwortungsbewusst auseinanderzusetzen und zu verständigen sowie die Arbeits- und Lebenswelt mitzugestalten.« (Bundesministerium für Bildung und Forschung & Sekretariat der Kultusministerkonferenz, o. J. (a), o. S.)

Im DQR werden für die Kompetenzen acht Kompetenzniveaus genannt. Das Kompetenzniveau 2 bildet die Kompetenzerwartungen für das erste Ausbildungsjahr einer Berufsausbildung ab, das Niveau 3 für das 2. Ausbildungsjahr und das Niveau 4 für eine dreijährige Ausbildung.

Niveau 2 (Bundesministerium für Bildung und Forschung & Sekretariat der Kultusministerkonferenz, o. J. (b), o. S.)

»Niveau 2 beschreibt Kompetenzen, die zur fachgerechten Erfüllung grundlegender Anforderungen in einem überschaubar und stabil strukturierten Lern- oder Arbeitsbereich benötigt werden. Die Erfüllung der Aufgaben erfolgt weitgehend unter Anleitung.«

Tab. 5: Anforderungen im Niveau 2 (1. Ausbildungsjahr) (Bundesministerium für Bildung und Forschung & Sekretariat der Kultusministerkonferenz, o. J. (b), o. S.)

Fachkompetenz		**Personalkompetenz**	
Wissen	Fertigkeiten	Sozialkompetenz	Selbständigkeit
»Über grundlegendes allgemeines Wissen und grundlegendes Fachwissen in einem Lern- oder Arbeits-bereich verfügen.«	»Über grundlegende kognitive und praktische Fertigkeiten zur Ausführung von Aufgaben in einem Lern- oder Arbeitsbereich verfügen und deren Ergebnisse nach vorgegebenen Maßstäben beurteilen sowie Zusammenhänge herstellen.«	• »In einer Gruppe mitwirken. • Allgemeine Anregungen und Kritik aufnehmen und äußern. • In mündlicher und schriftlicher Kommunikation situationsgerecht agieren und reagieren.«	• »In bekannten und stabilen Kontexten weitgehend unter Anleitung verantwortungsbewusst lernen und arbeiten. • Das eigene und das Handeln anderer einschätzen. • Vorgegebene Lernhilfen nutzen und Lernberatung nachfragen.«

Eine Auszubildende ist im Pflichteinsatz in der Langzeitpflege im ersten Ausbildungsjahr. Die Ausbildungs- und Prüfungsverordnung nennt fachliche Kompetenzen, die im ersten (und zweiten) Ausbildungsjahr zu erreichen sind. Der Ausbildungsrahmenplan konkretisiert diese Kompetenzen.
Bei der Beurteilung des Einsatzes werden diese fachlichen Kompetenzen als Zielstellungen berücksichtigt. An welchem Punkt des Weges befindet sich die Auszubildende? Um das auszudrücken, kann jetzt mit den Kompetenzen des DQR gearbeitet werden. Der DQR gibt einen Maßstab für das allgemein anzustrebende Leistungsniveau vor.

Zum Beispiel wird im DQR mit Blick auf den Kompetenzbereich »Wissen« folgendes vorgegeben: Die Auszubildende soll »[ü]ber grundlegendes allgemeines Wissen und grundlegendes Fachwissen in einem Lern- oder Arbeitsbereich verfügen« (Bundesministerium für Bildung und Forschung & Sekretariat der Kultusministerkonferenz, o. J. (b), o. S.). Vielleicht hat die Praxisanleiterin festgestellt, dass die erforderlichen grundlegenden Fähigkeiten nur teilweise vorhanden sind. Was diese grundlegenden Fähigkeiten sind, erschließt sie aus dem Ausbildungsrahmenplan, der für den Pflichteinsatz im ersten Ausbildungsjahr Kompetenzziele angibt. Sie kann also nicht bestätigen, dass das Qualifikationsniveau 2 laut DQR bereits erreicht ist.

Der Kompetenzbegriff ist in der Pädagogik umstritten und wird teilweise in einen Gegensatz zum Bildungsbegriff gebracht. Dabei wird den Vertretern der kompetenzorientierten Lehre vorgeworfen, sie leisteten einer Ausrichtung auf die Verwertbarkeit der Auszubildenden im Beruf Vorschub statt Wert auf die allseitige Entwicklung ihrer Möglichkeiten im Sinne einer Persönlichkeitsentwicklung zu legen.

3.4 Lernen heißt Verstehen: Die Bedeutung des Pflegeverständnisses

Pflege ist das, was Pflegende täglich tun. Dieses Verständnis von Pflege ist naheliegend, greift aber zu kurz. Einerseits deswegen, weil unter der Oberfläche der sichtbaren Pflegehandlungen nicht nur explizite, offensichtliche Entscheidungen liegen, sondern auch implizite, teils unbewusste, durch Erfahrung, Emotionen oder die Atmosphäre einer Situation begründete Handlungsmotive. Zur professionellen Pflege gehören beide Elemente. Andererseits deswegen, weil der Pflegebegriff auch ein Soll beinhaltet, eine Idealvorstellung von dem, was Pflege sein kann. Für Auszubildende ist eine angemessene Vorstellung von Pflege von Bedeutung. Sie ermöglicht es ihnen, neue Lerninhalte in ein übergeordnetes Denkschema einzuordnen und das Lernen dadurch zu erleichtern.

Die ersten Erfahrungen, die Auszubildende in der Pflegepraxis machen, können so aussehen: Die Auszubildenden haben es mit Menschen zu tun, die ihrer Unterstützung bedürfen, weil sie durch Krankheit oder Behinderung beeinträchtigt sind. Die Unterstützungsleistungen beziehen sich auf grundlegende Lebensbedürfnisse wie Essen und Trinken, die Körperpflege oder die Mobilität. Die Auszubildenden machen auch erste Erfahrungen mit kommunikationsbezogenen Bedürfnissen, mit Ängsten, Einsamkeit oder Desorientierung. Gleichzeitig erfahren sie, dass Pflegen auch aus medizinischen Assistenztätigkeiten (je nach Pflegesetting in unterschiedlichem Ausmaß), Dokumentation, Organisation und, nicht zu vergessen, aus Aufräumen, Putzen und Transportaufgaben besteht. So oder so ähnlich dürfte für viele Auszubildende »die Pflege« aussehen, eine aus der Erfahrung der üblichen Praxis abgeleitete Vorstellung, mit all ihren Möglichkeiten und Begrenzungen. Demgegenüber gibt es aber auch eine vom Gesetzgeber und den Berufsinstitutionen entwickelte Vorstellung von Pflege.

Im Pflegeberufegesetz werden im § 5 Ausbildungsziele formuliert, aus denen sich Aussagen zum Pflegeverständnis ableiten lassen: Es wird ein »professionelles, ethisch fundiertes Pflegeverständnis und ein berufliches Selbstverständnis« (PflBG § 5 Absatz 4) als Entwicklungsziel gefordert. Die für die Rahmenlehr- und -ausbildungspläne verantwortliche Fachkommission hat dies noch einmal konkretisiert. Sie will

- dass sich die Pflege an den »individuellen biografischen Erfahrungen der zu pflegenden Menschen, ihrem subjektiven Erleben, ihren Emo-

tionen und lebensgeschichtlich erworbenen Handlungs- und Deutungsmustern« ausrichten soll.
- dass Pflegende den Pflegeempfängern fürsorglich und anteilnehmend, »achtsam in der Sprache und kulturellen Einbindung, wertschätzend, empathisch und kongruent begegnen.«
- dass Entscheidungsprozesse zwischen Pflegenden und Pflegeempfängern »partizipativ, verständigungsorientiert im Diskurs mit den beteiligten Personen und mit Respekt vor der Selbstbestimmung der zu pflegenden Menschen und ihrem Angewiesen-Sein auf andere« erfolgen soll. (Fachkommission nach § 53 Pflegeberufegesetz, 2020b, S. 7)

Darüber hinaus wird das Pflegeverständnis von der Breite der Aufgabenfelder (ambulante oder stationäre Settings in der Pflege von Menschen aller Altersstufen), von »Schlüsselaufgaben« der Pflege, wie der Wahrnehmung der Interessen und Bedürfnisse der Pflegeempfänger, und von ethischen und (berufs-)politischen Erwartungen bestimmt.

Diese normativen Vorstellungen von Pflege sind anzustrebende Ideale. Sie werden in der Pflegepraxis nur teilweise erfahren. In der Praxisanleitung sind insbesondere Reflexionsgespräche im Anschluss an Pflegehandlungen notwendig, um die Aufmerksamkeit der Auszubildenden auch auf nicht sofort sichtbare Tiefenstrukturen einer Pflegehandlung zu lenken.

Andererseits sorgen die Normen aber auch für eine Widerspruchserfahrung bei den Auszubildenden. Oft genug kann eben nicht so gepflegt werden, wie es idealerweise sein sollte. Die Diskrepanz führt zu Verunsicherung oder zum »Coolout« (vgl. Kersting, 2016). Auch hier bedarf es einer kritischen und offenen Reflexion.

Das Lernen von Auszubildenden ist auf ein sinnstiftendes Bild von Pflege angewiesen. Es bildet im Idealfall eine Matrix, in der Lernerfahrungen einen Platz finden. Auf der anderen Seite brauchen auch Lehrende, Lehrerinnen wie Praxisanleiterinnen, ein Zugang stiftendes Bild (vgl. Gruschka, 2019, S. 160), um ihre pädagogischen Bemühungen auf ein Ziel auszurichten.

Pflegehandlungen sind selten eindimensional. Vielmehr finden sie in komplexen, mehrdimensionalen Situationen statt. Pflegehandeln ist schon deswegen oft durch Unsicherheit und Ungewissheit geprägt, weil die momentane Befindlichkeit der zu pflegenden Menschen, ihre Emotionen, ja die gesamte Atmosphäre, in der Pflege stattfindet, die Pflegesituationen bestimmen können. Die Fähigkeit, diese Mehrdimensionalität angemessen deuten und entsprechend handeln zu können, wird als *hermeneutische Fallkompetenz* bezeichnet. Diese entsteht nicht nur aus Erfahrung. Sie erfordert vielmehr einen großen Wissenshintergrund, weil nur so in der Pflegesituation Handlungsalternativen zur Verfügung stehen. Diese Dimensionen bestimmen das Lernen in der Pflege. Und weil Pflegen immer auch mit den Pflegenden selbst, ihren eigenen Wahrnehmungen und Emotionen zu tun hat und Pflege auch immer einen Körper- und Leibbezug hat, der Pflegende und Pflegeempfänger gleichermaßen betrifft, ist die Fähigkeit zur Reflexion unabdingbar. Als Praxisanleiterin geht es also darum, diese Ziele anzustreben:

- Die Auszubildenden sollen Pflegesituationen in ihren verschiedenen Dimensionen erfassen können. Sie sollen anhand ihrer Deutungen sinnvoll handeln können (hermeneutische Fallkompetenz).
- Dazu sollen sie einen angemessenen Wissenshintergrund (um den sich besonders die Schule kümmern soll) und ein Repertoire an Fertigkeiten haben, die ihnen Handlungsalternativen bieten.

4 Anleiten

Authentische Auszüge aus Rückmeldebögen über Praxiseinsätze

- Chirurgie: »Der Einsatz war in Ordnung. Ich hab mich am Anfang allerdings sehr unsicher gefühlt. Beim ersten Einsatz geht halt nicht immer alles so schnell und ich glaube, die Schwestern waren nicht besonders geduldig. Mir kam die Station völlig unorganisiert vor. Keiner weiß, was der andere macht. Allerdings war auch der Arbeitsanfall sehr hoch (zwölf Neuaufnahmen am Tag).«
- Innere: »Die beste Station. Super tolles Team. Ich habe mich von Anfang an aufgenommen gefühlt. Es war zwar viel los, aber mir haben alle geholfen.«
- Ambulante Pflege: »Schon eine Umstellung, da arbeitet man schon ganz anders. Allerdings durfte ich bald selbständig arbeiten. Alles in allem ein guter Einsatz.«
- Pflegeheim (gerontopsychiatrischer Schwerpunkt): »Die Situation dort hat mich überfordert. Ich konnte nachts nicht mehr schlafen und war auch sonst völlig neben der Spur. Ich weiß nicht, woran es lag. Die Kolleginnen waren sehr nett und kompetent, aber auch dauernd unterbesetzt und ich habe den Mangel an Zuwendung für die alten Leute kaum ausgehalten.«
- Innere: »Die Station ist schrecklich. Die Leute sind total unfreundlich, auch zu den Patienten. Um mich hat sich erst mal keiner gekümmert bzw. ich musste vor allem putzen. Hab eigentlich nichts weiter gelernt. Die Schwester M. hat mich ständig angeschnauzt. Bitte nie wieder auf diese Station…«
- Chirurgie: »Endlich wieder mal was Anspruchsvolles. Ich interessiere mich halt mehr für die Chirurgie. Und das Team ist eben toll. Die Anleiterin, Schwester D. und auch die anderen Teammitglieder sind kompetent und geben sich sehr viel Mühe mit den Schülern.«
- Ambulante Pflege: »Ich fand's ehrlich gesagt total langweilig. Die Leute waren aber sehr nett und haben mir immer wieder was gezeigt.«
- Intensiv: »Ich hatte vor dieser Station ziemlich Angst, aber nach ein paar Tagen war's dann richtig gut. Tolle Anleitung, nette Ärzte. Ich habe ganz viel gelernt. Schade, dass der Einsatz schon vorbei ist.«
- Pflegeheim: »Guter Einsatz. Die Station ist sehr gut organisiert. Die Leitung hat alles im Griff und deswegen ist das Arbeiten auch gut zu bewältigen. Die Arbeit mit den Bewohnern hat mir Spaß ge-

macht, weil man sie über einen längeren Zeitraum betreuen kann. Anleitung: ganz okay.«

- Innere: »Ich hatte den Eindruck, das Personal ist sich oft nicht einig. Es wird viel hintenrum geredet. Zickenkrieg. Mir hats nicht gefallen.«
- Chirurgie: »Meine Anleiterin hat fast nie mit mir gearbeitet. Ich konnte aber die anderen immer fragen. Hab auch so viel gelernt. Mich hat geärgert, dass sie (die Anleiterin, Anmerkung JM) dann aber meine Beurteilung geschrieben hat. Die Bewertung war unmöglich.«
- Chirurgie: »Was soll ich sagen: Pfleger P.!!!! Einfach der Hammer. Ganz toll.«

Der Begriff *Anleiten* beschreibt hier die Tätigkeit während der Praxisausbildung, die geplant und strukturiert durch eine qualifizierte Praxisanleiterin erfolgt und der Berufsqualifikation dient. Das setzt zunächst voraus, dass es für den Anleitungsprozess einen Rahmen gibt, der im Einsatzbereich fest etabliert ist. Hierzu gehört eine Zuordnung von Praxisanleiterinnen und Auszubildenden, die sich auch im Dienstplan widerspiegelt und die Durchführung des Anleitungsprozesses ermöglicht. Der Einsatz muss strukturiert werden. Eine Möglichkeit bieten die Regelgespräche, das Vorgespräch, das Zwischen- und das Abschlussgespräch.

Schließlich soll die Praxisanleitung inhaltlich und methodisch korrekt durchgeführt werden. Je nach Einsatzbereich, Persönlichkeit und Erfahrung der Auszubildenden und Praxisanleiterinnen bieten sich hier unterschiedliche Vorgehensweisen an: die gezielte Anleitung, die Leittextmethode, die Anleitung im Sinne des Cognitive Apprenticeship oder des Situierten Lernens usw. Dabei kann als Ergänzung mit Medien, z. B. Videos, Bilderfolgen, Quiz oder Suchaufgaben, gearbeitet werden. Eine immer größere Rolle nimmt in vielen Einrichtungen das Lernen im »3. Lernort« ein. Hierbei handelt es sich um einen Übungsraum, in dem Auszubildende Pflegetechniken unter Simulationsbedingungen üben können, z. B. mit der Skills-Lab-Methode. Schließlich bieten Gruppenanleitungen eine gute Möglichkeit, sich fachliches Können anzueignen und Pflegeerfahrungen gemeinsam zu reflektieren.

Für Praxisanleiterinnen stellt sich immer wieder die Frage, wie viel sie den Auszubildenden zutrauen und was sie sie selbstverantwortlich durchführen lassen können. Dies berührt Fragen des Haftungsrechts. Anleitung ist nicht umsonst zu haben. Die Finanzierung der Praxisanleitung steht deswegen am Anfang dieses Kapitels.

4.1 Die Finanzierung der Anleitung

Die Finanzierung der Pflegeausbildung wird in der Pflegeberufe-Ausbildungsfinanzierungsverordnung (PflAFinV) gesetzlich geregelt. Hier wird bestimmt, dass die Pflegeausbildung über länderspezifische Ausbildungsfonds finanziert wird. In diese Fonds müssen alle Pflegeeinrichtungen (Krankenhäuser, stationäre und ambulante Pflegeeinrichtungen) einzahlen. Dadurch beteiligen sich alle Pflegeeinrichtungen an den Ausbildungskosten und ausbildende Einrichtungen werden nicht benachteiligt. Darüber hinaus werden durch das Bundesland und die Pflegeversicherung einmal im Jahr Beträge in den Fonds eingezahlt.

Zu den Kosten der Ausbildung gehören

- die tariflich festgelegte Ausbildungsvergütung,
- die Kosten der praktischen Ausbildung, einschließlich der Kosten der Praxisanleitung, und
- die Betriebskosten der Pflegeschulen.

Die Träger der praktischen Ausbildung und die Pflegeschulen erhalten die Ausbildungskosten und die Mehrkosten der Ausbildungsvergütungen aus diesem Fonds erstattet. Zu den Ausbildungskosten, für die die Praxiseinrichtungen aufkommen, gehören u. a. folgende Beträge:

- Die Kosten für die Weiterbildung zur Praxisanleiterin
- Die Arbeitsausfallkosten während der Weiterbildung zur Praxisanleiterin
- Die Kosten, die bei Fortbildungstagen für Praxisanleiterinnen entstehen
- Die Kosten für die Praxisanleitung im Arbeitsbereich, z. B. die Finanzierung der Arbeitsstunden der Praxisanleiterinnen

Die Praxiseinrichtungen erhalten zur Finanzierung dieser Kosten pro Jahr und Auszubildender (je nach Bundesland) einen Betrag von etwa 8.000–9.500 €. Wird eine Auszubildende während eines Einsatzes nicht beim Träger der Ausbildung beschäftigt, sondern in einer anderen Einrichtung, werden zwischen den Institutionen Ausgleichsbeträge vertraglich vereinbart.

Auszubildende werden auf den Stellenplan angerechnet. Das bedeutet, eine bestimmte Anzahl von Auszubildenden belegen eine Vollzeitstelle in der Einrichtung. Der Berechnungsschlüssel sieht folgendermaßen aus: Im ersten Ausbildungsjahr erfolgt keine Anrechnung. Ab dem zweiten Jahr werden in stationären Einrichtungen (Krankenhaus, Pflegeheim) 9,5 Auszubildende auf die Stelle einer examinierten Pflegekraft angerechnet. In ambulanten Pflegeeinrichtungen beträgt das Verhältnis 1:14. Das bedeutet, dass den ausbildenden Einrichtungen ein relativ hoher Betrag zur

Verfügung gestellt wird, damit sie eine qualitativ angemessene Ausbildung gewährleisten. Das Geld muss zweckgebunden für die Ausbildung verwendet werden.

4.2 Organisation und Strukturierung des Anleitungsprozesses

Der Einsatz einer Auszubildenden in einem Arbeitsbereich wird in der Ausbildungs- und Prüfungsverordnung als Ausbildungszeit bezeichnet. Während dieser Einsätze sollen die für den Beruf geforderten Kompetenzen gelernt werden. Innerhalb der Ausbildungsphasen findet Anleitung statt. Anleitung ist die Aufgabe der Praxisanleiterinnen. Sie sollen u. a »die Auszubildenden schrittweise an die Wahrnehmung der beruflichen Aufgaben als Pflegefachfrau oder Pflegefachmann« (§ 4 PflAPrV Absatz 1) heranführen. Praxisanleitung soll geplant und strukturiert erfolgen, sie soll mindestens 10 % der Ausbildungszeit umfassen und sich am Rahmenausbildungsplan orientieren (▶ Kap. 2.2). Sowohl der gesamte Ausbildungseinsatz als auch die Anleitung unterliegen einer großen Zahl von Einflussfaktoren, die die Ausbildungsqualität beeinflussen.

4.2.1 Vorbereitung des Einsatzes

Damit Anleitung gelingen kann, müssen angemessene Strukturen geschaffen werden. Dazu gehört zunächst eine ausreichende Zahl an Praxisanleiterinnen. Je nach Größe des Einsatzbereichs sind mindestens zwei Anleiterinnen notwendig. Die Praxisanleiterinnen müssen sich gegenseitig vertreten können und Urlaubszeiten, Krankheitsphasen usw. kompensieren. Sind mehrere Auszubildende gleichzeitig eingesetzt, sollte die Zahl der Praxisanleiterinnen höher sein. Auszubildende und Praxisanleiterin müssen einander im Vorfeld zugeordnet werden und das muss sich auch im Dienstplan widerspiegeln. Eine gute Anleitung erfordert eine 50- bis 60-prozentige Synchronisierung der Arbeitszeiten. In der ersten Einsatzwoche sollten Praxisanleiterin und Auszubildende immer die gleichen Dienstzeiten haben. Für absehbare Fehlzeiten einer Praxisanleiterin sollte eine Vertretung bestimmt werden.

Da Anleitung nicht nebenbei erfolgen kann, müssen Praxisanleiterinnen für ihre Anleitungstätigkeit Freiräume haben, in denen sie nicht in die übliche Pflegearbeit eingebunden sind. Bewährt haben sich Anleitungstage, die ausschließlich der pädagogischen Arbeit zur Verfügung stehen. Die Ausbildungs- und Prüfungsverordnung gibt einen Hinweis auf die erforderliche Freistellungszeit, indem sie in § 4 die Anleitungszeit auf 10 % der Einsatzzeit einer Auszubildenden festlegt. Das sind innerhalb von vier Wochen etwa 15 Stunden geplante Anleitungen, bei mehreren zu betreuenden Auszubildenden entsprechend mehr.

Manche Einrichtungen organisieren die Praxisanleitung so, dass freigestellte und meistens übergeordnete Praxiskoordinatorinnen das Anleitungsgeschehen steuern. Das Aufgabenspektrum dieser freigestellten Praxisanleiterinnen beinhaltet teilweise direkte Anleitungen und ergänzt so die Arbeit der Praxisanleiterinnen vor Ort oder ersetzt sie in Einzelfällen auch ganz. Teilweise liegt der Schwerpunkt ihrer Arbeit auch im Bereich der pädagogischen Fortbildung oder der Organisation von Treffen der Praxisanleiterinnen. Praxiskoordinatorinnen werden oft als Stabstelle der Pflegedienstleitung angestellt, manchmal werden sie aber auch der Schule zugeordnet.

Ein Pflegebereich sollte auch inhaltlich auf den Einsatz einer Auszubildenden vorbereitet sein. Dazu sollte im Team besprochen werden, welche fachlichen Tätigkeiten für den jeweiligen Bereich besonders prägend und wichtig sind und was eine Auszubildende gerade hier gut lernen kann. Diese Inhalte sollten pädagogisch aufbereitet werden, z. B., indem die Unterlagen für eine gezielte Anleitung vorbereitet oder die Formulare für einen Leittext erstellt werden. Die Ausbildungsinhalte werden darüber hinaus anhand des Ausbildungsrahmenplanes vorgeplant. Diese Aufgabe übernehmen oft die Schulen. Sie geben den Auszubildenden Anleitungsaufträge mit, die die Praxisanleiterinnen durchführen sollen.

4.2.2 Das Erstgespräch

Wie bereits die Bezeichnung ausdrückt, wird beim Erst- oder Vorgespräch der erste intensive Kontakt zwischen der Praxisanleiterin und der Auszubildenden hergestellt. Die Praxisanleiterin und die Auszubildende kennen sich vor dem Einsatz meist noch nicht. Das Erstgespräch begründet daher die Basis für die pädagogische Beziehung zwischen der Praxisanleiterin und der Auszubildenden. Es dient sowohl dem gegenseitigen Kennenlernen als auch der Planung des Einsatzes. Anhand des Ausbildungs- und Lernstandes der Auszubildenden werden die Lernziele für diesen Einsatz geplant und Termine für die Anleitung und weitere Gespräche festgelegt.

Der konkrete Termin des Erstgesprächs lässt sich nicht grundsätzlich festlegen. In der Regel informiert die Schule den Einsatzbereich bereits einige Wochen vorher, wann welche Auszubildende zum Praxiseinsatz kommt. Meistens meldet sich die Auszubildende rechtzeitig im Bereich, um ihren Dienstplan zu erfahren. Es bietet sich an, bei dieser Gelegenheit bereits einen Termin für das Erstgespräch zu vereinbaren. Dieses sollte in den ersten zwei Tagen ihres Einsatzes erfolgen, um ihr möglichst rasch Orientierung zu bieten.

Bei der Festlegung des Zeitpunkts für das Erstgespräch sollte die Praxisanleiterin zugleich überlegen, welche Vorbereitungen für diesen Termin zu treffen sind. Wenn der Einsatzbereich seine Arbeitsabläufe und pflegerischen Inhalte z. B. in einem Ausbildungshandbuch und Praxisbegleitbuch dargestellt hat, empfiehlt es sich, die Auszubildende zu bitten, dieses bis zum Zeitpunkt des Erstgesprächs durchzulesen. Dabei soll sie sich zugleich persönliche Anliegen und Gesprächsziele überlegen. Sofern das Erstgesprächsprotokoll einen Abschnitt wie »Wünsche und Ziele der Auszubildenden für diesen Einsatz« enthält, wird die Auszubildende aufgefordert, diesen Abschnitt ausgefüllt zum abgesprochenen Termin mitzubringen. Die Praxisanleiterin überprüft, ob sich die benötigten Formulare noch auf dem aktuellen Stand befinden, und hinterfragt, ob eine besondere eigene Vorbereitung notwendig ist.

Immer wieder bestätigen Untersuchungen die große Bedeutung des ersten Eindrucks eines anderen Menschen; dieser löst unter Umständen sogleich Gefühle der Akzeptanz oder der Abwehr aus. Damit sich dieser Eindruck nicht nur ungeprüft im Unterbewusstsein festsetzt, sondern der andere dennoch die Chance zum näheren Kennenlernen erhält, sollte die erste intensive Begegnung möglichst in Ruhe erfolgen. Es sollte ein Raum gewählt werden, in dem das Gespräch nicht dauernd durch das Klingeln des Telefons, andere Kollegen oder Patienten unterbrochen wird. Störend wirkt sich zudem aus, wenn von vornherein nur ein eng begrenzter Zeitrahmen zur Verfügung steht.

Die Auszubildende beginnt den Einsatz mit einem Spätdienst. Auch die Praxisanleiterin arbeitet in der gleichen Schicht, die um 12:45 Uhr beginnt. Von 13:15 bis 13:45 Uhr erfolgt die Übergabe. Davor stehen also 30 Minuten zur Verfügung, um das Erstgespräch zu führen. Entscheidet man sich für diesen Zeitpunkt, so steht das Gespräch unter ungünstigen Vorbedingungen, da es unter Zeitdruck geführt werden muss. Sinnvoller ist es, zunächst die Übergabe abzuwarten und sich im Anschluss ohne Zeitdruck auszutauschen.

Bereits zu Gesprächsbeginn sollten alle benötigten Unterlagen wie das Vorgesprächsprotokoll, das Praxisbegleitbuch der Auszubildenden und der Lernangebotskatalog des Einsatzbereichs vorliegen, damit das Gespräch ohne Unterbrechungen geführt werden kann. Es ist hilfreich, wenn eine angenehme Atmosphäre geschaffen werden kann.

Die Zeit, die für das Erstgespräch investiert werden sollte, lässt sich nicht pauschal festlegen. Ein Erstgespräch bei Auszubildenden im ersten Ausbildungsjahr dauert zumeist länger, da diese auch grundsätzliche Informationen benötigen. Außerdem schwankt sie von Persönlichkeit zu Persönlichkeit, sowohl seitens der Praxisanleiterin als auch seitens der Auszubildenden. Es hängt auch davon ab, wie viele Fragen die Auszubildende stellt oder wie detailliert die Antworten und mitgeteilten Informationen sind. Grundsätzlich sollte jedoch darauf geachtet werden, dass das Gespräch nicht zu lange dauert. Nach einer gewissen Gesprächszeit tritt eine Ermüdung ein und die Aufnahmebereitschaft sinkt. In diesem Falle sollte überlegt werden, ob sich bestimmte Inhalte, wie detaillierte Informationen über Krankheitsbilder der Pflegeempfänger, auslagern lassen.

Das Erstgespräch soll dazu dienen, dass sich die Auszubildende und ihre Praxisanleiterin kennenlernen. Dabei soll zunächst der Ausbildungs- und der Kompetenzstand erfasst werden. In einem weiteren Schritt wird der Einsatz inhaltlich und zeitlich geplant. Darüber hinaus werden Wünsche und Erwartungen der Gesprächsführenden ausgetauscht und dokumentiert.

Die Voraussetzung, damit Lehr- und Lernsituationen für die Beteiligten effektiv und motivierend verlaufen, ist der Aufbau einer vertrauensvollen Beziehung. Diese kann sich zwar erst im Verlauf eines Einsatzes entwickeln, die Voraussetzungen dafür werden jedoch bereits im Erstgespräch geschaffen. Wenn die Auszubildende spürt, dass die Praxisanleiterin ein echtes Interesse an ihrer Person hat, wird sie sich eher öffnen und bereit sein, neu vermittelte pflegerische Kenntnisse und Einstellungen anzunehmen. Zugleich wird die Auszubildende sich aber auch ihren vielleicht vorhandenen Schwachpunkten stellen können und Verbesserungsvorschläge annehmen und umsetzen. Zudem kann die Auszubildende ein gewisses berufliches Selbstbewusstsein aufbauen und dabei auch einmal Vorgehensweisen ihrer Praxisanleiterin infrage stellen und Verbesserungsvorschläge unterbreiten. Davon wiederum profitiert die Praxisanleiterin, da sie so immer wieder neue Impulse erhält. Bei dem ersten Kontakt sollte die Auszubildende daher spüren, dass all diese Aspekte gewollt sind. Es sollte artikuliert werden, dass es sogar von ihr erwartet wird, Kritik zu äußern und diese nicht, z. B. aus Angst vor einer schlechten Beurteilung, zu vermeiden.

Den Lernstand und die Kompetenzen erfassen

Da sich die Einsatzgestaltung am Ausbildungs- und Lernstand und den vorhandenen Kompetenzen der Auszubildenden orientiert, ist es wichtig, diese Aspekte innerhalb des Vorgesprächs zu klären. Der Ausbildungsstand lässt sich formal anhand des Semesters, den Angaben aus dem Lehrplan und des Praxisbegleitbuches bzw. der zur Anleitungsdokumentation verwendeten Formulare feststellen. Die darin enthaltenen Angaben weisen die bereits vermittelten Kenntnisse sowie die erworbenen Qualifikationen nach. Es empfiehlt sich dennoch, mit der Auszubildenden zu besprechen, ob bei den bereits erworbenen Qualifikationen noch Unsicherheiten bestehen. Zu einem späteren Zeitpunkt müssen die praktischen Fähigkeiten auch aus haftungsrechtlichen Gründen überprüft werden (▶ Kap. 4.7). Bei weiteren Unsicherheiten empfiehlt es sich, Kontakt mit der zuständigen Pflegeschule aufzunehmen.

Wenn Kompetenzen ein Bewertungskriterium während des Einsatzes darstellen, sollten sie zu Einsatzbeginn abgefragt werden. Da die Praxisanleiterin dazu keine eigene Stellungnahme abgeben kann, sollte eine Selbsteinschätzung durch die Auszubildende erfolgen. Im Zwischen- und im Abschlussgespräch ist dann jeweils eine Selbsteinschätzung der Auszubildenden und eine Fremdeinschätzung durch die Praxisanleiterin möglich (▶ Kap. 5.4).

Planung von Lerninhalten

Zunächst werden die am Ausbildungsrahmenplan orientierten Anleitungs- und Lernaufgaben besprochen. Sie werden in der Regel von der Auszubildenden in den Einsatzbereich mitgebracht.

Danach werden weitere Anleitungsinhalte geplant. Voraussetzung für die Auswahl von Lerninhalten für den Einsatz bilden Kenntnisse über die Besonderheiten des Einsatzbereichs. Die Praxisanleiterin sollte die Besonderheiten des Fachgebiets und der schwerpunktmäßig in diesem Bereich betreuten Pflegeempfänger darstellen. Ausgehend von diesen Schwerpunkten sollten die vorwiegend auszuführenden pflegerischen Aufgaben erläutert werden. Ihre Darstellung empfiehlt sich anhand einer Auflistung der Lernangebote des Einsatzbereichs. Die Auszubildende kann dann erkennen, wo sie bereits Vorkenntnisse mitbringt und wo Neuland betreten wird. Im Gespräch sollte darauf verwiesen werden, dass bei der Besichtigung des Einsatzbereichs weitere Aspekte erläutert werden. Bei der Auswahl von Lerninhalten sollten sowohl die Wünsche der Auszubildenden als auch die Fachexpertise der Praxisanleiterin und die schulischen Vorgaben eine Rolle spielen.

Strukturierung des Einsatzes

Durch die Ermittlung des Ausbildungs- und Lernstandes sowie durch die inhaltliche Planung des Einsatzes wurden bereits wichtige Voraussetzungen für den nun folgenden Gesprächsabschnitt geschaffen, der zum Ziel hat, für den gesamten Einsatz gezielt Lernabschnitte festzulegen. Die Lernabschnitte bilden die Leitlinie für einen genau definierten Einsatzzeitraum und lassen sich prinzipiell auf alle Auszubildenden in ähnlicher Form übertragen.

Das Festlegen der Lernabschnitte variiert je nach Fachgebiet und Station bzw. Pflegebereich. Zur Art und Weise, wie sich solche Lernabschnitte ausgestalten könnten, wird nachfolgend ein Grobraster vorgestellt. Das Beispiel bezieht sich auf eine Einsatzdauer von acht Wochen. Die Lernabschnitte sollten gemeinsam mit der Auszubildenden festgelegt werden, d. h. es werden die beiderseitigen Vorstellungen ausgetauscht. Auf diese Weise erfährt die Praxisanleiterin vermutlich auch etwas über die von der Auszubildenden mitgebrachten Lernvoraussetzungen: Wie viel traut sie sich zu? Was wird der Auszubildenden vermutlich leicht bzw. schwer fallen? Wie stabil wirkt die Auszubildende in ihrer Persönlichkeit? Die Antwort wird intuitiv erfolgen, da die Praxisanleiterin die Auszubildende zu diesem Zeitpunkt kaum kennt.

- Erste Woche: Die Auszubildende soll die Räumlichkeiten des Hauses und der Station kennenlernen. Sie soll sich mit den Pflegempfängern und deren Krankheitsbildern vertraut machen und die Pflege gemeinsam mit ihrer Praxisanleiterin übernehmen. Die Auszubildende soll die Mitarbeiterinnen der Station kennenlernen.

- Zweite Woche: Zusätzlich soll die Auszubildende selbstständig die Pflege bei Pflegeempfängern übernehmen, deren Krankheitsbilder und deren Pflegebedarf ihr bereits vertraut sind.
- Dritte Woche: Zusätzlich soll die Auszubildende selbstständig neue pflegerische Aufgaben innerhalb ihres Schwerpunktes (z. B. präventive Pflege) dieses Einsatzes übernehmen, zu denen sie zuvor angeleitet wurde.
- Ab der fünften Woche: Zusätzlich soll die Schülerin die ihr zugeteilte Patienten-/Bewohnergruppe im Rahmen der Bereichspflege versorgen. Dazu gehört auch die Übernahme organisatorisch-technischer Aufgaben wie die Vorbereitung, Assistenz und Nachsorge bei Untersuchungen, ggf. die Begleitung und Ausarbeitung der Visite und die Ausführung der Übergabe.

Die Verteilung der Anforderungen innerhalb der Einsatzwochen und die Schwerpunkte der Aufgaben werden je nach Semesterzahl, Vorgaben der Schule für diesen Einsatz und Vorerfahrungen der Auszubildenden festgelegt.

Zum Abschluss des Gesprächs werden erste Anleitungstermine und der Termin für das Zwischengespräch festgelegt. Geplante Anleitungen durch Lehrerinnen der Pflegeschule oder freigestellte Praxisanleiterinnen der Einrichtung werden notiert. Zur Illustration ein Beispiel eines Erstgesprächsformulars (schematisch).

Erstgespräch

Name	Einsatzort	Station	Kurs	Einsatz von-bis

Praxisanleiter*in:
Bisherige Praxiserfahrungen – (von den Auszubildenden im Vorfeld auszufüllen)
Erwartungen/Wünsche der Auszubildenden

- … ans Team
- …. ans Fachgebiet

Erwartungen/Wünsche des Einsatzortes an die Auszubildenden
Kompetenzerfassung
Auszubildende sollen *Kompetenzerfassungsbogen* (s. Seite…) im Vorfeld ausfüllen
Einsatzplanung

Datum/Zeitraum	
	Anleitungsaufgabe lt. Ausbildungsplan
	Weitere Anleitungsanlässe –
	Arbeits- oder Lernaufgaben
	Anleitungen im hausinternen Übungsraum (3. Lernort)

Strukturierung des Einsatzes

Feststehende Termine

Durch Praxiskoordinator*in (Termin und Thema):

Durch Lehrer*in der Schule (Termin und Thema):

Termin für das Zwischengespräch: ______________________________

Datum/Unterschrift Auszubildende*r ____________________________

Datum/Unterschrift Praxisanleiter*in ____________________________

4.2.3 Das Zwischengespräch

Beim Zwischengespräch wird eine Bilanz der bereits vergangenen Einsatzzeit gezogen. Die beim Erstgespräch festgelegten Lerninhalte werden überprüft und die Auszubildende erhält eine Rückmeldung über ihre bisherige Entwicklung. Gleichzeitig werden neue Ziele für die verbleibende Einsatzzeit bestimmt. Gerade für die Praxisanleiterin, die noch nicht viele Erfahrungen auf dem Gebiet der Anleitung sammeln konnte, bietet das Zwischengespräch die Chance, die bisher erfolgte Anleitung zu reflektieren. Gemeinsam mit der Auszubildenden sollte die Praxisanleiterin überlegen, ob der bisherige Einsatz bedürfnisorientiert war oder ob die Auszubildende für die verbleibende Einsatzzeit besondere Anliegen hat.

Das Zwischengespräch sollte prinzipiell nach der Hälfte des Einsatzes erfolgen. Zu diesem Zeitpunkt konnten einerseits bereits genügend Beobachtungen gesammelt werden, um der Auszubildenden eine erste intensive Rückmeldung zu geben. Andererseits bleibt noch genügend Zeit, um festgestellte Defizite zu beseitigen oder aber zumindest zu verringern.

Wenn eine Auszubildende einen sehr langen Einsatz hat (drei Monate oder länger), sollte es während des Einsatzes zwei Zwischengespräche geben, damit die gesetzten Ziele rechtzeitig überprüft werden können und eine erneute Kurskorrektur vorgenommen werden kann. Je mehr avisierte Ziele überprüft oder auch hinterfragt werden, desto größer der Lerneffekt.

Die Praxisanleiterin sollte sich rechtzeitig im Vorfeld überlegen, was im Zwischengespräch angesprochen werden soll. Hilfreich ist es, von Beginn des Einsatzes an Gedanken und Eindrücke zu der bisher erfolgten Lehr-/Lernarbeit mit der Auszubildenden zu sammeln. Rechtzeitig vor dem Zwischengespräch sichtet die Praxisanleiterin diese Überlegungen und stellt aus ihnen grundlegende Aspekte zusammen. Diese können die Leitlinie für das Zwischengespräch bilden.

Bei sehr kurzen Einsätzen erfolgt häufig kein Zwischengespräch, da der Zeitaufwand als zu groß erachtet wird. Dadurch wird der Auszubildenden unter Umständen eine wichtige Entwicklungschance genommen – denn wie soll sie sich verbessern, wenn sie nicht konkret weiß, wo etwas schiefgelaufen ist? Es ist der Fairness geschuldet, auch bei kurzen Einsätzen zumindest eine mündliche Rückmeldung zu geben.

Folgende Gedanken und Fragen sollten die Praxisanleiterin bei ihrer Eigenreflexion leiten:

- Wo konnte ich meine Ziele einer gut geplanten Anleitung und Einarbeitung umsetzen?
- Wo und weshalb gab es Schwierigkeiten?
- Wie empfinde ich mein Verhältnis zu der Auszubildenden?
- Welche Entwicklung hat die Auszubildende vollzogen?
- Wurden die geplanten Lernabschnitte und Lernziele umgesetzt?

- Wie ist der Stand der geplanten Anleitungsaufgaben und Lernaufgaben?
- Wo gibt es Lernschwierigkeiten und weshalb?
- Was kann in der verbleibenden Einsatzzeit getan werden, um das bisherige Lehr- und Lernverhalten zu verbessern?
- Wie soll sich die verbleibende Einsatzzeit gestalten?

Die Auszubildende sollte einige Tage vor dem geplanten Termin an das Zwischengespräch erinnert werden. Die Praxisanleiterin sollte sie auffordern, sich das Erstgesprächsprotokoll anzuschauen und die dort erfassten Punkte zu hinterfragen. Als Anstoß können ihr folgende Fragen dienen:

- Wurden die geplanten Lernabschnitte und Lernziele umgesetzt?
- Wo haben sich Sicherheiten und Unsicherheiten verändert?
- Wie wurde der bisherige Einsatz empfunden?
- Welche neuen Wünsche und Anliegen bestehen an die Praxisanleiterin?
- Welche neuen Lernziele sollten erreicht werden?
- Wo wird Unterstützung bei der Bearbeitung der Anleitungs- und Arbeitsaufgaben benötigt?

Des Weiteren sollte die Praxisanleiterin ihre Kolleginnen zu ihren Eindrücken in Bezug auf die Auszubildende befragen. Mit einer objektiveren Sicht lässt sich die Auszubildende neutraler einschätzen. Dies ist insbesondere dann wichtig, wenn sich seitens der Praxisanleiterin zu viel Sympathie – dann neigt sie dazu, die Fehler des anderen nicht wahrhaben zu wollen – oder Antipathie – dann neigt sie dazu, die Fehler und Misserfolge des anderen überzubewerten – entwickelt hat. Außerdem fühlen sich die Kolleginnen in den Prozess der Anleitung einbezogen und werden ihn eher unterstützen. Folgende Aspekte sollten bei den Kolleginnen hinterfragt werden:

- Wie ist der persönliche Eindruck von der Auszubildenden? Wie wird sie im Umgang mit den Patienten und den Stationsmitarbeiterinnen wahrgenommen?
- Wo ist was besonders positiv aufgefallen? Wo ist was besonders negativ aufgefallen?
- Wie wird das Lehr-/Lernverhalten der Auszubildenden eingeschätzt?
- Welche Ziele sollten schwerpunktmäßig für die verbleibende Einsatzzeit in den Blick genommen werden?

Das Umfeld sollte so gestaltet sein, dass es eine Atmosphäre des offenen Austauschs ermöglicht. Die Praxisanleiterin soll die Auszubildende ermutigen, sich zu öffnen und auch Kritikpunkte an der Anleitung zu äußern, ohne befürchten zu müssen, dass sich dies eventuell negativ auf die Beurteilung auswirkt.

Die Dauer des Zwischengesprächs ist variabel. Sie schwankt je nach bestehendem Informationsbedarf zwischen der Auszubildenden und der Praxisanleiterin. Prinzipiell wird ein Zwischengespräch weniger Zeit benötigen, wenn der bisherige Einsatz gut verlaufen ist und sich die Anleitung positiv gestaltet. Bei schwierigen Situationen und Problemen mit der Auszubildenden wiederum kann das Zwischengespräch relativ lange dauern. Grundsätzlich gilt es zu bedenken, dass auch die Auszubildende genügend Freiraum erhält, um ihre Gedanken zu äußern. Dennoch gilt der Grundsatz, das Gespräch nicht zu lange auszudehnen. Je länger insbesondere ein an Kritik orientiertes Gespräch geführt wird, desto größer ist die Gefahr, sich in Kleinigkeiten zu verlieren. Hiervon jedoch profitiert keine der Beteiligten. Es sollte dann überlegt werden, zu welchem Zeitpunkt das Gespräch effektiver und somit für alle Beteiligten befriedigender fortgesetzt werden kann.

Zur Kompetenzerfassung sollen sowohl die Auszubildende als auch die Praxisanleiterin den entsprechenden Stand im Vorfeld erfassen. Die Auszubildende führt eine Selbsteinschätzung durch, die Praxisanleiterin eine Fremdeinschätzung.

Bewertung der Kompetenzentwicklung und des Lernstandes

Im Zwischengespräch wird eine Ist-Analyse erstellt. Es hinterfragt die bisherige Einsatzzeit und benennt einen Soll-Zustand, den die Auszubildende am Ende der Einsatzzeit erreicht haben soll.

Zunächst wird der Stand der Kompetenzentwicklung erfasst. Auszubildende und Praxisanleiterin schätzen die erreichten Kompetenzen ein. Mit Hilfe der bereits im Vorfeld vorgenommenen eigenen Reflexion zu diesem Thema, dem Erstgesprächsprotokoll und den Dokumentationen der durchgeführten Anleitungen überprüfen die Praxisanleiterin und die Auszubildende gemeinsam, inwieweit die festgelegten Lernvorhaben realisiert werden konnten. Dabei soll auch die Effektivität des Lernens in den Blick genommen werden, d. h. wie schnell oder langsam die Auszubildende lernt oder wie viel Anleitung sie von außen zum Lernen neuer Inhalte benötigt. Gerade bei Lernschwierigkeiten sollte durch das Gespräch herausgefunden werden, wo die Probleme liegen und weshalb sie bestehen. Wenn möglich, sollte die Auszubildende zunächst eine eigene Einschätzung abgeben, bevor die Praxisanleiterin ihre Eindrücke wiedergibt. Das kann ihre Fähigkeit zur Eigenreflexion stärken. Diese Fähigkeit ist bewerteter Bestandteil des praktischen Examens (▸ Kap. 5.8). Es sollten zudem zunächst positive Gesichtspunkte angesprochen werden, bevor sich die Praxisanleiterin den problematischen Aspekten zuwendet. Auf diese Weise wird die Schülerin eher motiviert, die Anregungen anzunehmen und in der praktischen Arbeit umzusetzen.

Zwischengespräch

Datum: ________________

Reflexion der Ausbildungssituation (Praxisanleitung, Zusammenarbeit im Team etc.)

- Stellungnahme Auszubildende*r:
- Stellungnahme Praxisanleiter*in:

Bearbeitungsstand der Lern- und Arbeitsaufgaben und ggf. weiterer Unterstützungsbedarf

- Anleitungssequenzen
- Weitere Anleitungen
- Arbeits- und Lernaufgaben

Kompetenzentwicklung

- Im Erfassungsbogen ausfüllen und zusammenfassende Bewertung der Kompetenzentwicklung

Ergebnis und Vereinbarungen für den weiteren Verlauf des Einsatzes

____

Dokumentierte Anleitungsstunden geprüft ja ☐

Termin für das Abschlussgespräch: ___________________

Datum: ____________

__________________________ __________________________

Unterschrift Auszubildende*r Unterschrift Praxisanleiter*in

Bei der Ermittlung der Lernfortschritte kann es sich nicht nur darum drehen, Defizite aufzudecken, sondern es sollten im selben Maße Strategien entwickelt werden, um diese langfristig zu beseitigen. Jede Lernschwierigkeit muss analysiert werden. Gemeinsam mit der Auszubildenden ist zu überlegen, wie sie beseitigt werden kann. Dabei lassen sich wiederkehrende Problemfelder, z. B. fehlendes Hintergrundwissen, um praktische Lerninhalte einordnen zu können, bei einer Vielzahl von Auszubildenden feststellen.

Anhand der festgelegten Lerninhalte im Erstgesprächsprotokoll wird überlegt, welche Lernschwerpunkte für die noch verbleibende Einsatzzeit zu setzen sind. Schriftlich werden neu hinzugekommene Lernaufgaben formuliert.

Bewertung der Beziehung und der Qualität der Anleitung

Außerdem wird im Gespräch die Beziehung der Auszubildenden zum Team und zur Praxisanleiterin angesprochen: Wird die Beziehungsgestaltung während des Einsatzes positiv eingeschätzt oder muss etwas verändert werden? Möglicherweise wird dabei persönliche Kritik geübt. Dieser Aspekt ist sicherlich für alle am Zwischengespräch beteiligten Personen belastend, da die Persönlichkeit des anderen ein Stück weit infrage gestellt zu werden scheint. Bei einer Beziehung, die auf Vertrauen basiert, bietet dieser Aspekt aber die Chance, den Umgang miteinander noch weiter zu verbessern. Denn an dem Punkt, an dem Kritik geäußert wird, hat sie sich in aller Regel schon eine Zeit lang aufgebaut. Durch das Äußern der Kritik wird ein Entlastungsventil geöffnet und die Beziehung kann sich wieder entspannter gestalten. Auch die Anleitungsqualität oder andere Faktoren können Gegenstand des Gesprächs sein.

Bei schwierig verlaufenden Einsätzen wird zudem noch ein weiterer Gesprächstermin vor dem Abschlussgespräch vereinbart. Es empfiehlt sich anhand des Dienstplanes auch den Termin für das Abschlussgespräch festzulegen.

4.2.4 Das Abschlussgespräch

Beim Abschlussgespräch wird eine Bilanz des Gesamteinsatzes gezogen. Die beim Erst- und Zwischengespräch festgelegten Lernvorhaben werden überprüft und die Auszubildende erhält eine Rückmeldung über den gesamten Einsatz. Außerdem wird der Prozess der Anleitung reflektiert und die Auszubildende wird gebeten, den Praxiseinsatz aus ihrer Sicht einzuschätzen. Da meistens zugleich die schriftliche Beurteilung durch das examinierte Pflegepersonal vorgenommen wird, gestaltet sich dieser Aspekt für die Auszubildende häufig belastend, da sie Angst hat, dass sich eine negative Kritik ungünstig auf die Beurteilung auswirkt.

Dieses Gespräch wird zum Ende des Einsatzes geführt. Es ist jedoch nicht zwingend, dass es am letzten Tag erfolgt. Es sollte wiederum auch nicht erst dann stattfinden, wenn die Auszubildende schon nicht mehr im Einsatzbereich arbeitet. Es empfiehlt sich, einen Zeitpunkt innerhalb der letzten drei Einsatztage zu wählen.

Vorbereitung

Die Praxisanleiterin sollte sich in Ruhe auf das Gespräch vorbereiten. Es sollte ihr bewusst sein, dass es die letzte Gelegenheit darstellt, der Auszubildenden Anregungen für ihre pflegerische Tätigkeit zu vermitteln. Sie sollte den gesamten Einsatz reflektieren. Hilfsmittel dafür stellen die Erst- und Zwischengesprächsprotokolle und die Anleitungsdokumente dar. Diese Reflexion sollte von ähnlichen Fragen getragen werden wie zum Zeitpunkt des Zwischengesprächs.

Folgende Gedanken und Fragen sollten die Praxisanleiterin bei ihrer Eigenreflexion leiten:

- Wo habe ich meine Ziele einer gut geplanten Anleitung und Einarbeitung umsetzen und auch während des gesamten Einsatzes durchhalten können?
- Wo und weshalb gab es Schwierigkeiten?
- Wie empfinde ich mein Verhältnis zu der Auszubildenden?
- Welche Entwicklung hat die Auszubildende vollzogen?
- Wurden die geplanten Lernabschnitte und Lernziele umgesetzt?
- Was hat mir besonders gut gefallen?
- Wo gibt es grundsätzliche Lernschwierigkeiten und weshalb?
- Kann ich mir vorstellen, dass die Auszubildende als examinierte Pflegeperson die eigenständige Verantwortung für Pflegeempfänger übernimmt?
- Woran sollte die Auszubildende in folgenden Einsätzen arbeiten, um das bisherige Lehr-/Lernverhalten zu verbessern?
- Wie konnte die Auszubildende bisher mit Kritik umgehen? Welches Vorgehen ist daher beim Abschlussgespräch sinnvoll?

Die Auszubildende sollte einige Tage vor dem geplanten Termin an das Abschlussgespräch erinnert werden. Sie sollte sich ebenfalls alle Protokolle und Dokumente anschauen und die dort erfassten Aspekte hinterfragen. Außerdem sollte sich die Schülerin Gedanken über ihre Gesamtbefindlichkeit während des Einsatzes machen. Als Anstoß können ihr folgende Fragen dienen:

- Wurden die geplanten Lernabschnitte und Lernziele umgesetzt?
- Wo haben sich Sicherheiten und Unsicherheiten verändert?
- Wo sollte ich in kommenden Einsätzen arbeiten, um mein Lehr-/Lernverhalten zu verbessern?

- Wie empfand ich den Kontakt, das Verhältnis zu meiner Praxisanleiterin?
- Wie empfand ich ihre Anleitung? Wo hätte ich mir etwas anderes gewünscht und weshalb?
- Wie empfand ich den Kontakt, das Verhältnis zu anderen Stationsmitarbeiterinnen?
- Wie empfand ich den gesamten Einsatz?

Im Abschlussgespräch wird der gesamte Einsatz reflektiert und zudem das Verhältnis untereinander in den Blick genommen. Es ist daher wichtig, für dieses Gespräch ausreichend Zeit einzuplanen. Anders als zum Zeitpunkt des Zwischengesprächs wird keine Möglichkeit mehr bestehen, das Gespräch zu einem anderen Zeitpunkt fortzusetzen. Dem Gespräch sollte daher eine großzügige Zeitplanung zugrunde liegen. Dies wiederum sollte der Auszubildenden signalisiert werden. Wenn sie spürt, dass der Austausch ganz in Ruhe geführt wird, wird sie sich eher entspannen und öffnen können.

Bewertung der Lernfortschritte und der Kompetenzentwicklung

Ausgehend von dem Ist-Zustand während des Zwischengesprächs wird eine abschließende Beurteilung der Lernfortschritte vorgenommen. Es wird insbesondere überprüft, ob die Auszubildende seit dem Zwischengespräch Fortschritte gemacht hat und ob die zu diesem Zeitpunkt festgestellten Lerndefizite abgebaut werden konnten. Es sollte zunächst herausgehoben und erläutert werden, welche Aspekte besonders positiv wahrgenommen wurden. Andererseits sollte auch die Kritik an den (Lern-)Leistungen offen geäußert werden. Nur wenn die Schwachstellen offen angesprochen werden, erhält die Schülerin die Chance, ihr Arbeitsverhalten und die Leistung zukünftig zu verändern. Davon ausgehend sollte gemeinsam mit der Auszubildenden überlegt werden, auf welche Aspekte sie im Folgeeinsatz oder – wenn es sich um etwas Grundsätzliches handelt – sogar während der gesamten Ausbildungszeit besonders achten sollte. Damit zugleich überprüft werden kann, wie selbstkritisch die Auszubildende ist und ob sie zudem Handlungsalternativen kennt, sollte die Auszubildende zunächst eine Selbstreflexion abgeben. Die Entwicklung der unterschiedlichen Kompetenzdimensionen wird abschließend sowohl durch die Auszubildende als auch durch die Praxisanleiterin eingeschätzt.

Bewertung der Anleitung und anderer Aspekte des Einsatzbereichs

Die Auszubildende sollte einen Eindruck zu ihrer Gesamtbefindlichkeit, auch mit den anderen Mitarbeiterinnen des Einsatzbereichs, wiedergeben. Wenn sich die Auszubildende zu diesem Punkt offen äußert, eröffnet sich dadurch zugleich die Chance für Veränderungen. Immer wieder kommt es etwa vor, dass Auszubildende sich nicht ins Team integriert fühlen. Die angesprochenen Aspekte sollten in Ruhe analysiert werden, und zusammen mit der Auszubildenden sollte überlegt werden, welche Veränderungen herbeigeführt werden müssten, um das Problem zukünftig nicht mehr entstehen zu lassen.

Darüber hinaus sollte die pädagogische Beziehung zwischen der Auszubildenden und der Praxisanleiterin reflektiert werden. In diesem Falle ist es sicherlich hilfreich, wenn zunächst die Praxisanleiterin ihre Einschätzung vornimmt. Dabei sollte sie sich nicht davor scheuen, sowohl positive Aspekte als auch Schwierigkeiten in der eigenen Anleitung offen anzusprechen. Die Auszubildende erkennt dadurch, dass die Praxisanleiterin kritikfähig ist, und es fällt ihr leichter, ihre Kritikpunkte zu äußern. Gemeinsam sollte überlegt werden, was zukünftig getan werden kann, um die Betreuung und Anleitung von Auszubildenden besser zu gestalten. Am Ende des Abschlussgesprächs wird die Leistung des Auszubildenden benotet. Zur Veranschaulichung wird ein Abschlussgesprächsprotokoll vorgestellt (schematisch).

Abschlussgespräch

Stellungnahme zum Lernprozess

1. Anleitungssequenzen (Ausbildungsrahmenplan)
2. Arbeitsaufgaben und weitere Anleitungen

Gesamtbewertung des Einsatzes

Praxisanleiter*in
Auszubildende*r

Abschlussnote:
Dokumentierte Anleitungsstunden:

Unterschriften
Auszubildende*r Praxisanleiter*in Lehrer*in

4.2.5 Einsatzauswertung durch die Auszubildende

Sofern auf der Station ein Formular zur Einsatzauswertung bezogen auf die Station existiert, sollte die Auszubildende es vor dem Abschluss- bzw. dem Beurteilungsgespräch erhalten. Die Auszubildende wird gebeten, das Formular auszufüllen. Es bietet sich nicht an, die Einsatzauswertung vor der Beurteilung der Auszubildenden einzufordern. Die Auszubildende wird die dort angesprochenen Punkte dann nicht objektiv beantworten, da sie Angst vor negativen Auswirkungen auf ihre eigene Beurteilung hat. Es ist jedoch auch nicht sinnvoll, die Auswertung vornehmen zu lassen, wenn die Schülerin ihre Beurteilung bereits erhalten hat. Auch dann ist die Objektivität nicht gewährleistet, sondern ist – positiv oder negativ – vom Eindruck der eigenen Beurteilung geprägt. Einsatzbereiche, die solch ein Formular nicht für notwendig halten, vergeben eine wichtige Chance, um positive Veränderungen herbeizuführen. Gerade Schülerinnen aus höheren Kursen bringen bereits relativ fundierte Pflegeerfahrungen mit. Zudem gewinnen sie viele Einblicke und Eindrücke auf anderen Stationen. Mit ihrem von außen kommendem Blick erfassen sie vielleicht sehr exakt Problembereiche und sind daher durchaus in der Lage, produktive Verbesserungsvorschläge zu unterbreiten. Diese Chance sollte daher kein Einsatzbereich ungenutzt lassen.

Beispiel für einen Auswertungsbogen

Auswertung des Einsatzes

Name der Auszubildenden: __________________ Kurs: ____________

Station/Bereich: ____________ Einsatzzeitraum: __________________

Einschätzung der Pflegequalität im Pflegebereich: bei der allgemeinen und speziellen Pflege, bei der individuellen und persönlichen Betreuung der Patienten (Beachtung der Bedürfnisse, Information des Patienten), bei der Umsetzung der Schritte des Pflegeprozesses

Einschätzung der Pflegeorganisation: die Planung der Arbeitsabläufe, die Information bei der Übergabe, die Wahl eines Pflegesystems oder die Zusammenarbeit mit anderen Berufsgruppen

Einschätzung der Anleitung während des Einsatzes: Gab es eine fest zugeteilte Bezugsperson (Praxisanleiterin)? Wurde die kontinuierliche Betreuung durch die Praxisanleiterin gewährleistet? Wie verlief die Anleitung? Wurden Fragen kompetent bereitwillig beantwortet? Konnten Schwierigkeiten miteinander geklärt werden? Wurden Anregungen der Auszubildenden auf- und angenommen?

Einschätzung der Aufnahme im Team: Konnten Fragen an jeden gerichtet werden? Erfolgte der Einsatz vorwiegend unter dem Gesichtspunkt als Arbeitskraft oder als Auszubildende? Konnten Schwierigkeiten angesprochen werden? Wurden neue Anregungen aufgegriffen und in den Pflegealltag integriert?

Was noch zu sagen ist: Anregungen, Tipps und Tricks

Datum: ____________ Unterschrift: ____________________

4.3 Praxis der Anleitung

In diesem Abschnitt soll es in erster Linie um methodische Fragen der Anleitung gehen. Da pädagogische Methoden aber ohne Inhalte sinnlos sind, müssen die Inhalte bei der Auswahl immer mitgedacht werden. Es macht z. B. wenig Sinn, durchgängig auf selbstgesteuerte Anleitungsmethoden zu setzen, wenn Techniken angeleitet werden sollen. Andererseits sind Methoden, die ausschließlich auf Beobachten und Nachahmen ausgerichtet sind, für komplexe Pflegesituationen, die vielschichtig sind und individuelle Entscheidungen erfordern, nicht sinnvoll.

Wie in ▶ Kap. 3.4 bereits angesprochen, sind fachspezifische, die Pflege betreffende Überlegungen bei der Methodenauswahl wichtig. Insgesamt spricht das für Methoden, die die Auszubildenden am Anleitungsprozess aktiv beteiligen und ihnen eigene Entscheidungsspielräume ermöglichen.

Die Inhalte, die zum Gegenstand von Anleitungen werden sollen, lassen sich aus dem Ausbildungsrahmenplan ableiten. Sie stellen eine Operationalisierung der Kompetenzvorgaben der Ausbildungs- und Prüfungsverordnung und des Pflegeberufegesetzes dar. Im Ausbildungsrahmenplan werden inhaltliche und zeitliche Vorgaben gemacht, nicht aber methodische. Teilweise dürften die ausgearbeiteten Ausbildungspläne der Pflegeschulen oder der Einrichtungen auch methodische Vorschläge machen. Letztlich liegt die Verantwortung dafür aber bei den Praxisanleiterinnen. Sie kennen die Fachinhalte, die Auszubildenden und ihre eigenen pädagogischen Kompetenzen und sollten das praktische Vorgehen bei der Anleitung selbstständig planen.

4.3.1 Der erste Einsatztag

Der erste Einsatztag auf einer Station oder einem Bereich ist für die meisten Auszubildenden aufregend, für manche sogar eine echte Belastungssituation. Das Arbeitsfeld mit seinen fachlichen Herausforderungen, die unbekannten Abläufe und das fremde Team führen oft zu Verunsicherung.

Erfahrungsbericht: Elke, erster Einsatz, erstes Ausbildungsjahr, Pflegeheim

Ich hatte in der Nacht schlecht geschlafen und nahm, bevor ich aus dem Haus ging, noch zwei Dragees Baldrian. Bis zur Klinik waren es 15 Minuten und ich ging viel zu früh los. Moritz, mein Freund, war mit mir aufgestanden und hatte mir einen indischen Tee gemacht und solange wir zusammen am Tisch saßen, war alles nicht so schlimm. Jetzt ging ich durch die morgendliche Dunkelheit zum Pflegeheim und der Drang, wieder umzukehren, war ziemlich groß. Ich glaube, morgens hat man mehr Angst als zu jeder anderen Tageszeit, der Tag ist nicht überschaubar, alles kann passieren.

Als ich mich umgezogen hatte, wartete ich noch eine Weile im Umkleideraum, weil ich nicht zu früh auf die Station kommen wollte. Ich hatte vor allem Angst davor, herumzustehen und nicht zu wissen, was ich tun sollte. Dann war es zehn vor sechs und ich machte mich auf den Weg durch die noch ruhigen Gänge des Heims auf »meine« Station. Zwei Putzfrauen kamen mir entgegen und ich dachte »die wissen, was sie tun müssen« und ich hätte jetzt gerne mit ihnen getauscht. Und dann war ich da. Ich öffnete die Tür zum Dienstzimmer. »Hallo, guten Morgen.«

Beim Eintritt in eine neue Gruppe werden häufig Gefühle bedeutsam, die man früher, im Laufe der Kindheit und Jugend, gelernt hat. Sie hängen mit Vorerfahrungen mit anderen Gruppen zusammen. Werde ich von der Gruppe akzeptiert? Kann ich mich behaupten? Werden diese Erfahrungen verarbeitet, spricht man von emotionalem Lernen (Arnold, 2016).

Jetzt, zu Beginn eines neuen Einsatzes, werden diese Vorerfahrungen auf das neue Team übertragen. Vor diesem Hintergrund ist es eine Aufgabe des Teams und insbesondere der Praxisanleiterin, die Anfangssituation möglichst positiv zu gestalten und das Verhalten der Auszubildenden aufmerksam zu beobachten. Besonders wichtig – und eigentlich selbstverständlich – ist es, sich der »Neuen« anzunehmen, sie zu begrüßen, ihr zu signalisieren, dass sie wahrgenommen wurde und dass man sich um sie kümmern wird.

Erfahrungsbericht: Melsa, dritter Einsatz, erstes Ausbildungsjahr, Krankenhaus

Die Station F war »die Hölle«, wie man mich hatte wissen lassen, aber ich klammerte mich an die Hoffnung, dass die Erfahrungen anderer subjektiv seien und es mir vielleicht besser gehen würde. Ich näherte mich dem Dienstzimmer der Station und sah zaghaft hinein. Am Schreibtisch saß eine dunkelhaarige, füllige Frau über Unterlagen gebeugt und schrieb. Neben ihr auf der Schreibtischkante saß eine sehr kleine, dünne Frau mit Pagenschnitt, vor ihr, auf einem Bürostuhl, ein Mann mittleren Alters mit düsterer Miene, die Hände in den Kitteltaschen vergraben. Offensichtlich Pflegepersonal, aber ganz sicher war ich mir nicht. Im Hintergrund räumte ein junger Mann Monovetten in einen Schrank ein. Der Mann im Bürostuhl und die Frau auf der Schreibtischkante unterhielten sich. Keiner sah auf.

»Hallo«, sagte ich, »ich bin Melsa.« Der Mann musterte mich kurz und ich war mir nicht sicher, ob er etwas erwidert hatte. Die beiden wirkten aufgebracht. »Mir reicht's, das ist mir zu viel, da hab ich keine Lust mehr zu...«, sagte die Frau auf der Schreibtischkante und der Mann nickte. »Ich muss hier nicht arbeiten.«

Ich trat unsicher ins Dienstzimmer ein. Von hinten wurde ich zur Seite geschoben, offensichtlich ein Arzt: »Ist jemand unterwegs?«, fragte er die dicke Frau am Schreibtisch. »So eilig kann's ja wohl nicht sein«, gab sie kurz zurück und sah dabei nicht von der Arbeit auf.

Ich hatte das Gefühl im Weg zu stehen und setzte mich auf einen freien Hocker in der Nähe der Tür. Dort beachtete mich keiner mehr. Es schien, als hätten sie mich alle vergessen. Einige Minuten später drehte sich die Pflegekraft am Schreibtisch zu mir um: »Wer sind Sie?« – mit Betonung auf dem *Sie*, so als wollte sie sagen: »Haben wir nicht schon genug Ärger, womit haben wir denn das noch verdient?«
»Ich bin Melsa, die neue Schülerin.«
»Jetzt ist gleich Übergabe, da kannst du jetzt die Stühle von drüben holen und da hinstellen.« Mein erster Auftrag und ich wusste nicht, welche Stühle, wie viele, wohin, woher nehmen... Die Pflegekraft auf der Schreibtischkante war mittlerweile zum Rauchen gegangen, die dicke Schwester telefonierte und ich fühlte mich ziemlich hilflos.

Eine Vorstellung der Auszubildenden gegenüber dem Team bedeutet im Anschluss auch die Vorstellung der Teammitglieder gegenüber der Auszubildenden. Das Signal sollte sein: »Du gehörst jetzt zu uns.« Auszubildende ins Team aufzunehmen ist nicht nur aus emotionalen, sondern auch aus pädagogischen Gründen wichtig. In einem kompetenten Team können Auszubildende Teil einer »Expertenkultur« (► Kap. 4.3.5) werden.

Auszubildende sollten gleich zu Beginn einen Überblick über die kommenden Stunden des ersten Einsatztages bekommen. Zu wissen, was sie erwartet, reduziert die Unsicherheit. Wenn möglich, sollten den Auszubildenden Aufgaben gegeben werden, die sie in diesem frühen Stadium des Einsatzes gut bewältigen können. Etwas Nützliches tun zu können, ist für viele eine Möglichkeit, sich zu beweisen und dadurch die Anspannung abzulegen.

In den ersten Einsatztagen kommt der Praxisanleiterin die wichtige Rolle der Führerin und der Begleiterin zu. Sie führt die Auszubildenden in die Besonderheiten des Arbeitsbereichs ein, ist Ansprechpartnerin, bietet Schutz und geht, bildlich gesprochen, voran. Diese Aufgaben können nur in Präsenz, im Face-to-Face-Kontakt, gut bewältigt werden.

Als unterstützende Hilfsmittel können für die ersten Einsatztage Informationsordner des Bereichs, die über die fachliche Ausrichtung, die Arbeitsorganisation usw. unterrichten, zum Einsatz kommen. Eine gute Unterstützung bieten auch Checklisten für die Führung durch den Bereich, Lagepläne als Orientierungshilfen und andere Formulare.
Besonders am ersten Einsatztag sollte die Informationsfülle für die Auszubildenden reduziert werden. Die Aufnahmekapazität eines Menschen ist begrenzt. Manche Informationen müssen mehrmals wiederholt gegeben werden.
Am ersten Einsatztag sollte das Vorgespräch stattfinden. Es dient vor allem der inhaltlichen und pädagogischen Strukturierung des Einsatzes.

4.3.2 Die Situation von Neueinsteigern in der Pflege

Erfahrungen, die Berufseinsteiger bei der ersten Konfrontation mit der Pflegepraxis machen, weichen meistens sehr von den bisher erlebten Situationen ab. Der sehr nahe Kontakt zu fremden Menschen, die ungewohnten, manchmal starke Emotionen auslösenden Eindrücke oder die Unvorhersehbarkeit der Verhaltensweisen mancher Pflegeempfänger, die den Pflegeberuf ausmachen, können Auszubildende oft verunsichern.

Manche Auszubildenden können diese ersten Erfahrungen nur schlecht alleine verarbeiten und benötigen eine enge Begleitung. Andere versuchen diese Herausforderungen selbst zu bewältigen. Für Praxisanleiterinnen ist es auch hier wichtig, die Berufsanfänger genau zu beobachten und den Unterstützungsbedarf abzuschätzen.

Oft benötigen Auszubildende, die keine pflegerischen Vorerfahrungen mitbringen, Unterstützung bei den folgenden Situationen:

- Ekel: Die Begegnung mit ekelerregenden Gerüchen, mit Ausscheidungen, Wunden.
- Starke Emotionen: Pflegeempfänger weinen, sind aggressiv.
- Tabus: Auszubildende haben Schwierigkeiten mit Grenzüberschreitungen, z. B. dem Umgang mit Nacktheit, der Intimpflege.
- Demenz: Der Umgang mit verwirrten Menschen, die über Vernunft oft nicht erreichbar sind.
- Tod: Das Sterben und die Versorgung toter Patienten oder Bewohner.
- Das Alter: Die Begegnung mit Menschen einer ganz anderen Generation und die Schwierigkeit der Verständigung.

Jedes dieser Themenfelder kann zum Gegenstand einer Anleitung werden. An dieser Stelle soll aber der Fokus auf die Anfangssituation und die Schwierigkeiten, die Berufsanfängerinnen haben, gerichtet werden. Beispielhaft wird in diesem Zusammenhang das Thema Ekel aufgegriffen.

Paolo ist 17 Jahre alt und hat vor einem Jahr den Realschulabschluss gemacht. Danach hat er ein Jahr im Schreibwarenladen seines Vaters gejobbt. In die Pflegeausbildung kam er, weil seine Tante als Krankenpflegerin arbeitet.

Die ersten Tage in der Praxis sind allerdings nicht so, wie er erwartet hat. Zwar fühlt er sich fachlich gut vorbereitet, aber den Umgang mit den Heimbewohnern hat er sich einfacher vorgestellt. Besonders die körperliche Nähe macht ihm zu schaffen. Er ist es nicht gewöhnt, fremde Menschen anzufassen, sie zu spüren und zu riechen. Besonders den Geruch kann er manchmal kaum ertragen. Er versucht sich zusammenzureißen, aber es gelingt ihm nicht. Sein Kopf will ihm gehorchen, aber seine Gefühle stellen sich quer. Nach einer Woche überlegt er sich, ob und wie es weitergehen soll.

Ekel ist eine normale Reaktion von Menschen auf bestimmte Dinge, z. B. Exkremente, die dazu dient, vor schädlichen Substanzen zu schützen. Das Ekelgefühl ist zwar von Mensch zu Mensch unterschiedlich ausgeprägt, prinzipiell aber bei jedem vorhanden.

Auszubildende stehen oft vor der Schwierigkeit, dass sie in ekelerregenden Situationen während der Pflegearbeit nicht so reagieren können, wie sie es normalerweise täten. Sich dem ekelerregenden Geruch oder Anblick einfach zu entziehen, indem man z. B. den Ort verlässt, ist oft nicht angebracht.

Folgende Schritte könnten dem Auszubildenden bei der Bewältigung dieser Situation und anderer typischer Anfangsprobleme helfen (vgl. Baitinger, 2016):

1. Die Situation sollte zunächst als Problem erkannt und die eigenen Gefühle dabei wahrgenommen werden.
2. Die Auszubildende sollte Lösungswege für das Problem finden.
3. Im konkreten Fall sollten passende Handlungsoptionen gesucht und angewendet werden.
4. Das Ergebnis der Handlung sollte auf seine Wirksamkeit hin reflektiert werden.

Als Praxisanleiterin kann man diesen Prozess unterstützen.

- Das Problem erkennen: Wenn eine Praxisanleiterin beobachtet, wie eine Auszubildende mit Ekelgefühlen kämpft, sollte sie sie zunächst darauf ansprechen. Die Schwierigkeit, einerseits Ekel zu empfinden, andererseits professionell handeln zu wollen, ist ein für die Pflegenden geläufiges Problem und vielen Auszubildenden hilft es bereits zu wissen, dass es auch anderen so geht wie ihnen.
- Lösungen finden: Pflegende ekeln sich auch oft noch nach vielen Berufsjahren in bestimmten Situationen, aber sie haben gelernt, damit umzugehen. Das Ekelgefühl bei unangenehmen Gerüchen kann z. B. durch flaches Atmen oder Mundatmung reduziert werden. Manchmal hilft auch der Einsatz von Pflegehilfsmitteln, z. B. Aromaölen oder Raumsprays. Und manchmal hilft nur das kurzfristige Verlassen des Zimmers. Dabei sollten die Pflegeempfänger durch die Reaktion der Auszubildenden nicht beschämt werden.
- Handeln: Praxisanleiterinnen und Auszubildende können in konkreten Situationen Handlungsoptionen gemeinsam besprechen und ausprobieren, z. B. das Lüften des Zimmers vor einer Pflegehandlung.
- Reflektieren: Das Thema Ekel kann nach einer bestimmten Zeit durch die Praxisanleiterin oder die Auszubildende noch einmal angesprochen werden. Wie drängend ist das Thema noch für die Auszubildende? Sind die ergriffenen Strategien wirksam?

4.3.3 Die »Vier-Stufen-Methode«

Diese Methode stellt die am häufigsten angewendete Methode der Anleitung von Tätigkeiten dar. Sie fördert eigenständige Denk- und Vorstellungsprozesse nur wenig, da sie vorrangig auf das Nachmachen ausgerichtet ist. Diese Methode sollte daher überwiegend zu Beginn der Ausbildung eingesetzt werden bzw. als Anleitungsmethode zur Vermittlung von Techniken. Auszubildende des ersten Semesters haben ein noch sehr geringes fachliches Hintergrundwissen, das sie zu eigenständigen Transferleistungen befähigt. Stattdessen müssen sie zunächst »alle« Tätigkeiten auch manuell ganz neu lernen – für dieses Lernniveau ist die Vier-Stufen-Methode geeignet.

Die Vier-Stufen-Methode unterscheidet vier Phasen der Anleitung:

- Erste Phase: Vorbereitungen treffen, Vorgespräch
- Zweite Phase: Vormachen und Nachgespräch
- Dritte Phase: Durchführung der Tätigkeit durch die Auszubildende. Die Praxisanleiterin beobachtet sie dabei.
- Vierte Phase: Üben mit abschließender Überprüfung

Erste Phase: Vorbereitungen treffen

Die Praxisanleiterin und die Auszubildende bereiten das Thema, den Pflegeempfänger (Information und Einwilligung), das Material und den Arbeitsplatz vor. Außerdem wird der zeitliche Rahmen festgelegt und ergänzende Medien (z. B. Graphiken, Kopien, Tabellen aus Lehrbüchern, Modelle, Plakate usw.) werden besorgt.

In einer gezielten Anleitung nach der Vier-Stufen-Methode soll der Kompressionsverband nach der Pütter-Technik unterrichtet werden. Die Praxisanleiterin bereitet sich anhand ihrer Unterlagen auf das Thema vor. Sie plant die Anleitung nach Absprache mit ihren Kolleginnen. Sie besorgt sich das dazu notwendige Material. Den Pflegeempfänger, der den Verband aufgrund einer tiefen Beinvenenthrombose am rechten Bein bekommen soll, fragt sie, ob er damit einverstanden ist, dass die Anleitung im Beisein der Auszubildenden durchgeführt wird. Die Auszubildende, die die Technik im Unterricht bereits kennengelernt und geübt hat, soll sich ebenfalls theoretisch und praktisch vorbereiten.

Zweite Phase: Vorgespräch, Vormachen, Nachgespräch

Im Vorgespräch wird das Vorwissen der Auszubildenden aktiviert. Das Ziel der Anleitung wird genannt. Die Tätigkeit wird theoretisch durchgesprochen. Hier kann die Praxisanleiterin das verwendete Material zeigen, eventuell einzelne Handgriffe vormachen und üben lassen usw. Die Auszubildende profitiert davon, wenn Anleitungsunterlagen das Erläuterte darstellen. Zum Einsatz können z. B. Bilderfolgen, Videos usw. kommen. Im Vorgespräch sollten auch Absprachen getroffen werden, was die Auszubildende während der Durchführung tun soll.

Die Praxisanleiterin bespricht mit der Auszubildenden folgende Fragen:

- Wann wird ein Kompressionsverband angelegt/Indikationen?
- Was bewirkt ein Kompressionsverband?
- Welches Material wird verwendet?
- Worauf muss man bei der Technik achten?
- Können Komplikationen auftreten?
- Warum bekommt der ausgewählte Patient einen Kompressionsverband?
- Liegen bei ihm Kontraindikationen vor?

Sie hat zum Vorgespräch den stationseigenen Standard mitgebracht, in dem das Vorgehen bildlich dargestellt ist. Die benötigten Binden können von der Auszubildenden auf ihre Dehnbarkeit hin begutachtet werden. Am Arm der Auszubildenden wird die spezielle Wickeltechnik gezeigt.

Zuletzt wird besprochen, dass die Auszubildende während der Durchführung der Pflegehandlung das betroffene Bein halten und der Praxisanleiterin genau zusehen soll.

Die Praxisanleiterin führt die Tätigkeit durch. Dabei sollte dem Pflegeempfänger klar sein, dass es sich um eine Anleitung handelt. Das verändert die gewohnte Pflegesituation erheblich. Je nach Situation des Pflegeempfängers sollte sich die Kommunikation dabei überwiegend an ihn richten (siehe Modelling mit Metalog), wobei sich die Auszubildende im Hintergrund hält. Oder der Pflegeempfänger ist damit einverstanden, dass die Anleitungssituation im Vordergrund steht. In diesem Fall sprechen Praxisanleiterin und Auszubildende über die Pflegehandlung, allerdings ohne den Pflegeempfänger zu übergehen.

Die Praxisanleiterin legt den Kompressionsverband fachgerecht an und kontrolliert den angemessenen Sitz. Als sie und die Auszubildende das Zimmer verlassen wollen, bemerkt der Pflegeempfänger, dass der Verband wie immer ziemlich stramm wäre. Nach einer weiteren Kontrolle fragt die Praxisanleiterin, ob der Druck auszuhalten wäre oder ob sie den Verband abwickeln solle. Es wäre gut auszuhalten, sagt der Pflegeempfänger. Die Praxisanleiterin verspricht, gleich nochmal ins Zimmer zu kommen.

Im Anschluss erfolgt ein Nachgespräch. Hier werden die einzelnen Handlungsschritte gemeinsam durchgegangen und ggf. hinterfragt. Die weiteren Anleitungsphasen werden besprochen.

Im Nachgespräch wird besprochen, wie damit umgegangen werden kann, dass der Verband oft als unangenehm empfunden wird. Es werden Fragen zur Technik geklärt, weil der Auszubildenden nicht klar ist, warum mit Wattebinden unter dem eigentlichen Kompressionsverband gearbeitet wurde. Abschließend wird besprochen, dass die Auszubildende morgen im Beisein der Praxisanleiterin den Verband anlegen soll.

Dritte Phase: Durchführung durch die Auszubildende

Zu Beginn dieser Phasen kann ebenfalls ein Vorgespräch sinnvoll sein. Die Auszubildende erklärt zunächst theoretisch ihr geplantes Vorgehen. Offene Fragen können hier geklärt werden. Bei der Durchführung hält sich die Praxisanleiterin im Hintergrund. Sie greift nur bei offensichtlichen Fehlern ein. Kritik sollte nicht im Zimmer des Pflegeempfängers geäußert werden. In einem Nachgespräch wird die Qualität der gezeigten Pflegehandlung besprochen.

Vierte Phase: Übungsphase

Die Auszubildende kann dann in die Übungsphase eintreten, wenn sich die Praxisanleiterin davon überzeugt hat, dass die Pflegehandlung technisch beherrscht wird. Die Übung dient dann der Verfestigung im Sinn einer Routinebildung. Außerdem können jetzt weitere Situationsmerkmale mit in die Pflegetätigkeit einbezogen werden. Auch diese Phase ist eine Anleitungsphase, das heißt, dass die Praxisanleiterin eine Überwachungsaufgabe hat. Sie ist zwar nicht immer direkt anwesend, aber jederzeit ansprechbar.

Es ist sinnvoll, zu den Anleitungen Unterlagen zu sammeln, die bei Bedarf immer wieder neu verwendet werden können. Auch Übungsmaterialien für das Vorgespräch sind ggf. eine große Hilfe. Darunter fallen z. B. Kissen für Injektionen, Material zur Versorgung eines Enterostomas, verschiedene Kompressionsbinden usw.

4.3.4 Die Leittextmethode

Diese Anleitemethode nutzt das Prinzip des selbstgesteuerten Lernens. Beim selbstgesteuerten oder selbstorganisierten Lernen steuert die Auszubildende den Lernprozess überwiegend selbst. Die Praxisanleiterin ist Lernbegleiterin, greift nur dann in den Ablauf ein, wenn es unvermeidlich ist und bleibt ansonsten im Hintergrund. Die Leittextmethode stellt insofern das genaue Gegenteil der Vier-Stufen-Anleitung dar. Der Auszubildenden wird Verantwortung und Eigenengagement für die fachliche Recherche, für die Planung, Durchführung und Reflexion einer Aufgabenstellung übertragen.

Diese Eigenverantwortlichkeit stößt allerdings in der Pflege auch an Grenzen. Vor allem zu Beginn der Ausbildung können manche Auszubildende durch anspruchsvolle Aufgabenstellungen überfordert werden. Hier müssen strukturierende Hilfestellungen gegeben werden. Die Leittextmethode gibt diese grundlegende Struktur vor.

Die Leittextmethode ist in der industriellen und handwerklichen Ausbildung fest etabliert und steht dort für den Paradigmenwechsel vom fremdgesteuerten zum selbstgesteuerten Lernarrangement. Die Methode ist dort schon langjährig erprobt. Auch in der Pflegeausbildung kommt sie häufig zum Einsatz.

Leittexte versuchen den natürlichen Ablauf einer Handlung nachzuahmen und bewusst zu machen. Grundlage der Methode ist die Handlungsregulationstheorie. Sie besagt, dass der Mensch durch reale Problemstellungen in der Praxis am besten lernt.

Nach dieser Theorie erfolgen gezielte Handlungen in sechs Schritten:

- Es besteht ein praktisches Problem: Es wird nach Informationen gesucht, wie es zu lösen ist.
- Es wird ein Handlungsentwurf erstellt, der geistig durchgespielt wird.
- Man entscheidet sich für ein Vorgehen.
- Man führt eine Handlung durch.
- Man vergleicht das Ergebnis mit der Soll-Vorstellung.
- Man bearbeitet das Problem bei Bedarf neu.

Ein kalter Morgen im Frühjahr. In 45 Minuten ist Dienstbeginn und der Motor meines Autos springt nicht an. Was tun? Ich öffne die Motorhaube, um nachzusehen, ob sich das Problem leicht lösen lässt. Vermutlich eine entladene Batterie. Welche Handlungsmöglichkeiten habe ich? Mit der S-Bahn fahren? Der Bahnhof ist ziemlich weit entfernt. Also die Batterie wieder zum Laufen bringen. Bekomme ich Hilfe vom Motor-Club? Das dauert meistens ziemlich lang. Starthilfe durch den Nachbarn? Aber wie ging das noch mal? Was brauche ich dafür? Wo kann ich mich informieren?

Ich überlege, welche Schritte ich jetzt durchführen muss: den Nachbarn wecken, das Starthilfekabel suchen und im Internet nachsehen, wie ich vorgehen kann. Wenn sich alles gut anhört und realistisch erscheint, werde ich versuchen, meinen Plan umzusetzen.

Je nachdem, wie gut ich mein Problem jetzt lösen konnte, ob also mein Wagen anspringt oder nicht, bin ich für das nächste Mal besser vorbereitet. Dazu reflektiere ich mein Vorgehen. Vielleicht mache ich es genauso wieder oder ich besorge mir ein akkubetriebenes Starthilfegerät oder warte in Zukunft auf den Automobilclub. Auf jeden Fall habe ich einiges gelernt.

Durch erfolgreiches Handeln lernt der Mensch. Es entsteht ein »operatives Abbildungssystem«. Hier werden Bilder von erfolgreichen Handlungen gespeichert. Die Gesamthandlung und auch einzelne Elemente davon verfestigen sich.

Die Leittextmethode will diesen natürlichen Problemlösungsprozess nutzen und mit einer entsprechenden, dem menschlichen Denken angepassten Vorgehensweise das Lernen im Beruf unterstützen. Die Methode ist ein Lehr- und Lernkonzept, das mit schriftlichen Unterlagen Handlungen anregen will, die Lernmöglichkeiten bieten. Leittexte sind Lernanleitungen. Mit ihrer Hilfe können sich Lernende die für ihre Tätigkeit erforderlichen Kenntnisse selbst erarbeiten. Leittexte sind so aufgebaut, wie man sich einen normalen Handlungsablauf vorstellt.

- Informieren: Der Lernende informiert sich über die Aufgabe. Leitfragen dienen als Hilfsmittel, um die Inhalte zu erfassen, die zur Bearbeitung erforderlich sind.
- Planen: Der Lernende plant die Arbeitsabläufe. Dabei muss er zunächst verschiedene Handlungsalternativen gegeneinander abwägen.
- Entscheiden: Es wird festgelegt, welche Materialien benötigt werden und welche Handlungsschritte wann und mit welcher zeitlichen Dauer durchgeführt werden sollen.
- Ausführen: Die Pflegehandlungen werden durchgeführt.
- Kontrollieren: Der Lernende geht anhand eines Kontrollbogens die Tätigkeit noch einmal durch.
- Bewerten: Die Auszubildende und die Praxisanleiterin bewerten die Tätigkeit in einem Fachgespräch. Es dient dem Lerntransfer.

Eine Auszubildende bekommt während des Einsatzes in der Praxis einen Leittext zum Thema Thromboseprophylaxe zur Bearbeitung. Das Formular ist entsprechend der oben genannten Punkte aufgebaut.

Aufgabenstellung: Bitte kümmern Sie sich bei Frau___________ in Zimmer______ am ______ um die fachgerechte Durchführung der Thromboseprophylaxe. Informieren Sie sich anhand der Leitfragen, planen Sie die Durchführung, führen Sie die Maßnahmen durch und kontrollieren Sie anschließend den Handlungsablauf.

Informieren: Leitfragen

- Was ist eine Thrombose?
- Welche Faktoren können zu einer Thrombose führen?
- Welche Maßnahmen zur Thromboseprophylaxe gibt es?
- Welche Einschränkungen und Kontraindikationen gibt es zu den einzelnen Maßnahmen?

Informationsquellen: Lehrbuch, Patientenunterlagen, Pflegekräfte und andere Berufsgruppen, www.

Planung: Geplante Maßnahmen, Zeitdauer, Uhrzeit der geplanten Durchführung

(**Durchführung**)

Kontrollieren: Kontrollbogen

- Folgende Risikofaktoren liegen bei der/dem Pflegeempfänger/in vor:
- Der/die Pflegeempfänger/in hat folgenden Gefährdungsgrad:
- Die durchgeführten Maßnahmen wurden aus folgendem Grund ausgewählt:
- Lagen Kontraindikationen für best. Maßnahmen zur Thromboseprophylaxe vor?
- Die Durchführung entspricht folgender Vorlage (Standard, Lehrbuch usw.):
- Wurde der/die Pflegeempfänger/in informiert?
- Wurde der/die Pflegeempfänger/in entsprechend seiner/ihrer Fähigkeiten mit einbezogen?
- Hat der/die Pflegeempfänger/in den Sinn der Maßnahme verstanden?

Bewerten: Reflexion

- ...durch die Auszubildende: Bitte bewerten Sie die Qualität Ihrer Pflegehandlungen. Was war gelungen? Was war weniger gelungen?
- ...durch die Praxisanleiterin:

Praxisanleiterinnen, die im Pflegebereich arbeiten, sind die idealen Lernbegleiter für die Leittextmethode. Sie sind die Fachexpertinnen im Arbeitsbereich, kennen die Pflegeempfänger und können eine geeignete Auswahl treffen. Sie kennen die organisatorischen Abläufe, die Kollegen, die Ärzte usw. Sie können Charakteristika identifizieren, die bei Pflegeempfängern mit bereichstypischen Pflegebedarfen häufig auftreten.

Die Anleiterin hat einerseits Organisationsaufgaben, andererseits Beratungsaufgaben:

- Sie wählt die Aufgabenstellung und den Pflegeempfänger aus.
- Beim Schritt »Informieren« steht sie als Beraterin zur Verfügung.
- Beim Schritt »Entscheiden« muss sie die Planung fachlich richtig beurteilen können.
- Beim Schritt »Durchführung« muss sie abschätzen, ob ihre Anwesenheit bei der Tätigkeit notwendig ist oder nicht. Wenn vertretbar, sollte

die Auszubildende die Pflegehandlung alleine durchführen, wenn das haftungsrechtlich möglich ist.

- Im sechsten Schritt »Reflexion« muss sie einen Prozess anregen, in dessen Verlauf die Handlung auf allen Handlungs- und Entscheidungsebenen reflektiert wird (▶ Kap. 4.3.6). Sie muss dazu in der Lage sein, ihre eigenen fachlichen oder ethischen Entscheidungskriterien deutlich zu machen. Wenn die Praxisanleiterin die Durchführung der Handlungen der Auszubildenden nicht selbst gesehen hat, bezieht sie sich auf die Aufschriebe im Kontrollbogen und den Bericht der Auszubildenden.

Von der Anleiterin ist also ein hohes Maß an Fach-, Sozial- und Selbstkompetenz gefordert. Neben einer fachlich sicheren Argumentationsbasis muss sie z. B. über Kommunikationsvermögen und Feedback-Fähigkeiten verfügen.

4.3.5 Situiertes Lernen und Cognitive Apprenticeship: Lernen von Experten

Situiertes Lernen

Situiertes Lernen ist ein Erklärungsversuch für das Lernen in der Praxis. Dieser Ansatz geht davon aus, dass sowohl das, was Auszubildende lernen, als auch die Art, wie sie es lernen, abhängig vom sozialen Kontext ist, in dem gelernt wird (vgl. Holoch, 2013). Deswegen ist Lernen nicht nur ein individueller Prozess, sondern auch ein sozialer: Wissen wird durch soziale Konstruktionsprozesse aufgebaut. Denn Wissen ist immer vorrangig als Werkzeug anzusehen, um in realen Situationen handeln zu können. Die Pflege spielt sich in Pflegeinstitutionen, auf Stationen oder in Funktionsbereichen ab und wird in der Regel von mehreren Pflegenden, von einem Team, durchgeführt. Dieses an reale Pflegesettings gebundene Wissen hat sich durch Erfahrung der Pflegenden entwickelt und ist zu einem Wissensbestand des Pflegebereichs geworden. Dieses Wissen wird von Pflegeexpertinnen verkörpert, die sich durch explizites, bewusstes Expertenwissen, aber auch durch implizites, nur schwer erklärbares Erfahrungswissen auszeichnen.

Krankenschwester Monika Paule hat Frühdienst. Sie betritt mit einer Auszubildenden morgens ein Patientenzimmer, um eine subkutane Injektion durchzuführen. Im Dreibettzimmer scheint alles normal. Ein Patient ist am Waschbecken, ein anderer möchte gerade zur Toilette. Der dritte Patient, Herr W., liegt noch im Bett. Monika Paule fragt ihn, wie die Nacht war, und er antwortet: »Na ja, ganz gut.« Sie gibt ihm eine Injektion.

Als Monika Paule und die Schülerin das Zimmer verlassen, ist die Krankenschwester unruhig. Sie weiß selbst nicht, warum. Nach zehn

Minuten geht sie noch einmal in das Zimmer: »Ich möchte nur mal sehen, ob alles in Ordnung ist.« Herr W. ist nicht mehr ansprechbar. Es folgt ein Notfallalarm und eine Reanimation. Nach der Reanimation fragt die Auszubildende, woher Monika Paule denn wusste, dass etwas nicht in Ordnung war. Nach längerer Überlegung sagt die Krankenschwester: »Mir ist aufgefallen, dass Herr W. gar nicht empfindlich auf das Desinfektionsmittel reagiert hat. Er schreckt sonst immer zusammen. Aber dadurch hat er auf mich den Eindruck von Apathie gemacht. Das kenne ich sonst nicht an ihm…«

Experten verfügen also über einen großen Fundus an kontextspezifischem Wissen. Gleichzeitig sind sie in der Lage, Pflegesituationen auch bei begrenztem Wissen und wenig Zeit angemessen zu bewältigen.

Eine soziale Gemeinschaft, wie z. B. ein Pflegeteam, lernt durch andauernde Veränderungsprozesse kontinuierlich und eignet sich dadurch soziales Wissen an. Dieses Wissen ist für Auszubildende wichtig, weil sie so von Praxiserfahrungen einer Fachgemeinschaft lernen können. Die besten Vorbilder bei dieser Art von Lernprozessen sind erfahrene Experten unter den Pflegenden im Arbeitsbereich.

Cognitive Apprenticeship

Das Modell des Cognitive Apprenticeship versucht, dieses Lernen von Experten strukturiert zu ermöglichen. Es orientiert sich an der traditionellen Handwerkerlehre.

Der Cognitive-Apprenticeship-Ansatz geht davon aus, dass professionelles berufliches Handeln einerseits beruflichen Standards genügen muss. Andererseits muss Pflegehandeln immer kontextbezogen und situativ angemessen erfolgen. Dadurch entsteht ein großer Gestaltungsspielraum bei der Bewältigung von Pflegesituationen. Auszubildende profitieren besonders dort von der Kompetenz der Experten, wo die Pflegesituationen nicht eindeutig sind und sich mehrere Handlungsalternativen anbieten. Auszubildende bilden dann eine passende berufliche Grundhaltung heraus, wenn sie sich an erfahrenen, sicheren und erfolgreich handelnden Fachleuten orientieren können.

Die Schwierigkeit besteht allerdings darin, dass Fachexperten nur einen Teil ihres Handelns erklären können. Wenn ihre Entscheidungen in einer Pflegesituation emotionalen Impulsen folgen, undeutlichen Wahrnehmungen oder früheren Erfahrungen, die sie sich selbst kaum bewusst machen, wird es schwierig, die Auszubildenden mitzunehmen und ihnen diese Handlungsexpertise zu vermitteln. Das nicht unmittelbar bewusste Wissen heißt implizites Wissen. Implizit bedeutet allerdings nicht, dass dieses Wissen nicht bewusst gemacht werden kann. Es kann durch genaue Selbstbeobachtung bei verstärkter Aufmerksamkeit »gehoben« werden. Und genau das ist die Aufgabe des anleitenden Experten im Rahmen des Cognitive-Apprenticeship-Modells.

Die grundlegende Aufgabe von Anleitenden besteht darin, über ihr berufliches Handeln nachzudenken und darüber in der Anleitungssituation zu sprechen. Dadurch wird implizites, unsichtbares Wissen sichtbar und kann gelernt werden.

Im Cognitive-Apprenticeship-Ansatz werden folgende Stufen unterschieden. Sie folgen sich nicht chronologisch, sondern beziehen sich in verschiedenen Lernschleifen aufeinander.

1. Modeling: Eine erfahrene Pflegeexpertin des Teams führt eine Pflegehandlung durch und erklärt dabei ihre Strategie, indem sie die Einzelschritte der Handlung begründet. Sie beschreibt z. B., welche Wahrnehmungen, Vermutungen und inneren Impulse sie dazu bewegen, die Handlung gerade so durchzuführen und nicht eine alternative Vorgehensweise zu wählen. Sie macht dadurch ihre Expertise und Erfahrung deutlich.
2. Coaching: Die Auszubildende bearbeitet das beim Modeling beobachtete Pflegeproblem selbst. Dabei wird sie von der Anleiterin unterstützt. Sie ist bei der Pflegedurchführung anwesend, bietet Rückmeldung an und macht eventuell einzelne Handlungsschritte vor. Die Begleitung ist in dieser Phase relativ eng.
3. Scafolding: Die Auszubildende bearbeitet weiter das Pflegeproblem. Die Unterstützung durch die Anleiterin verändert sich aber. Sie unterstützt die Lernende durch Denkanstöße, ohne dabei Lösungen vorzugeben oder den Handlungsprozess zu steuern. Schließlich zieht sich die Praxisanleiterin immer mehr zurück (Fading).
4. Die Auszubildende wird während dieses Prozesses aufgefordert, ihr Vorgehen zu erläutern (4. Articulation) und ihre Handlungsweise zu reflektieren (5. Reflection). Bei der Artikulation (Phase 4. Articulation) soll die Auszubildende genauso vorgehen, wie das die Anleiterin beim Modeling getan hat. Sie soll also darüber reden, welche Beweggründe ausschlaggebend sind, warum sie so und nicht anders handelt, was genau sie in der Situation dazu motiviert usw.
5. Bei der Reflexion (Phase 5. Reflection) denkt die Auszubildende über alternative Handlungsmöglichkeiten nach. Die Praxisanleiterin unterstützt sie dabei, strukturiert ggf. die Reflexion und stellt Reflexionsfragen (▶ Kap. 4.3.6).
6. Exploration: In dieser Phase soll die Problemlösung auch auf andere Pflegesituationen übertragen werden, so dass das zunächst kontextgebundene Wissen generalisiert werden kann. Dazu bedarfs es der Hilfe der Praxisanleiterin, die die Auszubildende mit anderen Pflegesituationen konfrontiert und dabei Transfermöglichkeiten aufzeigt.

Beim Cognitive-Apprenticeship-Ansatz wird großer Wert darauf gelegt, dass die Auszubildenden Mitglieder des Teams und seiner Expertenkultur werden. Ihr Lernprozess wird ernst genommen und vom ganzen Team unterstützt.

In einer Langzeitpflegeeinrichtung soll der Bewohnerin Frau Karle das Essen eingegeben werden. Frau Karle ist seit sechs Jahren dement und benötigt die vollständige Übernahme dieser Tätigkeit. Sie kann noch gut hören, aber nicht mehr sprechen.

Lisa Tasdelen ist Praxisanleiterin und übernimmt die Aufgabe. Sie möchte den Auszubildenden Ted Auster im Rahmen des Cognitive-Apprenticeship-Modells anleiten. Die erste Phase ist das Modeling. Die Praxisanleiterin ist in der gesamten Pflegeaktion aktiv, der Auszubildende schaut ihr zu.

Lisa Tasdelen begrüßt die Bewohnerin. Diese reagiert mit einer abweisenden Gestik. Die Praxisanleiterin berührt die Bewohnerin am Arm. »Frau Karle, für Sie ist die Berührung wichtiger als das Sprechen.« Frau Karle reagiert mit einer Geste der rechten Hand. »Sie wollen mir sagen, dass Sie mitmachen. Das ist die Bedeutung dieser Geste. Dann lassen Sie uns anfangen.« Frau Tasdelen versucht den Bewegungsrhythmus der Bewohnerin zu übernehmen und führt den Löffel langsam zum Mund von Frau Karle. »So arbeiten wir zusammen und dann sind Sie auch bereit zu essen, wenn Sie das spüren.« Die Praxisanleiterin zögert, bevor sie einen zweiten Löffel anreicht. »Jetzt haben Sie Zeit, um den Löffel zu sehen. Dann können Sie sich besser darauf einlassen.« Die Bewohnerin öffnet den Mund und macht eine heranholende Geste. »Sie zeigen, was Sie wollen…«

Nach der Anleitung erfolgt die Reflexion: Die Praxisanleiterin geht die Handlung Schritt für Schritt durch und nennt ihre Aktionen und die wahrgenommenen Reaktionen der Bewohnerin. Sie erläutert die jeweiligen Deutungen. Der Begriff *Tuning-in* wird geklärt. Der Auszubildende fragt nach und versucht, das Gesagte nachzuvollziehen oder ggf. andere Interpretationen der Situation zu nennen.

Am nächsten Tag erfolgt im Rahmen des Coachings die Pflegehandlung durch den Auszubildenden. Vorher werden die Einzelschritte noch einmal theoretisch durchgegangen und »trocken« geübt.

Während der anschließenden Handlungsdurchführung spricht der Auszubildende über seine Wahrnehmungen und die daraus gezogenen Schlussfolgerungen. Frau Karle ist zunächst misstrauisch, lässt sich aber später auf den Auszubildenden ein, der sehr einfühlsam darauf achtet, die Signale der Bewohnerin zu interpretieren. Trotzdem muss die Praxisanleiterin eingreifen und einen Teil der Sequenz übernehmen.

Im Anschluss erfolgt wieder eine Reflexionssequenz. Ted Auster versucht zu beschreiben, welche Signale welche Reaktionen bei ihm bewirkt haben und erklärt dies (Articulation).

An den folgenden Tagen reduziert die Anleiterin langsam ihre Hilfestellung. Sie ist auch nicht mehr immer anwesend (Scafolding, Fading). Der Anleitungsschwerpunkt liegt auf den Nachbesprechungen.

Zunehmend wird es in diesen Nachbesprechungen wichtig, die gewonnenen Erfahrungen auf andere Bewohner zu übertragen (Exploration). Lisa Tasdelen bittet den Auszubildenden dann, einen anderen Bewohner zu betreuen und dort sein Wissen anzuwenden.

Modeling mit Metalog

Das Modeling, also die erste Phase beim Cognitive Apprenticeship, zeichnet sich dadurch aus, dass eine erfahrene Pflegende eine Handlung zu Anleitungszwecken durchführt, ihr Handeln während der Durchführung der Auszubildenden erläutert und dabei über ihre Handlungsmotive spricht. Das kann die Pflegeempfänger allerdings irritieren und sie können das Gefühl bekommen, wie ein Objekt und nicht wie ein Individuum behandelt zu werden. Man spricht über ihren Kopf hinweg und bezieht sie nicht genug in die Pflegehandlung ein.

Eine gute Alternative bietet das Konzept des Modeling mit Metalog (vgl. Moser et al., 2020) Bei diesem Konzept spricht die handelnde Praxisanleiterin ausschließlich zum Pflegeempfänger. Sie erläutert ihm gegenüber ihre Vorgehensweise und auch ihre Handlungsmotivation bei der Durchführung der Pflegehandlungen. Die Auszubildende ist im Raum, hält eine gewisse Distanz zur Anleiterin und zum Pflegeempfänger ein, wobei sie sich im Blickfeld des Pflegeempfängers befinden muss. Die Auszubildende ist stille Beobachterin und greift nicht ins Geschehen ein. Sie beobachtet die Anleiterin. Dadurch wird die Pflegesituation nicht durch die Anleitung verändert, sondern bleibt weitgehend authentisch.

4.3.6 Reflexion von Pflegesituationen

Die Reflexion der eigenen Handlungen stellt nicht nur beim Cognitive Apprenticeship eine zentrale Herausforderung dar. Auch bei der Arbeit mit Leittexten, bei der Vier-Stufen-Anleitemethode und anderen Anleitungsformen spielt eine selbstkritische Reflexion eine wichtige Rolle. Sie ist allerdings oft schwieriger als gedacht und ist am effektivsten, wenn sie strukturiert erfolgt.

> Reflektieren bedeutet, das Handeln zu unterbrechen und nachzudenken, etwas unter verschiedenen Perspektiven kritisch zu betrachten. Das kann man allein machen oder mithilfe eines Partners, der neue, vielleicht ungewohnte Sichtweisen einbringt.

Im Anleitungsprozess sind sowohl die Auszubildende als auch die Praxisanleiterin gefordert, ihr Handeln, ihr Auftreten, ihren Wissenshintergrund oder ihre Situationseinschätzung zu reflektieren. Für die Auszubildende ist dabei eine erfahrene Praxisanleiterin oft eine wertvolle Hilfe. Findet keine Reflexion statt, können sich fehlerhafte Handlungen verfestigen, das Denken und Handeln bleibt eindimensional, ohne dass die Sichtweise z. B. der Pflegeempfänger berücksichtigt wird, das Qualitätsniveau stagniert und alternative Strategien werden nicht erprobt.

Lilli Wehrt ist eine 40-jährige Auszubildende und steht als Mutter zweier Kinder bereits mit beiden Beinen im Leben. Sie hat schon viele schwierige Situationen gemeistert und ihr Wahlspruch lautet: »Nicht lange überlegen, sondern machen.« Beim Umgang mit Patienten, die vor einer Operation Angst haben und zögern, ob sie sich darauf einlassen sollen, tritt sie oft sehr entschieden auf und versteht nicht, warum es so schwer ist, sich zu entscheiden.

Die erfahrene Praxisanleiterin Svenja Schulz weiß, dass es nicht sinnvoll ist, Patienten bei wichtigen Entscheidungen zu drängen und dass die Ergebnisse in diesen Fällen auch oft nicht gut sind. Im Reflexionsgespräch thematisiert sie den Unterschied zwischen eigenen Entscheidungen und Entscheidungen, die von außen beeinflusst sind, um Lilli Werth zum Nachdenken zu bringen: Wenn sich jemand immer auf sich selbst verlassen musste, warum versucht er dieses Prinzip nicht auch für andere gelten zu lassen? Wird hier der Inhalt der Entscheidung (Lassen Sie sich operieren!) und die Art der Entscheidungsfindung (Jeder muss über sein Leben selbst entscheiden) nicht ausreichend auseinandergehalten? Wie hätte Lilli Wehrt darauf reagiert, wenn man sie gedrängt hätte, Dinge zu tun, bei denen sie nicht sicher war?

Folgende Fragen können Auszubildenden dabei helfen, eine Reflexion unter verschiedenen Blickwinkeln durchzuführen:

- Warum haben Sie in der Situation so gehandelt? Was hat Sie motiviert? An welche inneren Beweggründe erinnern Sie sich?
- Wie haben Sie sich bei der Handlung in der Pflegesituation gefühlt?
- Warum hat sich der Pflegeempfänger (Angehörige) in der Pflegesituation wohl so verhalten?
- Wie hat er sich dabei wahrscheinlich gefühlt?
- Woher wissen Sie das?
- Hätte es für Sie noch Handlungsalternativen gegeben?
- Warum haben Sie sich gegen diese Alternativen entschieden?
- Wie hätte sich die Situation verändert, wenn Sie anders gehandelt hätten?

»Lernen bewusst machen, das eigene Handeln hinterfragen, die eigene Befindlichkeit kennen, persönliche Stärken und Schwächen, Sympathien und Antipathien kennen und wahrnehmen – kurz: reflektieren – ist eine Grundvoraussetzung für gelungene Interaktion mit Menschen. Außerdem ist die Fähigkeit zu reflektieren, sich selbst und das eigene Handeln kritisch zu hinterfragen, eine Voraussetzung für Weiterentwicklung, für kontinuierliche Verbesserung« (Oettinger-Roß, 2009, S. 30)

4.3.7 Medien in der Praxisanleitung nutzen

Praxisanleitung ist wesentlich auf zwischenmenschliche Interaktion im Arbeitsbereich angewiesen. Die Begegnung zwischen der Praxisanleiterin und der Auszubildenden ist durch andere Lernformen nicht zu ersetzen. Trotzdem können Medien wie z. B. Videos oder interaktive computergestützte Lernplattformen die Anleitung ergänzen und erleichtern.

Videos

Ein wichtiger Nutzen von Medien besteht im Nachvollzug von Pflegetechniken im Film. Dadurch können Fertigkeiten vorbereitet oder nach einer Anleitung vertieft werden. Videos können unbegrenzt abgerufen werden. Allgemein zugängliche Lehrfilme sind über Videoportale abrufbar und oft von guter Qualität. Damit sie als Unterstützung einer Anleitung verwendet werden können, müssen die gezeigten Techniken aber der durchgeführten Anleitung entsprechen. Hier können schon deswegen Diskrepanzen entstehen, weil es für Pflegetechniken oft unterschiedliche Vorgehensweisen gibt und die reale Pflegesituation oft Modifikationen einer Standardtechnik erfordern. In diesem Fall ist es hilfreich, ein Lehrvideo gemeinsam anzusehen und die Unterschiede im Vorgehen zu besprechen.

Eine Alternative stellt das Filmen eigener Videos dar. Dazu reichen in der Regel ein gutes Handy, ein einfaches Filmbearbeitungsprogramm und einige Grundkenntnisse im Schneiden des Endprodukts.

Wichtige Qualitätskriterien sind

- Das Video zeigt die Pflegetechnik deutlich. Auch Einzelheiten sind zu erkennen.
- Das Video ist zeitlich angemessen lang und verzichtet auf überflüssige Ausschmückungen.
- Das Video stellt die Situation realistisch, am besten in einer realen Pflegesituation dar. Natürlich darf der Pflegeempfänger dabei nicht zu identifizieren sein, wenn er nicht sein Einverständnis gegeben hat.

Auch hier gilt: Das Video zeigt eine mögliche Durchführung einer bestimmten Pflegetechnik, die je nach Situation variiert werden kann. Die Situation selbst ist in der Realität gekennzeichnet durch viele verschiedene weitere Elemente, z. B. eine auf den Pflegeempfänger bezogene Kommunikation, die im Video oft nicht abgebildet wird.

Videos, allgemein zugängliche oder selbstgedrehte, müssen für die Auszubildenden leicht abrufbar sein. Ideal ist eine Plattform, z. B. im hauseigenen Intranet, auf der die Auszubildenden das Video ansehen und bei Bedarf auch kopieren können.

Wenn eine Praxisanleiterin eine Anzahl an Anleitungen (z. B. als Vier-Stufen-Anleitungen oder als Leittexte) für ihren Arbeitsbereich vorbereitet, können die jeweiligen Themen immer auch mit Videoclips angereichert werden.

Umgekehrt kann ein durch eine Auszubildende oder eine Auszubildendengruppe gedrehtes Video als Arbeitsaufgabe konzipiert werden. Die Beschäftigung mit dem Thema wird dadurch idealerweise intensiviert.

Lernplattformen

Das Lernen in der Praxis kann durch eine EDV-gestützte Lernplattform unterstützt werden. Einerseits können hier Lernmaterialien zur Verfügung gestellt werden. Andererseits kann durch eine Lernplattform die Kooperation und Kommunikation zwischen allen an der Ausbildung Beteiligten erleichtert werden (vgl. Bergjan, 2013). Eine Lernplattform wird in der Regel auf der Ebene der Gesamtinstitution angesiedelt sein und nicht durch einzelne Praxisanleiterinnen betreut.

Eine Lernplattform kann unterschiedliche inhalts- und methodenbezogene Tools anbieten.

- Einerseits können schulische Inhalte vorhanden sein: die Information über den Theorielehrplan, um die theoretische und praktische Ausbildung zu koordinieren, die aktuellen Anleitungs- und Lernaufgaben laut Rahmenausbildungsplan für die jeweiligen Einsätze usw.
- Über die Plattform können Termine ausgetauscht werden.
- Lernmaterialien aus der Schule und aus dem Praxisbereich, wie Videos und Artikel aus Fachzeitschriften, können auf einer Lernplattform platziert werden.
- Kommunikationstools wie Diskussionsforen oder Chats
- Ein Wiktionary und Links zu Webseiten, auf denen wissenschaftsbasierte Informationen abgerufen werden können (▶ Kap. 8.6)
- Serious Games, soweit sie zur Ausbildung beitragen können (siehe unten)

Inhaltlich können über eine Lernplattform Themen aufgegriffen werden, die auch in der Praxisanleitung von Bedeutung sind und vertieft werden sollen. Dabei muss betont werden, dass Medien eine Anleitung nicht ersetzen, sondern nur unterstützen können. Auch sind die folgenden Ideen in der Einzelbearbeitung vor dem Computer oft weniger effektiv, als wenn eine Praxisanleiterin den Prozess begleitet.

- Über Videos können die Einzelschritte einer Pflegehandlung nachvollzogen und dadurch vertieft werden.
- Über verschiedene Videoclips, die sich auf einen Fall beziehen und verschiedene Vorgehensweisen darstellen, können Auszubildende die Entscheidungsfindung und Begründungsfähigkeit üben.

- Fallanalysen, die z. B. über die genaue Beobachtung und Reflexion von videogestützten Pflegesituationen erfolgen, können die Beobachtungs- und Reflexionsfähigkeit anregen.
- Die Darstellung der Arbeitsablauforganisation in den Arbeitsbereichen kann einerseits die Orientierung von Auszubildenden erleichtern, indem die Abläufe übersichtlich erklärt werden. Unterstützend können Bilder und selbstgedrehte Videos eingesetzt werden. Gleichzeitig kann man dadurch auch die Diskussion über die Sinnhaftigkeit dieser Organisationsabläufe ermöglichen.
- Gemeinsame virtuelle Gruppendiskussionen zu einem videogestützten Fall können erfahrbar machen, dass Pflegesituationen oft unter unterschiedlichen Blickwinkeln betrachtet und gedeutet werden können.

Spiele: Serious Games

Serious Games sind Spiele, die einen Nutzen für das reale Leben bieten. Manche dieser Spiele helfen z. B. bei der Schmerzbehandlung, andere in der Forschung oder in der Ausbildung. Meistens wird mit dem Begriff das Eintauchen in eine virtuelle Welt, die Virtual Reality, verbunden. Diese Welt wird von den Spielern als besonders glaubhaft empfunden, was deren Eindrücklichkeit steigert. Gespielt wird oft mit VR-Brillen.

In diesem Zusammenhang sind Spiele besonders interessant, die Lernmöglichkeiten bieten. So gibt es für die Medizinerausbildung einige Spiele, die z. B. die Reaktion in Notfallsituationen behandeln. Die Spieler können in den Ablauf der Handlung eingreifen und verändern dadurch die Situation. Man kann so verschiedene Handlungen ohne reale Konsequenzen durchspielen und reflektieren (z. B. Priesner, 2017). Andere Spiele versprechen, die Feinmotorik zu verbessern. Genutzt werden dabei Wii™-Controller von Nintendo®. Ein Beispiel ist das Spiel »Underground« (Nintendo, 2022).

Für den Pflegebereich gibt es bisher nur wenige sinnvolle Spiele, abgesehen von medizinnahen Situationen, z. B. das Anlegen von Elektroden beim EKG, Erste Hilfe in der Notfallrettung usw. Mit Blick auf die Sogwirkung, die Computerspiele entfalten können, wäre eine Entwicklung aber eventuell gewinnbringend.

Interessante Projekte in der Pflege sind z. B. das Spiel »Stress-Rekord«. Hier wird die Belastung von Pflegekräften thematisiert, die in der ambulanten Pflege tätig sind. Ziel ist der Erwerb von Wissen und Fähigkeiten in den Bereichen Gesundheitsförderung und Prävention (Bundesministerium für Bildung und Forschung, 2021).

Im Projekt GaBa_LEARN wurde das Spiel »Take Care« entwickelt, in dem Lernende komplexe Berufssituationen erleben und einüben können. Im Mittelpunkt stehen Entscheidungsfindung und Kommunikation in Pflegesituationen (FH Münster, o. J.).

Quiz und andere Ratespiele

In Anleitungssituationen werden oft Fachbegriffe verwendet, die für die Auszubildenden neu sind. Mithilfe eines Quiz können diese Begriffe wiederholt und vertieft werden. Da die Begriffe oft bereichsspezifisch sind, müssen die Quizvorlagen dort erarbeitet werden. Dazu gibt es hilfreiche Apps, die z. B. die Erstellung eines Kreuzworträtsels ermöglichen.

Spiele, die den Fernsehshows »Jeopardy« oder »Der große Preis« entsprechen, lassen sich z. B. mithilfe des Microsoft Office-Programms PowerPoint erstellen. Die Anleitungen finden sich im Internet. Bei diesen Spielen geht es um die Vertiefung von Wissen, das im Arbeitsbereich wichtig ist.

Suchspiele sollen die Auszubildenden anregen, Gegenstände oder Orte zu suchen, um ihnen dadurch die Orientierung zu erleichtern. Eine Möglichkeit besteht z. B. darin, Gegenstände zu fotografieren und die Auszubildenden anzuregen, diese Gegenstände auf der Station bzw. im Arbeitsbereich zu suchen. Oder sie mit Suchaufträgen Orte in der Einrichtung erkunden lassen. Das kann bei Suchaufträgen im Gelände einer Einrichtung, bei dem die Auszubildenden unterschiedliche Häuser oder Funktionsbereiche aufsuchen sollen, auch mit Geocaching durchgeführt werden. Beim Geocaching handelt es sich um ein eine GPS-gestützte Schnitzeljagd. An bestimmten Orten sind Boxen mit diversen Inhalten versteckt. Die Spieler versuchen sich anhand vorgegebener Koordinaten oder Karten im Gelände zu orientieren, um die Geocaches zu finden. Dabei lernen sie das Einrichtungsgelände kennen.

Spiele bieten viele Möglichkeiten, um die Anleitung bunter und abwechslungsreicher zu machen. Sie helfen dabei, Lerninhalte zu vertiefen oder zu wiederholen, ersetzen aber nicht die Anleitung durch eine Praxisanleiterin.

4.3.8 Ausbildung in einer simulierten Arbeitsumgebung: Das Lernlabor

Das Lernlabor ist ein Übungsraum, in dem Auszubildende Pflegehandlungen in einer simulativen Lernumgebung lernen können. Simulativ bedeutet, dass Pflegehandlungen möglichst realitätsnah, aber nicht an einem Pflegeempfänger, sondern an einer Puppe oder einem Simulationspatienten durchgeführt und geübt werden.

Die Ausbildung im Lernlabor setzt sich mit dem neuen Pflegegesetz immer mehr durch. Viele Pflegeschulen, Praxiseinrichtungen und Hochschulen mit Pflegestudiengängen richten Lernlabore ein. Allerdings unterscheidet sich die Ausstattung zum Teil erheblich. Auch die Bezeichnungen sind nicht einheitlich. Im Ausbildungsrahmenplan wird der Begriff Lernlabor verwendet. Daneben finden sich die Bezeichnungen

Lerninsel, Lernwerkstatt, Lernbereich Training und Transfer (LTT) oder Dritter Lernort.

Zur Grundausstattung eines Lernlabors gehören je nach Pflegesetting (Krankenhaus, Langzeitpflegeeinrichtung, ambulante Pflege) die typische Ausstattung des Pflegebereichs, z. B. ein Pflegebett und Nachttisch und die Arbeitsfläche eines Stationszimmers samt aller notwendigen Pflegeutensilien. Daneben verfügt das Lernlabor über die Möblierung und Ausstattung, die zum Lernen in Gruppen notwendig ist: Tische und Stühle, Flipchart, eine geeignete EDV-Ausstattung mit Recherche- und Präsentationsmöglichkeit, eine Videoanlage, Lehrbücher usw. Neben der Grundausstattung kommen unterschiedliche Übungsmaterialien zum Einsatz, darunter auch Pflegepuppen. Diese Puppen gibt es in einfachen und technisch aufwendigeren Varianten. Manche dieser Puppen sind programmierbar oder können »sprechen«, indem sie von einem Nachbarraum aus angesteuert werden. Schauspieler, die die Rollen von Patienten spielen, können in Lernlabors ebenfalls zum Einsatz kommen. Zur Ausstattung können auch sogenannte venezianische Spiegel gehören, die die Beobachtung einer Pflegehandlung ermöglichen, ohne dass die handelnden Auszubildenden die Beobachter sehen können.

Lernlabore eröffnen vor allem folgende Lernmöglichkeiten:

- Das Lernen von Einzelhandlungen in einem realitätsnahen Kontext
- Die Orientierung in komplexen Situationen, in denen Handlungsalternativen bestehen. Der Lerngegenstand ist dabei die Urteilsbildung (vgl. Ertl-Schmuck, 2013)

Skillslab – das Lernen von Einzelhandlungen

Pflegerische Einzelhandlungen kann man auch als Pflegetechniken bezeichnen. Sie finden teilweise mit Beteiligung von Pflegeempfängern statt, werden also mit oder am zu pflegenden Menschen durchgeführt. Manche Handlungen haben aber einen rein technischen Schwerpunkt, z. B. das Richten einer Infusion oder das Einstellen einer Beatmungsmaschine.

Im Lernlabor lassen sich Pflegetechniken ohne Handlungsdruck einüben, wenn das Material zur Verfügung steht. Zum Üben von patienten- oder bewohnerfernen Tätigkeiten werden Standards, Ablaufpläne oder Gebrauchsanweisungen benötigt. Videos oder andere Medien unterstützen den Prozess. Fast immer ist dabei die Begleitung durch eine Praxisanleiterin zumindest am Anfang sinnvoll.

Bei Pflegehandlungen mit Beteiligung von Pflegeempfängern steht zunächst ebenfalls das Einüben der Technik im Vordergrund. In der Folge wird die Perspektive aber zunehmend erweitert, indem die Pflegeempfänger immer mehr in den Handlungskontext einbezogen werden. Dabei können Schauspieler, andere Auszubildende oder Pflegepuppen zum Einsatz kommen.

Die Skillslab-Methode bildet für die Ausbildungssituationen, in denen pflegerische Einzelhandlungen mit technischem Schwerpunkt und Bezug zu einem Pflegeempfänger gelernt werden sollen, eine methodische Struktur. Mit dieser Methode sollen Wissenskomponenten, Geschicklichkeitskomponenten und sozialpsychologische Komponenten vermittelt werden.

Die Schritte der Skillslab-Methode sind:

- *Schritt 1:* In diesem Schritt soll für die Lernenden eine Wissensbasis geschaffen werden. Die theoretischen und praktischen Grundlagen werden durch die Praxisanleiterin erklärt und gezeigt. Die Demonstration der Fertigkeit wird durch Arbeits- und Infoblätter unterstützt. Eventuell wird die Handlung durch einen Lehrvideo wiederholt.
- *Schritt 2: Trainingstreffen.* Es werden erste Übungen mit Feedback durch die Praxisanleiterin durchgeführt. Die Übungen erfolgen mit einem Beobachtungsbogen (s. u.). Dieser Bogen nennt die Einzelschritte der Pflegehandlung und dient am Ende des Lernprozesses als Bewertungsbogen.
- *Schritt 3: Freiwilliges, selbständiges Üben.* Die Auszubildenden können über einen gewissen Zeitraum im Lernlabor selbständig üben. Sie können Lehrvideos, den Beobachtungsbogen oder andere Medien verwenden.
- *Schritt 4: Simulationskontakt.* In einer möglichst realistischen Situation sollen die Auszubildenden die gelernten Fertigkeiten zeigen. Dabei kann die Rolle des Pflegeempfängers von einem Schauspieler, einem anderen Auszubildenden oder einer Puppe übernommen werden. Das Bewertungskriterium ist der Beobachtungsbogen.

Am Ende werden der Ablauf, eventuelle Veränderungsvorschläge und das weitere Vorgehen besprochen. Bei wichtigen Fehlern kann ein Teil der Skillslab-Schritte wiederholt werden.

Urteilsbildung als Lerngegenstand im Lernlabor

Das Lernlabor bietet eine Fülle weiterer Lernmöglichkeiten. Für Praxisanleiterinnen kann das Lernlabor dabei vor allem dann ein sinnvoller Lernort sein, wenn Erfahrungen, Fragestellungen oder Probleme, die in der Pflegepraxis gemacht wurden, dort weiterbearbeitet werden können.

Das Lernlabor bietet die Möglichkeit der Selbsterfahrung. Ausgangspunkt könnte z. B. sein, dass eine Bewohnerin eine für sie sinnvolle Lagerung ablehnt. Im Lernlabor kann nachempfunden werden, wie sich diese Lagerung anfühlt, um die Bewohnerin besser verstehen zu können. Gleichzeitig kann auf diesem Weg versucht werden, alternative Lagerungsformen zu finden.

Im Lernlabor kann in Gruppen gelernt werden. Wenn mehrere Auszubildende zu einer Gruppe zusammengefasst werden und im Lernlabor

Handlungs-/Bewertungsliste: Bridging im Bobath-Konzept
(modifiziert aus: Muijsers, 1997)

Name: .... Kurs: ....

Handlung	gut	falsch	nicht
Bespricht mit dem Patienten den Zweck und das Vorgehen*			
Vermeidet Abkühlung*			
Schützt die Intimsphäre*			
Bringt Bett auf Arbeitshöhe*			
Patient wird aufgefordert, mit gesunder Hand betroffenen Arm auf der Brust abzulegen. Schulter wird von Pflegekraft stabilisiert*			
Oberschenkel betroffenes Bein wird gerade platziert			
Patient wird aufgefordert, gesundes Bein aufzustellen			
Patient wird aufgefordert, betroffenes Bein achsengerade aufzustellen. Dabei liegt die Hand der Pflegekraft am Unterschenkel und am Fußrücken. Bewegung wird soweit nötig unterstützt*			
Pflegekraft kniet sich ins Bett, stabilisiert betroffenes Bein mit ihrem Fuß und platziert die Hände an den Hüften des Patienten*			
Auf ein Kommando lehnt sich Pflegekraft gegen betroffenes Knie zurück und Patient hebt das Gesäß*			
Patient legt gesundes Bein ab. Betroffenes Bein wird soweit nötig unterstützt*			
Patient wird in bequeme Position gebracht			

Die Beurteilung entspricht den Anforderungen, wenn die mit einem Stern (*) bezeichneten Kriterien als »gut« bewertet sind.

Bewertung: □ Entspricht den Anforderungen
□ Entspricht den Anforderungen nicht

Bemerkungen:

eine ethische Fragestellung diskutieren, die im Arbeitsbereich entstanden ist, kann die vielleicht einseitige Sichtweise eines Auszubildenden aufgebrochen werden. Vielleicht entsteht in einer solchen Diskussion auch die Einsicht, dass es in pflegerischen Problemsituationen oft keine eindeutige Lösung gibt. Der Lerngewinn wäre dann eine größere Flexibilität und Beweglichkeit in der Bewertung von Handlungen der Pflegeempfänger.

Prüfungsverfahren im Lernlabor

Beispielhaft werden zwei Prüfungsverfahren vorgestellt, die im Lernlabor zur Anwendung kommen können.

OSCE (Objektive Structured Clinical Examination)

Das OSCE ist ein praktisches Prüfungsverfahren, bei dem die Prüflinge ca. 10–20 Stationen durchlaufen. Sie haben pro Station eine Bearbeitungszeit von ca. zehn Minuten. Es gibt Prozedurenstationen, an denen praktische Handlungen durchgeführt werden sollen und Fragestationen, an denen Fragen schriftlich beantwortet werden müssen. In den Prozedurenstationen werden üblicherweise Simulationspatienten eingesetzt. Die einzelnen Stationen werden mit Prüfern besetzt.

An einer Station hat der Prüfling z. B. eine Minute Zeit, sich mit der Fragestellung auseinanderzusetzen. Dann muss die Aufgabe in zehn Minuten bearbeitet werden. Zuletzt reflektiert der Prüfer mit dem Prüfling kurz das Vorgehen (ca. drei Minuten). Der Zeitrahmen bis zum Wechsel der Station beträgt 15 Minuten.

> Eine Auszubildende bekommt bei einer Prozedurenstation folgende Aufgabe: »Sie werden von Ihrer Praxisanleiterin dazu aufgefordert, Herrn Schulze zu mobilisieren. Er war vier Tage aufgrund einer dekompensierten Herzinsuffizienz immobilisiert und ist heute Morgen auf ärztliche Anordnung zum ersten Mal mit einer Physiotherapeutin aufgestanden. Sie wollen Herrn Schulze zum Mittagessen in einen Stuhl mobilisieren.«

Die Prüfer bewerten das Vorgehen der Auszubildenden mithilfe eines Beobachtungsbogens, der die Vorbereitung, die Durchführung und die Nachbereitung in den Blick nimmt und dabei sowohl technische als auch kommunikative Faktoren berücksichtigt.

Performanz-Prüfung

Hierbei handelt es sich um ein mündliches Prüfungsverfahren mit Elementen des Rollenspiels (Simulationsspiel). Die Auszubildende wird mit einer berufstypischen, problemhaltigen Situation konfrontiert, die auf ein vorgegebenes Thema bezogen ist. Es kann sich z. B. um eine Beratungssituation handeln, in der eine Auszubildende aufgefordert ist, einen Pflegeempfänger zu beraten. Die Situation enthält die Rollenbeschreibungen der beteiligten Personen.

Der Auszubildende bekommt zunächst Zeit, um sich mit der Situation auseinanderzusetzen und sich vorzubereiten. Danach soll er die erarbeiteten Lösungsstrategien im Rollenspiel umsetzen. Die Umsetzung wird anhand von Bewertungsbögen ausgewertet und benotet.

> Frau Sommer, 84 Jahre, ist vor einer Woche beim Einkaufen gestürzt und hat sich einen komplizierten Oberarmbruch zugezogen. Der Arm soll zunächst eine Woche ruhiggestellt werden. Frau Sommer hat keine Verwandten und weiß nicht, wie sie die Versorgung zuhause gestalten soll. In eine Pflegeeinrichtung will sie auf keinen Fall.
>
> Es gibt Rollenanweisungen für Frau Sommer: Situationsbeschreibung, emotionale Verfassung, sozialer Hintergrund und Wohnsituation. Außerdem wird eine von »Frau Sommer« als angemessen betrachtete Lösung angegeben. Der Schauspielerin wird ein standardisierter Einstiegssatz genannt. Ein Erwartungshorizont ist für das Verhalten der Auszubildenden ausgearbeitet. (vgl. Bonse-Rohmann et al., 2008)

4.3.9 Lernen in Gruppen

Lernen in Gruppen von zwei oder mehr Auszubildenden bietet sich für Praxisanleiterinnen oft dann an, wenn die Anleitungszeit von 10 % der Einsatzdauer anders nicht erreicht werden kann. Allerdings ist das Lernergebnis der einzelnen Auszubildenden oft schlechter als bei Einzelanleitungen, weil die Praxisanleiterin nicht auf die individuellen Schwierigkeiten oder Voraussetzungen der Auszubildenden eingehen kann.

Der Vorteil der Anleitung in Gruppen wird dann spürbar, wenn die Auszubildenden im Anleitungsprozess voneinander profitieren können. Das ist z. B. dann der Fall, wenn in Diskussionen oder bei der gemeinsamen Arbeit an Aufgaben unterschiedliche Sichtweisen oder Problemlösungsstrategien deutlich werden. Die Auszubildenden können dann ihr Handlungsrepertoire erweitern, weil sie sich an den Vorgehensweisen der anderen ein Beispiel nehmen.

4.3.10 Problemorientiertes Lernen

Beim Problemorientierten Lernen (POL) wird eine komplexe, problemhaltige Pflegesituation durch eine Gruppe von Auszubildenden in einem mehrschrittigen Prozess bearbeitet. Die Gruppe versucht eine anwendbare Lösung des Problems zu finden. Betreut wird die Gruppe von einem Lernbegleiter, der Praxisanleiterin.

Die Aufgabe: Sie sollte herausfordernd und interessant sein. Wichtige Kriterien sind:

- Authentizität, also Realitätsnähe
- Relevanz, sie sollte also für das Erleben der Auszubildenden wichtig sein
- Kompetenzorientierung, es sollten die verschiedenen Kompetenzdimensionen abgebildet sein: Wissen, Können, Einstellungen, Haltungen
- Widersprüchlichkeit, die Aufgabe sollte nicht einfach zu lösen sein

Beispiel: Auf Station ergibt sich eine Problemstellung, die so von einer Auszubildenden geschildert wird:

> Marius A. ist 48 Jahre alt und lebt seit seinem 17. Lebensjahr in einer Behinderteneinrichtung. Er gilt als geistig behindert, schwer verhaltensgestört und autoaggressiv. Obwohl sich in letzter Zeit vieles gebessert hat, kommt es noch zu Eskalationen. Er schlägt sich häufig mit der Hand ins Gesicht, manchmal schlägt er auch seinen Kopf gegen die Wand. Die Verletzungen sind teilweise massiv und einmal hätte er fast ein Auge verloren. Eine wirksame medizinische Therapie ist noch nicht gefunden worden.
>
> Marius wird wegen einer Appendizitis auf Ihre Station verlegt. Auch hier beobachten Sie das autoaggressive Verhalten, besonders wenn er zu Untersuchungen gebracht werden soll, aber auch oft morgens, wenn Marius ans Waschbecken geht.

Beim POL bearbeitet die Gruppe die Problemstellung mithilfe von sieben Schritten (bzw. Sprüngen):

1. Unklare Begriffe werden geklärt (ca. fünf Min.). Dazu müssen alle den Text sorgfältig lesen. Die Begriffe können z. B. übers Internet recherchiert werden.
2. Worum geht es im Fall? Problemdefinition: Auch Teilprobleme werden aufgelistet (ca. fünf bis zehn Min.).
3. Brainstorming, Probleme analysieren, Hypothesen aufstellen, Vorwissen aktivieren: Alle Ideen werden protokolliert, aber noch nicht diskutiert (ca. 20 Min.).
4. Zusammenfassen, Ordnen und Überprüfen der Hypothesen in der Gruppendiskussion: Dabei werden die überzeugendsten Hypothesen ausgewählt und es werden Prioritäten gesetzt (15 Min.).
5. Es werden Lernziele aufgestellt, Lernfragen formuliert und Wissenslücken erfasst. Dann werden Arbeitsaufträge in der Gruppe verteilt. Wer recherchiert welche Themen? Wie kann man sich in diesem Prozess ggf. absprechen und unterstützen? (10–20 Min.) Anschließend arbeiten die Gruppenmitglieder ihre Arbeitsaufträge bis zum nächsten Treffen (z. B. am nächsten Tag) aus.
6. Informationen suchen, Studium: Beantworten der Lernziele durch Recherche, Befragungen usw. Bei der Recherche sollen auch die Quellen benannt werden (Zeit: bis zum nächsten Treffen).

7. Präsentation: Besprechen der Rechercheergebnisse, dann Diskussion, Klärung noch offener Fragen, Abschluss des Falls, schriftliche Zusammenfassung der Ergebnisse, Lösung des Problems (ca. 30 Min.)

Im Anschluss ist es sinnvoll, das Arbeitsverhalten der Gruppe zu analysieren. Für den POL-Prozess ist es wichtig, dass die Praxisanleiterin anwesend ist und als Tutor den Rahmen im Blick behält. Sie wählt den Fall aus, der bearbeitet werden soll, und steht für Fragen zum Ablauf zur Verfügung.

Die Gruppe wählt sich eine Leitung, die z. B. interveniert, wenn der Diskussionsprozess unergiebig ist oder der Zeitrahmen deutlich überschritten wird. Auch wenn sie den Lernprozess für wenig effektiv hält, kann sie Stellung beziehen, wobei sie darauf achten sollte, dass die gesamte Gruppe dazu das letzte Wort hat. Außerdem muss ein Protokollant bestimmt werden, der die Ergebnisse des Brainstormings, der Diskussionen usw. aufschreibt.

Das Problemorientierte Lernen trägt dazu bei, dass sich die Auszubildenden Wissensinhalte selbst erschließen und im Diskussionsprozess in der Gruppe zu einer Lösung komplexer Problemstellungen kommen. Dieser Diskussionsprozess kann dazu führen, dass die Auszubildenden ihre subjektiven Theorien hinterfragen

Unter dem Begriff »subjektive Theorien« versteht man das handlungsleitende Vorwissen eines Menschen. Diese Vorerfahrungen stoßen in komplexen Pflegesituationen oft an Grenzen und es ist Teil des Lernens, sie zu erweitern und anzupassen (vgl. Schwarz-Govaers, 2010).

4.3.11 Ausbildungsstation

Eine besonders gute Vorbereitung auf die Examenssituation erfahren die Auszubildenden, wenn sie die Möglichkeit haben, auf einer Ausbildungs- oder Schulstation zu arbeiten. Zum Beispiel wird für die Dauer von drei Wochen eine Station verantwortlich von den Auszubildenden eines Ausbildungskurses geführt. Die Examinierten sind während dieser Zeit in der Rolle der Beobachter und Berater tätig. Der Praxisanleiterin fällt die Rolle der Mitwirkung bei der Umsetzung der Ausbildungsstation zu.

Die Koordination und Organisation aller anfallenden Tätigkeiten und Aufgaben obliegt der Verantwortung der Auszubildenden. Sie vertiefen in dieser Zeit alle bisher erworbenen Lerninhalte, lernen eigenständiges, verantwortliches Handeln und erweitern ihre Kompetenzen.

Bevor eine Ausbildungsstation praktisch umgesetzt werden kann, gilt es, die Rahmenbedingungen zu klären und umfassende Festlegungen zu treffen. Dazu gehören z. B.:

- Auf welcher Station und in welchem Zeitraum soll die Ausbildungsstation stattfinden?

- Welche Kenntnisse und welche Fertigkeiten benötigen die Auszubildenden, um eigenverantwortlich arbeiten zu können? Vorbereiten der Theorie- und Praxisunterrichte durch Lehrer und Praxisanleiterinnen und eventuell durch weitere Mitarbeiter der entsprechenden Station
- Welche besonderen Hilfestellungen benötigen die Auszubildenden, z. B. Fachliteratur und Informationsordner?
- Alle einrichtungsspezifischen Fragen müssen mit der Leitung des Pflegedienstes und ggf. des zuständigen medizinischen Dienstes geklärt werden. Dazu gehören Kompetenzbereiche, Informationen an andere Berufsgruppen und an die Pflegeempfänger bzw. ihre Angehörigen.

Bevor eine Ausbildungsstation startet, empfiehlt sich eine Hospitation eines solchen Modells in einem Krankenhaus, das bereits über Erfahrungen mit Schulstationen verfügt. Außerdem sollte eine Handreichung zur Umsetzung einer Ausbildungsstation erstellt werden, die alle wichtigen Organisationsschritte aufnimmt und Hilfestellungen enthält.

Eine besondere Form der Ausbildungsstation stellt die interprofessionelle Station dar. Dabei betreuen Auszubildende bzw. Studierende der Pflege, der Medizin und eventuell noch anderer Berufe den Bereich. Dieses Lernen im interprofessionellen Team hat viele Vorteile und führt u. a. zu einem größeren Verständnis für die Berufssituation der anderen Professionen (vgl. Heeser, 2021).

Ausbildungsstationen können den Auszubildenden einen großen Motivationsschub geben. Sie bekommen einen tieferen Einblick in die Abläufe und Zuständigkeiten des Stationsbetriebs, übernehmen Verantwortung und lernen Fertigkeiten, die sie bisher nicht übernehmen konnten. Darüber hinaus kann mit einer Ausbildungsstation auch Werbung betrieben werden, um Interessenten an eine Einrichtung oder eine Pflegeschule zu binden.

4.4 Organisationshilfen für die Praxisanleitung

Neben den bereits in vorangegangenen Kapiteln beschriebenen Faktoren beeinflussen auch Organisationshilfen den Anleitungsprozess. Hierbei handelt es sich um Elemente, die die praktische Anleitung ergänzen, erweitern und vereinfachen sollen. Der Kreativität der Praxisanleiterin sind dabei kaum Grenzen gesetzt. Die Entwicklung von derartigen Hilfsmitteln sollte dabei jedoch stets unter der Fragestellung betrachtet werden, welches Ziel mit dieser Idee erreicht werden soll. Im nachfolgenden Kapitel werden einige dieser Organisationshilfen in Form von exemplarischen Anregungen für die Gestaltung des Anleitungsalltags vorgestellt. Die Entwicklung dieser Hilfen erfolgt individuell und berücksichtigt die Gegebenheiten in der Pflegeeinrichtung. Dadurch eignen sich diese Organisationshilfen sehr gut, um die Besonderheiten des jeweiligen Bereichs darzustellen und diese auch der Auszubildenden bewusst zu machen.

4.4.1 Das Handbuch für den Pflegebereich

Das Handbuch ist ein Leitfaden, der die Auszubildende über alles informiert, was sie als neue Mitarbeiterin wissen muss. Zugleich ist es dazu gedacht, die Einarbeitungs- und Orientierungsphase auf der neuen Station oder im neuen Pflegebereich zu erleichtern, indem ein Einblick in die spezifischen Besonderheiten des Einsatzgebiets gewährt wird. Es ist zum selbstständigen Lesen konzipiert und kann der Auszubildenden – insbesondere in Zeiten erhöhten Arbeitsaufkommens oder dünner Personaldecke, die oft nur wenig Zeit für eine direkte Anleitung lassen – eine wichtige Unterstützung geben.

Es darf nicht die persönliche Anleitung ersetzen, kann jedoch wichtige Zusatzinformationen vermitteln. Das Handbuch sollte von der Auszubildenden eigenständig durchgelesen bzw. durchgearbeitet werden. Zugleich sollte es immer wieder Gegenstand in Gesprächen zwischen der Auszubildenden und der Praxisanleiterin werden, um sicherzustellen, dass die Inhalte verstanden wurden. Gleichzeitig bieten solche Gespräche die Gelegenheit, Fragen aufseiten der Auszubildenden zu beantworten und bestimmte Inhalte des Leitfadens zu vertiefen. So eingesetzt, stellt das Handbuch eine wichtige Unterstützung des gesamten Anleitungsprozesses dar.

Form des Auszubildendenhandbuchs

Die Form des Auszubildendenhandbuchs sollte so gewählt werden, dass die Erstellung und Vervielfältigung mit einem möglichst geringen Zeit- und somit auch Arbeitsaufwand erfolgen kann. Es sollte daher ein kopierfähiges Format (DIN A4) gewählt werden. Als Bindung empfiehlt sich, je nach Kopienstärke, ein Ringordner oder Schnellhefter. Diese haben den Vorteil, dass später hinzugekommene Inhalte problemlos eingefügt werden können und die Auszubildende eigene Ergänzungen vornehmen und einheften kann. Die Erstellung sollte digital erfolgen, damit jederzeit auf die abgespeicherten Ergebnisse zugegriffen werden kann und notwendig gewordene Veränderungen und Aktualisierungen ohne hohen Arbeitsaufwand vorgenommen werden können.

Auch hinsichtlich des Layouts sollte sich die Praxisanleiterin Gedanken machen. Hierbei hilft vielleicht die Antwort auf die Frage, wie das Auszubildendenhandbuch aus eigener Sicht gestaltet sein sollte, um Lust zum Lesen zu erwecken. Das Handbuch sollte visuelle Ankerreize bieten, z. B. durch Zeichnungen aufgelockert sein. Bei der Darstellungsform sollte zudem berücksichtigt werden, ob jede im Einsatz befindliche Auszubildende ein eigenes Exemplar erhält, das sie auch nach Einsatzende behalten darf, oder ob es lediglich leihweise zur Verfügung steht.

In beiden Fällen sollten mehrere Exemplare vorhanden sein, da sich meistens mehrere Auszubildende zeitgleich auf der Station befinden. Es sollte der Auszubildenden in jedem Fall ermöglicht werden, das Handbuch nach Dienstschluss mit nach Hause zu nehmen. So erhält sie die Chance, bestimmte Inhalte nochmals in Ruhe nachzulesen und kann so eher in das neue Fachgebiet des neuen Einsatzortes hineinfinden.

Inhalte des Auszubildendenhandbuchs

Egal ob das Auszubildendenhandbuch von einer Mitarbeiterin allein oder im Team erstellt wird – es sollte auf jeden Fall gemeinsam überlegt werden, welche Inhalte für die Darstellung des Pflegealltags als wichtig erachtet werden. Als Anregung für die Zusammenstellung von Inhalten werden exemplarisch die groben Inhalte eines Auszubildendenhandbuchs in einer für die Anordnung im Handbuch sinnvoll erscheinenden Reihenfolge vorgestellt:

- *Deckblatt:* Name der Pflegeeirichtung und des Einsatzbereichs, Titel des Handbuchs. Bei der Gestaltung des Deckblatts sollte darauf geachtet werden, dass es optisch ansprechend wirkt.
- *Vorwort:* Hier bietet sich die Gelegenheit, die Auszubildende freundlich zu begrüßen und die Intention des Handbuchs zu vermitteln. Abschließen kann das Vorwort mit Wünschen für einen guten Anfang im Einsatzbereich und einem positiv verlaufenden Einsatz.
- *Inhaltsverzeichnis*: Das Inhaltsverzeichnis gibt Aufschluss über alle in das Handbuch aufgenommenen Aspekte. Es sollte dezimalklassifikatorisch die jeweilige Kapitelüberschrift anführen. Die Kapitelangaben sollten so gewählt sein, dass sie grobe Inhalte erkennen lassen.
- *Nähere Angaben zum Einsatzbereich*: Fachgebiet, Bettenzahl und durchschnittliche Belegung, Anzahl und Qualifikation der Mitarbeiterinnen. Dieser Aspekt sollte nicht zu detailliert erfolgen. Es ist nicht unbedingt notwendig, alle Mitarbeiter namentlich und mit entsprechender Qualifikation vorzustellen, da das therapeutische Team eines Pflegebereichs einer hohen Fluktuation unterliegt und somit ständige Änderungen dieses Abschnitts nötig wären. Die Auszubildende soll lediglich einen groben Überblick vermittelt bekommen. Die Ansprechpartner für die jeweiligen Belange (z. B. Praxisanleiterin für die Anleitung, Stationsleitung als die für Dienstplanwünsche zuständige Person) sollten der Auszubildenden besser persönlich vorgestellt werden.
- *Eine Auflistung der häufigen Krankheitsbilder* der Patienten einer Station in alphabetischer Reihenfolge ist im Falle eines Krankenhauses sinnvoll. Man sollte sich dabei auf wesentliche Inhalte beschränken und v. a. diejenigen Aspekte herausarbeiten, die Auswirkungen auf das pflegerische Vorgehen haben. Es sollte unbedingt darauf geachtet werden, dass dabei die Besonderheiten des Fachgebiets dargestellt werden. Im Bereich der Langzeitpflege kann es ebenfalls krankheitsbezogene Schwerpunkte geben. Zum Beispiel kann auf häufige Alterskrankhei-

ten (Herzinsuffizienz, Arthrose, Diabetes Mellitus, Demenz) verwiesen werden.

- *Erläuterung des Pflegeverständnisses und der Arbeitsweise*, die der Arbeit im Pflegebereich zugrunde liegen. Es ist für die Auszubildende hilfreich, wenn sie weiß, mit welchem Verständnis (z. B. Pflegeverständnis von Dorothea Orem) und unter welchen Schwerpunkten (z. B. Zimmer- und Bezugspersonenpflege) gepflegt wird. Hierdurch erhält sie Anregungen, das eigene Pflegeverständnis zu überdenken und es mit dem der Station zu vergleichen.
- *Tagesablauf der Station*: Durch die Beschreibung des Tagesablaufs lassen sich Besonderheiten der Station bzw. des Einsatzbereiches wie z. B. Essens-, Visite- und Übergabezeiten sowie Zeiten, in denen schwerpunktmäßig reine pflegerische Aufgaben erledigt werden, herausarbeiten. Es ist hilfreich, den einzelnen Aufgaben Uhrzeiten als grobe Richtlinien zuzuordnen. Dadurch kann die Auszubildende eher abschätzen, bis zu welchem Zeitpunkt sie bestimmte Aufgaben erledigt haben sollte. Ein derartiger Ablaufplan sollte für jede Schicht, d. h. für den Früh-, Spät- und Nachtdienst, gesondert erstellt werden.
- *Pflegedokumentation und Kurvenführung*: Beispiele der Kurvenführung und Pflegedokumentation sollten hier eingefügt werden. Hierzu kann man eine besonders gut geführte Originalkurve und den Pflegedokumentationsteil eines Pflegeempfängers, inklusive der Pflegeplanung, fotokopieren. Aus Datenschutzgründen müssen der Name und die Adresse unleserlich sein.
- Bei operativen Stationen im Krankenhaus empfiehlt es sich zudem, grundsätzliche *Operationsvorbereitungen*, unterteilt nach den am häufigsten vorkommenden Operationen, einzufügen.
- *Literaturhinweise:* Bibliografieangaben dienen dazu, das Handbuch abzurunden und der Auszubildenden, sofern von ihr gewünscht, Anregungen zum weiteren Nachdenken und/oder Nachlesen zu geben.

4.4.2 Auszubildendenblitzlicht

Der häufige Personalwechsel durch den Schichtdienst bringt es mit sich, dass die Anleitung der Auszubildenden oft nicht kontinuierlich durch eine Praxisanleiterin erfolgen kann. Mehrere Personen sind an der Anleitung beteiligt. Auf den meisten Stationen sind zudem gleichzeitig mehrere Auszubildende eingesetzt. Um jede Auszubildende mit ihren Stärken und Schwächen im Blick zu behalten, sollte ein regelmäßiger Austausch zwischen den Praxisanleiterinnen erfolgen. Eine Organisationshilfe kann das sogenannte Auszubildendenblitzlicht sein. Einmal in der Woche, im Anschluss an die Übergabe, treffen sich alle Praxisanleiterinnen einer Station zu einem Gespräch über die zu diesem Zeitpunkt auf der Station eingesetzten Auszubildenden. Gemeinsam wird jede Auszubildende in den Blick genommen: Ihre Lernfortschritte, ihre Defizite und der Gesamteindruck werden besprochen und stichwortartig schriftlich fixiert.

Außerdem kann die eigene Befindlichkeit in diesem Zusammenhang reflektiert werden.

4.4.3 Anleitungskarten

Anleitungskarten stellen – ebenfalls stichwortartig – den Anleitungsprozess für eine bestimmte Tätigkeit dar. Sie dienen dazu, den Prozess der Anleitung durch vorgefertigte Anregungen zu vereinfachen. Des Weiteren sollen sie Pflegehandlungen vereinheitlichen, um sicherzustellen, dass jede Mitarbeiterin sie auf die gleiche Art und Weise durchführt. Sie stehen in unmittelbarem Zusammenhang mit *Pflegestandards* (► Kap. 4.4.4). Insbesondere für die noch ungeübte Praxisanleiterin stellen sie eine hilfreiche Unterstützung dar. Trotz der Anleitungskarten wird die Auszubildende die Anleitungssituation als individuell auf sie zugeschnitten erleben, da sie durch die jeweilige Persönlichkeit ihrer Praxisanleiterin und dem Pflegeempfänger, an dem die Pflegehandlung ausgeführt wird, eine eigene Prägung erhält.

Form der Anleitungskarten

Die Form der Anleitungskarten sollte so gewählt werden, dass die Erstellung und Vervielfältigung mit einem möglichst geringen Zeit- und somit auch Arbeitsaufwand erfolgen kann. Die verschiedenen Anleitungen sollten alle in derselben Weise gegliedert sein. So wird die Orientierung für die Praxisanleiterin erleichtert und sie kann sich mithilfe der Anleitungskarten mit der Zeit ein Anleitungsraster in Form von Schritten, die bei jeder Anleitung vorkommen sollten, erarbeiten.

Ein handliches Format, d. h. nicht größer als DIN A5, bietet sich an, damit die Karten überall mitgenommen werden können. Außerdem sollten sie von einer wasser- und schmutzabweisenden Schutzhülle umgeben, z. B. laminiert sein. Damit jederzeit auf sie zugegriffen werden kann, ist es günstig, die Anleitungskarten in einer passenden Box aufzubewahren.

Inhalte der Anleitungskarten

Anleitungskarten sollten grundsätzlich von mehreren Personen erstellt, zumindest aber überprüft werden. Für Tätigkeiten, die in der gesamten Institution (Krankenhaus, Pflegeheim, ambulante Pflegeeinrichtung) durchgeführt werden, sollten sich mehrere Pflegepersonen verschiedener Abteilungen zusammenfinden und die Schwerpunkte der jeweiligen Anleitungstätigkeit herausfiltern. Hilfreich ist es zudem, wenn zusätzlich je ein Vertreter der Pflegedienstleitung und der Pflegeschule mitwirken. Auf diese Weise kann sichergestellt werden, dass sich die vermittelten Inhalte mit den Vorgaben der Theorieausbildung decken. Als Anregung für die Gestaltung von Anleitungskarten wird nachfolgend eine in diese Form gefasste Tätigkeit dargestellt.

Tab. 6: Beispiel einer Anleitungskarte – Anleitung zur Ganzkörperwaschung eines Pflegeempfängers (eigene Zusammenstellung)

Lernziele	Lerninhalte	Methoden
Die Auszubildende soll Hintergründe zur Ganzkörperwaschung kennen: • Bedeutung der eigenen Körperhygiene erkennen • Methoden im Bett und am Waschbecken kennen • Ressourcen und Probleme des Pflegeempfängers berücksichtigen	• Was bedeutet waschen und kleiden für mich, was ist wichtig? • Wann wird welche Methode angewendet (Standard)? • Wie viel Unterstützung benötigt welcher Pflegeempfänger? • Wie können Ressourcen erkannt und genutzt werden? • Wie kann erreicht werden, dass der Pflegeempfänger die Körperpflege als angenehm empfindet?	• Impulsfrage an die Auszubildende am Tag vor der Anleitung, Austausch dazu • Erarbeitendes Gespräch anhand der Pflegestandards • Fallbeispiele zu waschender Pflegeempfänger durchsprechen, um die individuellen Probleme und Ressourcen für diese Tätigkeit hervorzuheben • Benötigte Pflegeutensilien und Materialien durchsprechen und gemeinsam zurechtlegen
Die Auszubildende soll die Ganzkörperwaschung selbstständig vorbereiten, durchführen und nachbereiten können.	• Vorbereitung des Pflegeempfängers, der Pflegeperson und des Materials nach Standard • Durchführung nach Standard • Nachbereitung inklusive Dokumentation	• Die Anleiterin demonstriert alle Schritte der Tätigkeit, die Auszubildende schaut zu und erhält einen Beobachtungsauftrag. • Anschließend Austausch über Beobachtungen, Klärung möglicher Fragen • Möglichkeit zum nochmaligen Zusehen anbieten, dabei Assistenz durch die Auszubildende, Nachgespräch • Auszubildende Tätigkeit eigenständig durchführen lassen. Tätigkeit überprüfen, Tipps und Tricks vermitteln
Die Auszubildende soll lernen, wie diese Tätigkeit unter Beachtung des Schamgefühls und der Intimsphäre des Pflegeempfängers durchgeführt werden kann: • Sie soll die Bedürfnisse des jeweiligen Pflegeempfängers	• Welche Regionen des Körpers gehören zur Intimsphäre des Menschen? • Welche Berührungsart wird als angenehm bzw. unangenehm erlebt? • Wie können Bedürfnisse erkannt werden?	• Schematische Zeichnung des Menschen bereithalten, Auszubildende Zonen der eigenen Intimsphäre einzeichnen lassen • Auszubildender mit nassem Waschlappen am Arm »entlangfahren«, verschiedene Berührungsreize wählen

Lernziele	Lerninhalte	Methoden
erkennen und beachten.		• Feedback über Wahrnehmungen am Pflegeempfänger, Tipps und Tricks
Die Auszubildende soll während der Ganzkörperwaschung Krankenbeobachtung betreiben, Veränderungen wahrnehmen, an examinierte Pflegeperson weiterleiten und Wahrnehmungen dokumentieren können.	• Welche Aspekte der Krankenbeobachtung haben bei der Körperpflege einen hohen Stellenwert (z. B. Haut)? • Wie soll was wo dokumentiert werden?	• Auszubildende erhält bei jeder Körperpflege einen bestimmten Beobachtungsauftrag, soll Auffälligkeiten der Anleiterin mitteilen • Dokumentationssystem grob erklären; vermitteln, wo welcher Aspekt dokumentiert werden muss

Tab. 6:
Beispiel einer Anleitungskarte – Anleitung zur Ganzkörperwaschung eines Pflegeempfängers (eigene Zusammenstellung) – Fortsetzung

4.4.4 Pflegestandards

Da Pflegestandards die Qualität der Pflege präzise festlegen, stellen sie eine konkrete Hilfe für den Anleitungsalltag dar. Der Praxisanleiterin liefern die Pflegestandards konkrete Angaben zur Anleitungsgestaltung, da sie genau definieren, auf welche Weise mit welchen Mitteln welches Ziel erreicht werden soll. Die Auszubildende wiederum kann mithilfe von Pflegestandards selbstständig bereits vermittelte und angeleitete Tätigkeiten vertiefen. Besonders wenn sie eine Aufgabe bereits lange nicht mehr ausgeführt hat, kann sie mit Pflegestandards ihr noch vorhandenes Wissen überprüfen und ggf. ergänzen. Allerdings muss der Einsatz wohl überlegt erfolgen, da ein ständiges Arbeiten mit Standards das eigenständige Denken und Handeln der Schülerin hemmt.

Form der Pflegestandards

Die Form der Pflegestandards sollte so gewählt werden, dass die Erstellung und Vervielfältigung mit einem möglichst geringen Zeit- und somit auch Arbeitsaufwand erfolgen kann. Die verschiedenen Pflegestandards sollten alle in der gleichen Weise gegliedert sein, um die Orientierung für die Auszubildenden und Praxisanleitenden zu erleichtern. Es sollte ein handliches Format gewählt werden, d. h. nicht größer als DIN A5, damit die Karten überall mitgenommen werden können. Außerdem sollten sie von einer wasser- und schmutzabweisenden Schutzhülle, z. B. laminiert, umgeben sein. Damit jederzeit auf sie zugegriffen werden kann, sollten die Pflegestandards in einer passenden Box aufbewahrt werden. Zum Thema Expertenstandards in der Pflege ► Kap. 8 »Pflegewissenschaft und Praxisanleitung«.

Inhalte der Pflegestandards

Pflegestandards sollten grundsätzlich von mehreren Personen erstellt, zumindest aber überprüft werden. Für Tätigkeiten, die im gesamten Krankenhaus durchgeführt werden, sollten sich mehrere Pflegepersonen verschiedener Fachabteilungen zusammenfinden und die Schwerpunkte der jeweiligen im Standard zu erfassenden Tätigkeit herausfiltern. Hilfreich ist es zudem, wenn zusätzlich je ein Vertreter der Pflegedienstleitung und der Pflegeschule mitwirken. Auf diese Weise kann sichergestellt werden, dass sich die dargestellten Inhalte und die Vorgehensweise mit den Vorgaben der Theorie decken. Wenn Pflegestandards eingesetzt werden, so müssen allen an der Umsetzung beteiligten Personen nachfolgende Grundsätze bewusst sein und für alle als verbindlich gelten:

- Alle Personen, die in der Pflege des jeweiligen Krankenhauses tätig sind, müssen den Standard in seiner Anwendung als verbindlich ansehen und umsetzen.
- Wenn vom Standard abgewichen wird, so muss dies im entsprechenden Dokumentationssystem schriftlich begründet werden.
- Die Ergebnisse müssen stets überprüfbar sein.
- Es muss sichergestellt werden, dass die Standards mindestens einmal jährlich überprüft und bei Bedarf aktualisiert werden.

4.4.5 Anleiterarbeitskreis

Wer Auszubildende anleitet, wird mit vielen neuen Fragestellungen und Inhalten konfrontiert. Gerade anfangs verunsichern diese Aspekte viele Praxisanleiterinnen und sie wünschen sich Ansprechpartner, mit denen sie ihre Gedanken zum Thema Anleitung austauschen können. Die Mitarbeiterinnen der eigenen Station sind hierfür meistens nicht die geeigneten Austauschpartner, da sie unmittelbar am Anleitungsprozess beteiligt sind und daher potenzielle Probleme nicht neutral analysieren können. Hinzu kommt noch, dass die Kolleginnen vielleicht selbst die Ursache für Frage- und Problemstellungen sind, insbesondere dann, wenn sie eine völlig andere Einstellung zur Anleitung von Auszubildenden haben und beispielsweise den erforderlichen Zeiteinsatz kritisieren.

Es ist daher hilfreich, wenn eine Praxisanleiterin kompetente Ansprechpartner auf einer anderen Ebene findet. Diesbezüglich empfiehlt sich ein formeller Austausch mit anderen Praxisanleiterinnen. Zu diesem Zweck können die Namen der Praxisanleiterinnen über die Pflegedienstleitungen erfragt und ganz gezielt Kontakt zu ihren Kolleginnen gesucht werden. Mit diesen kann sich die Praxisanleiterin unbefangen über mögliche Probleme austauschen und gemeinsam überlegen, wie die entsprechende Situation besser gestaltet werden könnte. Sie erfährt dabei einen sozialen Rückhalt und erhält neue Impulse für die Anleitungsgestaltung.

Ein organisierter Austausch, bei dem auch ganz gezielt die Anleitefähigkeiten weiterentwickelt werden können, stellen regelmäßige Treffen in einem während der Arbeitszeit stattfindenden Arbeitskreis dar. In diesem Arbeitskreis sollten sich alle hauptsächlich für die Ausbildung zuständigen Personen treffen. Hierzu gehören sowohl alle Praxisanleiterinnen innerhalb des Krankenhauses als auch die für die Praxisbegleitung zuständigen Lehrerinnen und die Pflegedienstleitung. Durch die Vertreter der auf verschiedenen Ebenen an der Ausbildung beteiligten Personen kann die Anleitung unter verschiedenen Blickwinkeln betrachtet und das Konzept des Hauses weiterentwickelt werden.

Die Häufigkeit und Dauer solcher Treffen sollte sich am jeweiligen Bedarf orientieren. Sinnvoll ist es auf jeden Fall, ein gewisses Raster zu erarbeiten und den Austausch anhand von Tagesordnungspunkten zu pflegen. Um die Teilnehmenden und deren Ideen für die Anleitung kennenzulernen, empfiehlt es sich, anfangs eine aktuelle Austauschrunde durchzuführen. In dieser sollte jede vom aktuellen Stand der Anleitung berichten. Anschließend bietet sich die Bearbeitung spezieller Themen an, bei denen eine Vereinheitlichung für die gesamte Einrichtung gewünscht wird, z. B. die Erarbeitung von Anleitungshandbüchern. Die Vorbereitung dieser Treffen kann im Rotationsprinzip stattfinden. Auf diese Weise ist gewährleistet, dass alle Ebenen gleichermaßen beteiligt sind und die jeweiligen speziellen Interessen berücksichtigt werden. Ein solch breit angelegter Informationsaustausch fördert die Motivation und die Weiterentwicklung einer gut organisierten und begleiteten Anleitung.

4.5 Dokumentation der Anleitung

Eine Veränderung des Pflegeberufegesetzes gegenüber der bisherigen Pflegegesetzgebung besteht darin, dass eine Mindestanleitungszeit während der praktischen Einsätze vorgegeben wird.

> »Die Praxisanleitung erfolgt im Umfang von mindestens 10 Prozent der während eines Einsatzes zu leistenden praktischen Ausbildungszeit, geplant und strukturiert auf der Grundlage des vereinbarten Ausbildungsplanes.« (PflAPrV § 4 Absatz 1) §

Das zieht für die ausbildenden Einrichtungen eine Dokumentationsverpflichtung nach sich. Ein Dokumentationsformular muss eine zeitlich präzise Erfassung von Anleitungen ermöglichen. Diese Anleitungen sind in der Regel Aufgabe der ausgebildeten Praxisanleiterinnen (► Kap. 2.2). Da die Dokumentation einerseits Nachweis für die Ausbildungseinrichtung ist, andererseits aber auch für die Auszubildenden ein Ausbildungsnachweis (§ 3 PflAPrV) darstellt, müssen Praxisanleiterin und Auszubildende die dokumentierten Anleitungen unterschreiben.

Was genau sind aber Anleitungen, die dokumentiert werden können? Nach der Ausbildungs- und Prüfungsverordnung zählt dazu das, was »geplant und strukturiert auf der Grundlage des vereinbarten Ausbildungsplanes« (PflAPrV § 4 Absatz 1) durchgeführt wird. Somit kann das Mitnehmen der Auszubildenden während der üblichen Tätigkeiten, sofern es nicht Teil der Ausbildungsplanung ist, nicht als Ausbildungszeit gewertet werden. Anleitung im Sinne der PflAPrV setzt voraus, dass die Praxisanleitung Teil des Anleitungskonzepts ist. Sie erfolgt also nicht spontan oder nebenher. Tätigkeiten der Praxisanleiterin, die ungeplant, im Vollzug der üblichen Arbeit stattfinden, sind dadurch nicht sinnlos. Auszubildende profitieren davon meistens sehr. Sie fallen aber nicht unter die »10%-Regelung«. Das Gleiche gilt für Anleitungen, die Kolleginnen durchführen, die keine Praxisanleiterinnen sind. Ihre Fachexpertise ist für die Auszubildenden ausgesprochen wichtig, fällt aber nicht unter die Regelung des § 4 der PflAPrV.

Anleitungen finden nicht nur »Face to Face« statt. Manche Formen der Anleitung, z. B. die Leittextmethode, setzen auch auf selbstgesteuertes Lernen der Auszubildenden. Hier gilt, dass die Praxisanleiterin den Arbeitsprozess initiieren, begleiten und kontrollieren muss, also bei Bedarf auch ansprechbar ist. Außerdem müssen auch diese Anleitungen Teil des Ausbildungsplans sein, also mit Auszubildenden eines bestimmten Ausbildungsstandes üblicherweise durchgeführt werden. Die Anleitungen mit Selbststeuerungsanteil sollen nicht als Lückenfüller dienen, wenn keine Zeit zur Anleitung vorhanden ist. Für Aufgaben, die von Auszubildenden teilweise selbstgesteuert durchgeführt werden, müssen realistische Bearbeitungszeiten festgelegt werden. Sind alle Voraussetzungen erfüllt, können auch diese Anleitungen dokumentiert werden.

Die Dokumentation von Anleitungen ist auch aus rechtlicher Perspektive notwendig. Eine Praxisanleiterin muss nachvollziehen können, ob praktische Tätigkeiten bereits angeleitet wurden. Diese Dokumentation ist eine der Voraussetzungen, um Auszubildende selbständig arbeiten zu lassen (► Kap. 5.6). Und schließlich dient die Dokumentation allen an der Ausbildung Beteiligten – Praxisanleiterinnen, Kollegen im Arbeitsbereich und Lehrern an den Pflegeschulen – als wichtige Informationsquelle.

4.6 Anleitung studierender Auszubildender

Die Frage, ob es neben der klassischen Pflegeausbildung einen hochschulischen Weg zu einem Pflegeabschluss geben soll, wurde bis zum Inkrafttreten des neuen Pflegeberufegesetzes kontrovers diskutiert. Der Wissenschaftsrat, ein Gremium, das das Wissenschaftssystem Deutschlands weiterentwickeln soll, hat in einer 2012 ausgesprochenen Empfehlung gefordert, dass 10–20 % der Pflegenden einen Studienabschluss haben sollen. Im Pflegeberufegesetz ist ein primärqualifizierender Studiengang auf Bachelorniveau vorgesehen. Die Unterschiede zu Pflegeausbildungsgängen sollen dabei im Grad der Komplexität der Pflegesituationen liegen, die die studierten Absolventen bewältigen müssen. Die hochkomplexen Situationen sollen auf wissenschaftlicher Grundlage geplant und gestaltet werden (vgl. Hackl, 2020).

Die Aufgabe der Pflegewissenschaft, und somit auch der Studierenden im Pflegeberuf, ist in der Berufspraxis darauf ausgerichtet, »Fragestellungen aus der Praxis zu identifizieren und zukunftsfähige, evidenzbasierte Lösungen zu entwickeln. Es geht darum mittels Methoden, die einer wissenschaftlichen Überprüfung standhalten, Leitlinien und Konzepte für komplexes Pflegehandeln zu erarbeiten und damit zum multidisziplinären Dialog adäquat und selbstbewusst beizutragen« (Hackel, 2020, S. 3).

Hohe Komplexität der Pflege und Wissenschaftsbezug sind also zwei wichtige Stichpunkte im Zusammenhang mit Studierenden. Für die Praxisanleitung bedeutet das, dass für die Bewältigung der hochkomplexen Situationen umfangreiche Berufserfahrung, viel Fachwissen und analytische Fähigkeiten vorhanden sein müssen. Gleichzeitig wird gefordert, dass Praxisanleiterinnen auch über das wissenschaftliche Instrumentarium verfügen müssen, um den Anforderungen gerecht werden zu können. In der PflAPrV findet sich folgende Formulierung:

§ 31 Durchführung der hochschulischen Pflegeausbildung §

»(1) Die Hochschule gewährleistet über schriftliche Kooperationsverträge mit den Einrichtungen die Durchführung der Praxiseinsätze und stellt damit sicher, dass sie in angemessenem Umfang eine Praxisanleitung entsprechend den Vorgaben des modularen Curriculums der Hochschule durchführen. Die Praxisanleitung erfolgt durch geeignetes, in der Regel hochschulisch qualifiziertes Pflegepersonal. Die Länder können weitergehende Regelungen treffen. Sie können bis zum 31. Dezember 2029 auch abweichende Anforderungen an die Eignung der Praxisanleiterinnen und Praxisanleiter zulassen.« (PflAPrV § 31 Absatz 1)

Die Praxisanleitung von Studierenden sollte also von Praxisanleiterinnen mit eigener Hochschulqualifikation erfolgen. Da nur wenige Praxisanleiterinnen diese Qualifikation haben, können die Länder in einer Übergangsfrist bis 2029 auch andere Regelungen finden. Eine Möglichkeit, um Berufserfahrung und wissenschaftliche Kompetenzen miteinander zu verbinden, könnten wissenschaftliche Weiterbildungen der Hochschulen für Praxisanleiterinnen sein.

Natürlich benötigen Studierende, genauso wie Auszubildende, Hilfestellungen und Anleitungen zum Einstieg in die Berufspraxis. Zumindest zu Beginn der jeweiligen Berufswege dürfte es wenig Unterschiede geben. Und was Studierende ebenso benötigen wie Auszubildende ist wohlwollende Unterstützung und Akzeptanz.

4.7 Haftungsrecht und Praxisanleitung

Als Praxisanleiterin stellen Sie sich eventuell besorgt die Frage, inwieweit Sie für die Handlungen der Auszubildenden haftbar gemacht werden können. Die Aussage, als Praxisanleiterin stünde man grundsätzlich »mit einem Bein im Gefängnis« ist stark übertrieben, kann Anleiterinnen aber verunsichern.

Die Problematik rund um die Haftung bei der praktischen Ausbildung wird vom Haftungsrecht behandelt. Das Haftungsrecht kümmert sich darum, wer im Schadensfall haftet (die Institution, die Vorgesetzten, die Anleiterin, die Auszubildende usw.), welche Rechtsgrundlage relevant ist (Strafrecht, Zivilrecht usw.), nach welchen Kriterien Recht gesprochen wird (Vorsatz, Fahrlässigkeit), welche pflegerischen Pflichten eine Rolle spielen, wer im Schadensfall was beweisen muss und wie das geschieht.

Die Haftung von Anleiterinnen ist üblicherweise Gegenstand des Zivilrechts. Das heißt, dass es im Fall eines Schadens, den eine Auszubildende verursacht hat, um einen Ausgleich in Form von Schmerzensgeld geht. Der zugrundeliegende Haftungsgrund ist die Fahrlässigkeit. Praxisanleiterinnen können dann haften, wenn Auszubildende Pflegetätigkeiten in ihrem Auftrag ausführen. Dabei sind zwei unterschiedliche Ausgangslagen zu berücksichtigen: Während einer Anleitungssituation haftet in der Regel die Praxisanleiterin auch für die Handlungen der Auszubildenden. Das trifft nicht nur für die Phase der gezielten Anleitung zu, sondern auch für Übungsphasen, die die Praxisanleiterin begleitet.

Wenn eine Praxisanleiterin davon ausgehen kann, dass die Auszubildende die Tätigkeit beherrscht und sie sie auffordert, die Tätigkeit selbständig durchzuführen, greift die Haftung für »Verrichtungsgehilfen«.

Im Bürgerlichen Gesetzbuch ist im § 831 Folgendes geregelt: Grundsätzlich haftet der Vorgesetzte, der einem Mitarbeiter einen Auftrag gegeben hat. Er haftet dann nicht, wenn er sich bei der Auswahl, der Leitung und der Überwachung richtig verhalten hat (ALÜ-Entlastung).

- Die *Auswahl*: Der Mitarbeiter (in unserem Fall die Auszubildende) muss über die formelle und materielle Qualifikation verfügen, um eine Tätigkeit ausführen zu können. Die formelle Qualifikation ist ein Ausbildungsnachweis bzw. die Tatsache, dass eine Pflegehandlung im Unterricht behandelt wurde, ein Fortbildungszertifikat, ein Spritzenschein oder ein vergleichbarer Nachweis. Die materielle Qualifikation gilt als noch wichtiger als die formelle. Der Mitarbeiter muss nachweisbar in der Lage sein, die Tätigkeit durchzuführen. Das lässt sich z. B. in Erfahrung bringen, wenn er bei der Durchführung der Tätigkeit beobachtet wird.
  Für die Praxisanleitung bedeutet das, dass ein Auszubildender eine Pflegetätigkeit bereits in der Schule unterrichtet bekommen haben muss, um die formelle Qualifikation nachweisen zu können. Ist das nicht der Fall, muss die Praxisanleiterin diese Schulungsaufgabe in angemessenem Umfang übernehmen. Die materielle Qualifikation erlangen Auszubildende durch die Praxisanleitung, die auch Übungsphasen beinhaltet. Falls Auszubildende eine Tätigkeit bereits in einem anderen Einsatzgebiet gelernt haben, ist es die Aufgabe der Praxisanleiterin, sich über die Fähigkeiten der Auszubildenden ein Bild zu machen.
- Die *Leitung*: Die Praxisanleiterin steuert die Ausbildungssituation. Sie bespricht mit der Auszubildenden, nach welchen Regeln sie selbständig tätig werden kann und welche Qualitätsmaßstäbe dabei gelten sollen. Ein Ort für diese Leitungstätigkeit stellen die Regelgespräche dar, sie finden also im Erst- und Zwischengespräch statt und können darüber hinaus anlassbezogen immer wieder stattfinden.
- Die *Überwachung*: Praxisanleiterinnen sollen die Pflegequalität der Auszubildenden überwachen und bei Bedarf eingreifen.

Wenn Auswahl, Leitung und Überwachung angemessen stattgefunden haben, die Auszubildende aber trotzdem einen Fehler macht, bei dem ein Pflegeempfänger zu Schaden kommt, ist die Praxisanleiterin entlastet und die Auszubildende haftet.

4.7.1 Die Delegation ärztlicher Tätigkeiten

Wenn ärztliche Tätigkeiten auf Pflegende übertragen werden, spricht man in der Regel von einer vertikalen Arbeitsteilung oder von einer Delegation. Da die Ärzte in den meisten Fällen nicht die Dienstvorgesetzten der Pflegekräfte sind, werden diese Tätigkeiten nicht unmittelbar an eine Pflegekraft delegiert, sondern mittelbar an deren Vorgesetzten, z. B. die Pflegedienstleitung. Diese ist wiederum gegenüber der Pflegekraft weisungsbefugt. In vielen Einrichtungen ist die Delegation ärztlicher Tätigkeiten in Umfang und Form anhand einer schriftlichen Anweisung geregelt. Das bedeutet, dass die verantwortlichen Leitungen die Verantwortung für die Auswahl, Leitung und Überwachung (ALÜ) der Pflegekräfte hinsichtlich der delegierten ärztlichen Tätigkeiten übernimmt. Im Zusammenhang mit der Anleitung von Auszubildenden obliegt diese Aufgabe stellvertretend den Praxisanleiterinnen.

Delegiert werden können nur solche ärztlichen Tätigkeiten, die keine besonderen Gefahren mit sich bringen und nicht in den ureigenen Bereich ärztlicher Tätigkeiten fallen. Das persönliche Handeln des Arztes ist dann nicht erforderlich. Andererseits muss die Person, an die die Tätigkeit delegiert werden soll, dazu qualifiziert sein. Das bedeutet, dass die formelle und die materielle Qualifikation vorhanden sein muss und auch eine angemessene Erfahrung. Eine Übernahme einer delegierten Maßnahme kann und muss verweigert werden, wenn sich die Pflegende oder die Auszubildende nicht in der Lage fühlt, sie gut und sicher durchzuführen. Allerdings ist sie dann in der Regel verpflichtet, die Durchführung zu lernen. Ein Verweigerungsrecht gibt es meistens nicht.

An Auszubildende können in der Regel solche Tätigkeiten delegiert werden, die sie nach ihrem Ausbildungsstand durchführen können. Das gilt auch für die ärztliche Delegation. Es hängt also immer von der potenziellen Gefährlichkeit der Maßnahme, der Qualifikation und der Erfahrung der Auszubildenden ab, was an sie delegiert werden kann und was nicht.

Besonders häufig stellt sich die Frage, ob Auszubildende Injektionen durchführen können. Für die subkutane Injektion ist das grundsätzlich möglich, wenn die oben genannten Voraussetzungen erfüllt sind. Wie bei allen anderen selbständig durchzuführenden Tätigkeiten muss sich die Anleiterin aber in jedem Einsatz zuerst davon überzeugen, dass die materielle Qualifikation vorhanden ist. Das heißt, sie muss kontrollieren, ob die Auszubildende die Technik der Injektion beherrscht.

Daneben hängt die Delegationsfähigkeit auch von der Gefährlichkeit (Siefahrt, 2020, S. 188) des zu injizierenden Medikaments ab. In jedem Fall, auch bei der Injektion von Insulin oder Antikoagulanzien, muss die Auszubildende Grundkenntnisse über das Medikament haben. Gleiches gilt auch für das Anhängen oder Wechseln von Infusionen.

In der Regel ist demgegenüber die Delegation einer intramuskulären Injektion, des Katheterisierens oder der Blutabnahme zur selbständigen Durchführung nur dann möglich, wenn die Situation keine besondere Gefährlichkeit aufweist, die oben genannten Grundsätze berücksichtigt werden und die Auszubildende viel Erfahrung mitbringt. Natürlich können diese Tätigkeiten aber im Rahmen einer Anleitung gezeigt und unter Aufsicht durch Auszubildende durchgeführt werden.

5 Beurteilen und prüfen

Der Auszubildende Thomas Novak ist im ersten Ausbildungsjahr. Er ist bei einem großen Klinikum angestellt und arbeitet jetzt im Pflichteinsatz in einer Langzeitpflegeeinrichtung. Ein Beurteilungsbogen für den Einsatz auf einer Station mit dementen Bewohnern wurde mit der Gesamtnote *ausreichend* bewertet. Das Ergebnis muss nun heute vermittelt werden.

Ein Zwischengespräch hat stattgefunden. Es wurden dabei folgende Kritikpunkte geäußert: Der Auszubildende arbeitet sehr schnell und oberflächlich und vergisst viel. Einige Pflegende haben sich beschwert: Er sei manchmal unfreundlich. Allerdings hat das die Praxisanleiterin noch nicht beobachten können. Der Auszubildende ist sehr an der Medizin interessiert, zeigt aber weniger Interesse für die Pflege.

Die Praxisanleiterin hat letzte Woche eine Anleitung zu dem Thema Gesprächsführung bei dementen Bewohnern durchgeführt. Bei der Auswertung der Anleitung gab es folgende Kritikpunkte:

- Es ist dem Auszubildenden nicht gelungen, auf den Bewohner angemessen einzugehen.
- Er hat Verhaltensauffälligkeiten nicht bemerkt und konnte so auch nicht darauf reagieren.
- Die Kommunikation war sehr oberflächlich und nicht am Bewohner orientiert.

Der Auszubildende konterte damals, dass die Examinierten das auch nicht anders machen würden und er verstehe nicht, warum er jetzt dafür kritisiert werde. Er sei ja angehalten worden, möglichst schnell zu arbeiten. Für lange Gespräche bleibe da keine Zeit.

Der Auszubildende hatte in den ersten zwei Wochen des Einsatzes eine Praxisanleiterin. Diese war seither in Urlaub, krank und in der Gegenschicht. Die Mindestanzahl an Praxisanleitungen ist erreicht. Wie führen Sie als Praxisanleiterin das Beurteilungsgespräch?

Als Praxisanleiterin bewerten Sie die Leistungen von Auszubildenden, schreiben Beurteilungen und nehmen Prüfungen ab. Wenn man die Ausbildung als Weg sieht, dann sollte die Bewertung die Strecke markieren, die die Auszubildenden auf diesem Weg zurückgelegt haben. Dieser Weg hat ein Ziel: die berufliche Handlungskompetenz in der Pflege.

Die Leistungserfassung durch Praxisanleiterinnen gehört zu Ihren Aufgaben und lässt sich aus dem Pflegeberufegesetz und der Ausbildungs- und Prüfungsverordnung ableiten. Auszubildende fair und fachlich angemessen zu beurteilen, ist allerdings nicht einfach. Es bedarf dazu eines allgemein akzeptierten Leistungsmaßstabs und persönlicher Unvoreingenommenheit.

Auszubildende beurteilen heißt auch Verantwortung zu übernehmen. Die Bewertungen spielen für die Auszubildenden als Standortbestimmungen eine Rolle. Sie beeinflussen dadurch auch ihr weiteres Lernverhalten. Sie haben auch Auswirkungen auf den Ausbildungsverlauf. Während der Probezeit können sie für die Entscheidung wichtig sein, ob Auszubildende die Ausbildung fortsetzen können. Die Bewertungen, die in der Praxis gegeben werden, fließen in die Note ein, die nach drei Jahren im Abschlusszeugnis steht. Und schließlich sind die Prüfungsnoten für das Bestehen des Examens relevant.

5.1 Die gesetzlichen Rahmenbedingungen

In der Ausbildungs- und Prüfungsverordnung für Pflegeberufe (PflAPrV) werden im § 6 folgende Aussagen zur Beurteilung und Bewertung in der Praxis getroffen:

- Alle an der Ausbildung beteiligten Einrichtungen erstellen eine »qualifizierte Leistungseinschätzung« (PflAPrV § 6 Absatz 2), die mit den Auszubildenden am Ende des Einsatzes besprochen werden soll. Ob diese Leistungseinschätzung benotet wird, legt der Gesetzgeber nicht fest.
- Am Ende eines jeden Ausbildungsjahrs erhalten die Auszubildenden ein Zeugnis über ihre theoretischen und praktischen Leistungen. Für die praktische Ausbildung wird eine Note gebildet, die von der Pflegeschule im »Benehmen mit dem Träger der praktischen Ausbildung« (PflAPrV § 6 Absatz 2) unter besonderer Berücksichtigung der für das Ausbildungsjahr erstellten qualifizierten Leistungseinschätzungen festgelegt wird. Die Art der Notengebung wird von den Bundesländern in entsprechenden Gesetzen geregelt.

Zum Beispiel wird in der Pflegeschulen-Notenbildungsverordnung (PflSchNVO) des Landes Baden-Württemberg im § 6 festgelegt, wie die Jahresnote für die praktische Ausbildung gebildet wird: Einerseits werden die qualifizierten Leistungseinschätzungen, d. h. die Beurteilungen der Einsatzbereiche berücksichtigt. Allerdings spielen nur die Beurteilungen des Orientierungseinsatzes, der Pflichteinsätze der drei allgemeinen Versorgungsbereiche und der Vertiefungseinsätze, die in dem entsprechenden Jahr stattgefunden haben, eine Rolle.

Andererseits fließen die Bewertungen der Praxisbegleitungen durch die Lehrerinnen mit ein. Aus beiden Leistungseinschätzungen wird je zur Hälfte die Gesamtnote gebildet. Diese Note ist ausdrücklich ein Gemeinschaftsprodukt. Lehrerinnen und Praxisanleiterinnen sollen sich absprechen.

- Um zum Examen zugelassen zu werden, muss die Durchschnittsnote der Jahreszeugnisse mindestens »ausreichend« sein (§ 11).

Im § 16 der PflAPrV werden die Rahmenbedingungen der praktischen Prüfung festgelegt und Aussagen zum Ablauf getroffen (▶ Kap. 2.2). Die Prüfung soll von mindestens zwei Fachprüferinnen abgenommen werden. Eine Fachprüferin muss eine Praxisanleiterin sein. Jede Fachprüferin vergibt gleichberechtigt eine Prüfungsnote.

5.2 Maßstab und Funktion von Beurteilungen

Wenn eine Praxisanleiterin, z. B. während einer Anleitung, zur Pflegehandlung einer Auszubildenden Stellung bezieht, beurteilt sie diese Handlung. Sie nimmt dabei die Position der erfahrenen Pflegekraft ein, die die Novizin darüber informiert, wie gut sie die Handlung beherrscht und was ggf. noch zu verbessern ist. Das Qualitätsmaß, an dem sie ihre Beurteilung ausrichtet, ist die Durchführung dieser Pflegehandlung durch eine erfahrene Pflegende. Allerdings wird dieses Qualitätsmaß in Relation zum Ausbildungsstand gesetzt.

Die Gesamtbeurteilung, die die Auszubildenden am Ende eines Einsatzes bekommen, fasst mehrere Leistungsaspekte zusammen. Hier geht es um Fachwissen, um Fertigkeiten, um Sozialverhalten usw. Auch bei einer Gesamtbeurteilung muss ein Qualitätsmaß vorhanden sein, an dem die Leistung der Auszubildenden gemessen wird. Für einen Qualitätsmaßstab kann das im § 5 des Pflegeberufegesetzes formulierte Ausbildungsziel zur Orientierung herangezogen werden:

PflBG § 5 Absatz 1 §

»(1) Die Ausbildung zur Pflegefachfrau oder zum Pflegefachmann vermittelt die für die selbstständige, umfassende und prozessorientierte Pflege von Menschen aller Altersstufen in akut und dauerhaft stationären sowie ambulanten Pflegesituationen erforderlichen fachlichen

> und personalen Kompetenzen einschließlich der zugrunde liegenden methodischen, sozialen, interkulturellen und kommunikativen Kompetenzen und der zugrunde liegenden Lernkompetenzen sowie der Fähigkeit zum Wissenstransfer und zur Selbstreflexion. Lebenslanges Lernen wird dabei als ein Prozess der eigenen beruflichen Biographie verstanden und die fortlaufende persönliche und fachliche Weiterentwicklung als notwendig anerkannt.«

Das Ausbildungsziel beschreibt den angestrebten Zustand nach Abschluss der dreijährigen Pflegeausbildung. Für die Beurteilung eines Einsatzes ist es nicht geeignet, denn es ist zu allgemein gehalten und lässt auch keine zeitliche Abstufung zu. Trotzdem gibt es einen Hinweis auf den Qualitätsmaßstab. Angestrebt werden verschiedene Kompetenzen. Dadurch erhält die Pflegeausbildung eine bestimmte pädagogische Ausrichtung (▶ Kap. 3.3).

Für die Beurteilung von Auszubildenden stellt sich die Frage, wie Kompetenzen geprüft und bewertet werden können.

- Die Oberbegriffe (Fachkompetenz, Sozialkompetenz...) müssen voneinander abgegrenzt und operationalisiert werden. Das bedeutet, dass beschrieben werden muss, woran man diese Kompetenzen genau erkennt.
- Es muss eine zeitliche Abstufung vorgenommen werden, die zwischen verschiedenen Ausbildungsjahren unterscheidet.
- Es muss berücksichtigt werden, dass der Kompetenzbegriff nicht nur eine objektive, von außen beurteilbare, sondern auch eine subjektive Seite aufweist. Es muss also zwischen Fremd- und Selbstbeurteilung unterschieden werden.

Ein Beurteilungsbogen, der diese Kriterien erfüllt, ist vor allem ein pädagogisches Instrument. Mit seiner Hilfe kann Transparenz geschaffen werden. Die Auszubildende kann genauer bestimmen, wo sie steht, und welche Wegstrecke sie noch vor sich hat. Die Praxisanleiterin kann ihre Eindrücke ebenfalls auf ein solideres Fundament stellen.

Die Beurteilung von Leistungen der Auszubildenden kann darüber hinaus das Lernen fördern, die von der Auszubildenden erbrachte Leistung bestätigen und motivieren. Für viele Auszubildende und auch für viele Praxisanleiterinnen sind dazu zusammenfassende Noten eine sinnvolle Ergänzung.

Beurteilungen dienen aber auch der Vergleichbarkeit und Selektion. Diese Funktion sollte man nicht aus den Augen verlieren, zumal das Pflegeberufegesetz die Bewertungen in der Praxis aufgewertet hat. Die Bewertungen fließen in Form der Noten der Jahreszeugnisse in die Abschlussnote ein.

Exkurs: Leistung

Das Leistungsprinzip spielt in allen Bereichen der Pädagogik eine Rolle, auch bei der praktischen Ausbildung. Leistungserwartungen sind Zielvorgaben und spiegeln auf einer übergeordneten Ebene die Erwartungen, die ein Beruf an sich selbst stellt. Aus pflegeberuflicher Sicht sind die Leistungserwartungen an die Pflegenden deswegen hoch, weil die Profession eine anspruchsvolle Vorstellung von Pflege hat. Aber auch in der Geschichte des Pflegeberufs wurden hohe Leistungserwartungen formuliert: Die Pflegenden sollten nicht nur fachliche Leistungen erbringen, die kaum zu realisieren waren (z. B. der überhöhte Anspruch von Ganzheitlichkeit), sondern auch physisch und psychisch an ihre Grenzen gehen und manchmal auch darüber hinaus. Leistung ist also ein zweischneidiger Begriff. Leistungserwartungen können motivierend oder überfordernd sein.

Die Leistung, die eine Auszubildende erbringt, ist einerseits abhängig von ihrem Leistungsvermögen und der Bereitschaft, dieses Vermögen auch einzusetzen. Andererseits ist es abhängig von den pädagogischen Angeboten, die die Schule und die Pflegepraxis machen können. Im Idealfall soll eine Leistungserwartung eine Auszubildende motivieren, sich neue Lerninhalte anzueignen. Jeder kennt das befriedigende Gefühl, wenn nach einem anstrengenden Lernprozess endlich eine hohe Hürde überwunden wurde, die anfangs fast unbezwingbar erschienen ist. Eine zu hohe Erwartung an das Leistungsvermögen einer Auszubildenden kann aber auch zur Überlastung und Deformierung führen, besonders wenn der Leistungsdruck mit Angst und Druck verbunden ist.

Das Leistungsprinzip wirft fast immer die Frage nach der Leistungsgerechtigkeit auf. Soll derjenige, der hohe Leistungen erbringt, dadurch auch Vorteile haben? Oder wäre es ungerecht, weil das Leistungsvermögen oft nichts mit persönlichen Bemühungen, sondern mit sozialen Faktoren zu tun hat?

Letztlich beruht das System der Beurteilung und besonders die Vergabe von Noten auf dem Leistungsprinzip. Wer viel leistet und dabei gute Ergebnisse erzielt, wird belohnt. Dem liegt die Vorstellung von Gegenseitigkeit zugrunde, dass das, was man erhält, von dem abhängt, was man gibt. Diese Vorstellung ist tief in der Kulturgeschichte verwurzelt und war eine treibende Kraft im Prozess der Aufklärung: Nicht die Herkunft, sondern die Leistung eines Menschen sollte seinen Status bestimmen. Trotzdem bleibt aber die Frage: Ist das angesichts unterschiedlicher sozialer Ausgangsbedingungen immer gerecht?

5.3 Kompetenzorientierte Beurteilung von Einzelleistungen

Berufliche Handlungskompetenzen zeigen sich in komplexen, mehrdimensionalen Situationen dadurch, dass die Auszubildende fachgerecht, situationsgerecht und sozial verantwortlich handeln kann. Insofern ist die Beobachtung und Bewertung von Kompetenzen besonders gut in der Pflegepraxis möglich. Für Praxisanleiterinnen ist das ein »Heimspiel«, denn sie sind es gewöhnt, Pflegesituationen unter verschiedenen Perspektiven zu betrachten, sie sind täglich mit den sich überlagernden Dimensionen *Wissen*, *Können* und *Haltungen* konfrontiert, wenn sie pflegerisch tätig sind.

Bei einer Anleitung, bei der die Praxisanleiterin die Auszubildende beobachtet, sollte im Anschluss ein Reflexionsgespräch stattfinden. Hier werden in der Regel auch qualitative Aussagen zur Handlungskompetenz getroffen: Was war gut, was war verbesserungsbedürftig? Dieses Reflexions- und Beurteilungsgespräch setzt eine transparente Leistungserwartung voraus.

- Eine Auszubildende sollte an den vorgegebenen Richtlinien gemessen werden. Zum Beispiel sollte sie im zweiten Ausbildungsjahr an dem gemessen werden, was im Rahmenausbildungsplan für dieses Jahr vorgegeben ist (▸ Kap. 2.3).
- Das Lernangebot sollte an ihrem Leistungsvermögen orientiert sein.

Darüber hinaus sollte vor Beginn der Anleitungssituation gemeinsam formuliert werden, was der Erwartungshorizont ist und an welchen Kriterien sich die abschließende Beurteilung orientieren wird. In der Regel werden alle drei Dimensionen reflektiert: das Wissen, das Können und die Haltung gegenüber dem Pflegeempfänger in der Situation.

Auch wenn es Lehrbücher und Standards gibt: Das Handeln in einer spezifischen Pflegesituation folgt manchmal einer anderen Logik. Hier kommt es auch auf die Erfahrung und das Bauchgefühl der Praxisanleiterin an, um die Handlung der Auszubildenden angemessen zu beurteilen. Es ist genau diese Art der Reflexion durch eine erfahrene Anleiterin, die unerlässlich für die Entwicklung von beruflicher Handlungskompetenz ist.

Der Auszubildende Marc Heber soll im Rahmen einer Anleitung mit der Praxisanleiterin Sabine Belz einen 76-jährigen Patienten mobilisieren und zum Waschbecken begleiten, der am Vormittag eine Cholezystektomie bekommen hat. Sabine Belz hat Marc Heber im Vorfeld erklärt, dass die Mobilisation nach einer Operation eine wichtige Pflegemaßnahme darstellt, weil dadurch nicht nur der Kreislauf angeregt wird, sondern auch prophylaktische Maßnahmen erfolgen. Marc Heber spricht den Patienten, Herrn Heim, folgendermaßen an: »Herr

Heim, möchten Sie jetzt gerne mit mir zum Waschbecken gehen? Ich würde Ihnen dann beim Waschen helfen.« »Nein, das will ich nicht«, antwortet Herr Heim. Marc Heber ist verunsichert. »Aber dann fühlen Sie sich sicherlich besser und munterer«, sagt er. »Mir geht es gut, danke. Und wach bin ich auch«, erwidert Herr Heim. Marc Heber weiß nicht, wie er jetzt vorgehen soll. Er hat gelernt, dass das Selbstbestimmungsrecht des Patienten ein besonders hohes Gut darstellt.

Sabine Belz und Marc Heber besprechen die Situation im Anschluss. Sabine Belz vertritt folgende Position: »Viele Patienten fühlen sich nach einer Operation noch schwach und haben eventuell auch noch Schmerzen. Deswegen möchten sie lieber nicht aufstehen. Trotzdem ist die Mobilisation eine sehr wichtige Maßnahme, um Komplikationen nach der OP zu vermeiden. Du solltest in dieser Situation bestimmter auftreten. Nach meiner Erfahrung reagieren Patienten oft anders, wenn man sie z. B. so anspricht: ›Herr Heber, ich helfe Ihnen jetzt beim Aufstehen. Danach begleite ich Sie zum Waschbecken.‹« »Verletzte ich so nicht die autonome Entscheidungsfreiheit des Patienten?«, fragt Marc Heber. »Nein«, antwortet Sabine Belz, »zwar ist der Druck zugegebenermaßen höher, als wenn ich eine Bitte äußere, aber Herr Heim hat immer noch die Freiheit, Nein zu sagen. Nach meiner Erfahrung geschieht das aber seltener.«

5.4 Der Beurteilungsbogen zur Beurteilung eines Einsatzes

Im üblichen Sprachgebrauch in Pflegeinstitutionen ist der Beurteilungsbogen ein Formular, mit dem eine Auszubildende am Ende eines praktischen Einsatzes bewertet wird. Die Beurteilung umfasst dabei verschiedene Kompetenzbereiche: Fachkompetenz, Sozialkompetenz usw.

Wenn die oben genannten Kriterien erfüllt werden sollen, muss ein Beurteilungsbogen auf die unterschiedlichen Ausbildungsabschnitte ausgerichtet sein. Das heißt, es kann nicht nur einen Beurteilungsbogen für alle drei Ausbildungsjahre geben. Vielmehr muss er die unterschiedlichen Zielstellungen, die für die Ausbildungsjahre gelten, abbilden.

Orientierung an den Rahmenausbildungsplänen

In der Ausbildungs- und Prüfungsverordnung wird eine Unterteilung vorgenommen. Es werden anzustrebende Kompetenzen für die Zwischenprüfung, also die ersten beiden Ausbildungsjahre, und Kompetenzen für den Ausbildungsabschluss am Ende des dritten Ausbildungsjahres formuliert. Es handelt sich dabei um fachliche Kompetenzen, die an den fünf Kompetenzebereichen und den Kompetenzschwerpunkten, die die Kompetenzbereiche untergliedern, orientiert sind.

Der Rahmenausbildungsplan (▶ Kap. 2.3.3) beschreibt genau, welche Kompetenzen in den unterschiedlichen Einsätzen (Orientierungseinsatz, Pflichteinsätze und Vertiefungseinsatz) angestrebt werden. Theoretisch könnten auf dieser Grundlage Beurteilungsbögen entwickelt werden, die je nach Einsatz unterschiedlich aufgebaut wären. Allerdings wäre eine derart differenzierte Beurteilungssystematik recht aufwendig und schwer handhabbar. Außerdem könnten Kompetenzen wie die Sozialkompetenz oder personale Kompetenzen nur indirekt und nur mit Blick auf das fachliche Handeln dargestellt werden.

Orientierung am Deutschen Qualifikationsrahmen

Mithilfe des DQR können Qualifikationen, Ausbildungs- oder Studiengänge und Weiterbildungen ins deutsche Bildungssystem eingeordnet und so miteinander verglichen werden (▶ Kap. 3.3.1). Durch die verschiedenen Stufen des DQR lässt sich bestimmen, welche Kompetenzniveaus am Ende einer Berufsausbildung oder auch am Ende eines Ausbildungsjahres erwartet werden können. Die Kompetenzbeschreibungen im DQR sind relativ allgemein. Sie bieten aber eine gute Orientierung, wenn sie fachspezifisch konkretisiert werden.

Ein Beurteilungsbogen kann die Kompetenzbeschreibungen des DQR für eine Ausbildung im ersten, zweiten und dritten Ausbildungsjahr übernehmen und anschließend mit Kriterien, die für die Pflegeausbildung relevant sind, genauer darstellen.

Selbsteinschätzung und Fremdeinschätzung

Die Fähigkeit, mit komplexen, unübersichtlichen Situationen angemessen umgehen zu können, wird Kompetenz genannt (▶ Kap. 3.3) Der Kompetenzbegriff hat eine subjektive und eine objektive Seite. Kompetent ist man, wenn man selbstgesteuert handeln kann und so die Anforderungen, die das (Berufs-)Leben an einen stellt, bewältigt. Das ist zunächst eine individuelle Leistung. Das Lernen von Kompetenzen zielt unter dieser Perspektive auf die persönliche Entwicklung. Eine Auszubildende erwirbt Kompetenzen, um auf pflegerische Problemstellungen flexibel reagieren zu können, und zwar mit den für sie subjektiv passenden Handlungsstrategien.

Diese Handlungskompetenzen weisen auf der anderen Seite aber auch Wissens- und Fertigkeitskomponenten sowie sozial akzeptierte Haltungen auf, die die objektive Seite des Begriffs ausmachen. Das hat für die Beurteilung von Auszubildenden Konsequenzen. Eine Beurteilung, die nur an der Fähigkeit der Auszubildenden orientiert ist, sich an vorgegebene Standards anzupassen, greift zu kurz. Der Kompetenzbegriff legt ja nahe, dass die Auszubildenden zu »mündigen, handlungsfähigen, kompetenten

Subjekten werden sollen« (Sahmel, 2009, S. 24) und nicht, dass sie »durch Prüfungsrituale zu optimalen Anpassungsleistungen gezwungen werden« (Sahmel, 2009, S. 24).

Um in einer Beurteilung sowohl die subjektive als auch die objektive Seite abbilden zu können, kann neben der üblichen objektiven Fremdeinschätzung der Leistung der Auszubildenden durch die Praxisanleiterin eine Selbstbeurteilung durch die Auszubildende durchgeführt werden. Die Selbstbeurteilung kann der Auszubildenden vor allem das eigene Lernen bewusst machen. Sie dient als Orientierung, an welcher Stelle des Lernprozesses sie steht bzw. welche Lernfortschritte sie in einem Einsatz gemacht hat. Dadurch lassen sich Rückschlüsse ziehen, welche Stärken die Auszubildende mitbringt, die sie bewusst einsetzen kann. Und auch die Wahrnehmung der Schwächen, die ein effektives Lernen behindern, tragen zu einer realistischen Einschätzung bei und stellen eine Entwicklungsaufgabe dar. Die Eigenbeurteilung kann Klarheit schaffen und motivieren. Praxisanleiterinnen können durch ihre Beurteilung, also die von ihnen erstellte Fremdeinschätzung, dazu beitragen, dass die Auszubildenden ihre Selbsteinschätzung vergleichen und hinterfragen.

Die Selbstbeurteilung ist ein pädagogisches Instrument, das der Entwicklung der Auszubildenden dienen soll. Wenn es um eine Note geht und diese Auswirkungen auf die Ausbildung hat, wenn der Einsatz für die Auszubildende also hoch ist, ist dieses Instrument allerdings weniger gut geeignet.

Beispiel eines Beurteilungsbogens

Die vom DQR genannten Kompetenzen (Fachkompetenz: Wissen, Fachkompetenz: Können, Personale Kompetenz: Sozialkompetenz und Personale Kompetenz: Selbständigkeit) bilden die Überschriften der folgenden Beurteilung. Sie sind jeweils anhand der DQR-Stufe 2 (für das erste Ausbildungsjahr) ausformuliert. Unter diesen Überschriften folgen die einzelnen Punkte, die bewertet werden. Im Erstgespräch soll die Auszubildende eine Selbsteinschätzung vornehmen. Im Zwischen- und Endgespräch wird ihre Selbsteinschätzung durch die Einschätzung der Praxisanleiterin ergänzt.

Tab. 7: Kompetenzbezogener Beurteilungsbogen: Beurteilung 1. Ausbildungsdrittel – Orientierungseinsatz (eigene Zusammenstellung)

Kompetenz	**Erstgespräch**	**Zwischengespräch**	**Abschlussgespräch**
Fachkompetenz: Wissen • Ziel 1. Ausbildungsdrittel: Über grundlegendes allgemeines Wissen und grundlegendes Fachwissen im Arbeitsbereich verfügen	Selbsteinschätzung	Selbst- und Fremdeinschätzung	Selbst- und Fremdeinschätzung
Kann seine Handlungen theoretisch begründen	++ + + - - - -	++ + + - - - -	++ + + - - - -
		++ + + - - - -	++ + + - - - -
Erkennt und benennt in einer Pflegesituation relevante Informationen und Daten	++ + + - - - -	++ + + - - - -	++ + + - - - -
		++ + + - - - -	++ + + - - - -

Tab. 7: Kompetenzbezogener Beurteilungsbogen: Beurteilung 1. Ausbildungsdrittel – Orientierungseinsatz (eigene Zusammenstellung) – Fortsetzung

Kompetenz	Erstgespräch	Zwischengespräch	Abschlussgespräch
…	++ + + - - - -	++ + + - - - -	++ + + - - - -
		++ + + - - - -	++ + + - - - -
…	++ + + - - - -	++ + + - - - -	++ + + - - - -
		++ + + - - - -	++ + + - - - -
Zur freien Formulierung			

Tab. 7: Kompetenzbezogener Beurteilungsbogen: Beurteilung 1. Ausbildungsdrittel – Orientierungseinsatz (eigene Zusammenstellung) – Fortsetzung

Kompetenz	Erstgespräch	Zwischengespräch	Abschlussgespräch
Fachkompetenz: Können • Ziel 1. Ausbildungsdrittel: Über grundlegende kognitive und praktische Fertigkeiten zur Ausführung von Aufgaben in einem Lern- und Arbeitsbereich verfügen und deren Ergebnisse nach vorgegebenen Maßstäben beurteilen sowie Zusammenhänge herzustellen	Selbsteinschätzung	Selbst- und Fremdeinschätzung	Selbst- und Fremdeinschätzung
Kann grundlegende Pflegetechniken sicher durchführen	++ + +- - --	++ + +- - --	++ + +- - --
		++ + +- - --	++ + +- - --
Erkennt die Ressourcen der Pflegeempfänger und fördert sie	++ + +- - --	++ + +- - --	++ + +- - --
		++ + +- - --	++ + +- - --

Tab. 7: Kompetenzbezogener Beurteilungsbogen: Beurteilung 1. Ausbildungsdrittel – Orientierungseinsatz (eigene Zusammenstellung) – Fortsetzung

Kompetenz	Erstgespräch	Zwischengespräch	Abschlussgespräch
…	++ + + - - - -	++ + + - - - - ++ + + - - - -	++ + + - - - - ++ + + - - - -
Zur freien Formulierung			
Personale Kompetenz: Sozialkompetenz • Ziele 1. Ausbildungsdrittel: In einer Gruppe mitwirken. Allgemeine Anregungen und Kritik aufnehmen und äußern. In mündlicher und schriftlicher Kommunikation situationsgerecht agieren und reagieren	Selbsteinschätzung	Selbst- und Fremdeinschätzung	Selbst- und Fremdeinschätzung
Nimmt Gespräche angemessen auf	++ + + - - - -	++ + + - - - - ++ + + -	++ + + - - - - ++ + + -

Tab. 7: Kompetenzbezogener Beurteilungsbogen: Beurteilung 1. Ausbildungsdrittel – Orientierungseinsatz (eigene Zusammenstellung) – Fortsetzung

Kompetenz	Erstgespräch	Zwischengespräch	Abschlussgespräch
		- --	- --
Geht respektvoll mit den Patienten um	++ + +- - --	++ + +- - --	++ + +- - --
		++ + +- - --	++ + +- - --
…	++ + +- - --	++ + +- - --	++ + +- - --
		++ + +- - --	++ + +- - --
…	++ +	++ +	++ +

Tab. 7: Kompetenzbezogener Beurteilungsbogen: Beurteilung 1. Ausbildungsdrittel – Orientierungseinsatz (eigene Zusammenstellung) – Fortsetzung

Kompetenz	Erstgespräch	Zwischengespräch	Abschlussgespräch
	+- - --	+- - --	+- - --
		++ + +- - --	++ + +- - --
Zur freien Formulierung			
Personale Kompetenz: Selbständigkeit • Ziele 1. Ausbildungsdrittel: In bekannten und stabilen Kontexten weitgehend unter Anleitung verantwortungsbewusst lernen und arbeiten. Das eigene und das Handeln anderer einschätzen. Vorgegebene Lernhilfen nutzen und Lernberatung bei Bedarf nachfragen	Selbsteinschätzung	Selbst- und Fremdeinschätzung	Selbst- und Fremdeinschätzung
Arbeitet im Rahmen des eigenen Kompetenzbereichs selbständig	++ + +- - --	++ + +- - --	++ + +- - --
		++ + +- - --	++ + +- - --

Tab. 7: Kompetenzbezogener Beurteilungsbogen: Beurteilung 1. Ausbildungsdrittel – Orientierungseinsatz (eigene Zusammenstellung) – Fortsetzung

Kompetenz	Erstgespräch	Zwischengespräch	Abschlussgespräch
Setzt sich Lernziele und stellt Fragen	++ + + - - - -	++ + + - - - -	++ + + - - - -
		++ + + - - - -	++ + + - - - -
…	++ + + - - - -	++ + + - - - -	++ + + - - - -
		++ + + - - - -	++ + + - - - -
Zur freien Formulierung			

5.5 Notengebung

Noten fassen die verschiedenen Eindrücke einer Anleitesituation oder eines Gesamteinsatzes zusammen und bewerten sie. Noten bringen also die Leistung der Auszubildenden zu einem bestimmten Termin »auf den Punkt«. Ob das mit Blick auf die unterschiedlichen Gegenstände der Beurteilung (Fachwissen, Fertigkeiten, Sozialverhalten...) überhaupt sinnvoll möglich ist, ist höchst umstritten. Trotzdem sagen Noten etwas darüber aus, auf welchem Leistungsniveau der Beurteilende die Auszubildenden sieht. Dabei ist die Bezugsnorm der Beurteilung wichtig:

- *Das soziale Bezugssystem*
  Hier orientiert sich der Beurteilende am üblichen Leistungsstand einer Klasse. Die Bewertung erfolgt also im Vergleich mit einer in diesem Ausbildungsstand üblicherweise gezeigten Leistung.
- *Das individuelle Bezugssystem*
  Der Beurteilende orientiert sich an der individuellen Entwicklung der Auszubildenden und an den Lernfortschritten, die sie macht.
- *Das kriteriumsorientierte Bezugssystem*
  Der Beurteilende orientiert sich an einer Sachnorm. Sie sind auf sachliche Lernziele ausgerichtet.

Üblicherweise werden Bewertungen mit Noten nicht nur an einem dieser Bezugssysteme ausgerichtet. Vielmehr werden die Bewertungskriterien vermischt. Das ist mit Blick auf die Transparenz des Prozesses der Notenbildung ungünstig. Andererseits werden Noten sehr oft nicht alleine nach objektiven Kriterien gegeben. Häufig spielt auch ein »Bauchgefühl« eine Rolle. Dabei handelt es sich um einen Prozess, der, ähnlich dem Wissen von Experten in Pflegesituationen, als implizites Wissen bezeichnet werden kann. Erfahrene Praxisanleiterinnen sind in der Lage, verschiedene Eindrücke zu sortieren und zu einem Gesamteindruck zu verknüpfen. Dieser Prozess muss nicht immer bewusst sein. Und er ist fehleranfällig (► Kap. 4.3.5).

Gerade wenn der Beurteilungsbogen eine Notengebung fordert, ist es für eine gerechte Beurteilung eine wesentliche Voraussetzung zu wissen, welche Note welchen Leistungen entspricht. Nachfolgend werden daher die Notendefinitionen der Ausbildungs- und Prüfungsordnung (PflAPrV § 17) vorgestellt.

Tab. 8: Noten und ihre Bedeutung (vgl. PflAPrV § 17)

Note	Erläuterung
Sehr gut (1)	Wenn die Leistung den Anforderungen in besonderem Maße entspricht
Gut (2)	Wenn die Leistung den Anforderungen voll entspricht
Befriedigend (3)	Wenn die Leistung im Allgemeinen den Anforderungen entspricht
Ausreichend (4)	Wenn die Leistung zwar Mängel aufweist, aber im Ganzen den Anforderungen noch entspricht
Mangelhaft (5)	Wenn die Leistung den Anforderungen nicht entspricht, jedoch erkennen lässt, dass die notwendigen Grundkenntnisse vorhanden sind und die Mängel in absehbarer Zeit behoben werden können
Ungenügend (6)	Wenn die Leistung den Anforderungen nicht entspricht und selbst die Grundkenntnisse so lückenhaft sind, dass die Mängel in absehbarer Zeit nicht behoben werden können

5.6 Beurteilungsfehler

Ein Beurteilungsfehler liegt dann vor, wenn die Leistungsbeurteilung der Auszubildenden subjektiv erfolgte, sich nicht begründen lässt und im Widerspruch zu den objektiv darstellbaren Leistungen steht. Beurteilungsfehler lassen sich meistens auf ähnliche Ursachen zurückführen. Die häufigsten sind:

- Es wird zu gut oder zu schlecht bewertet. Hierzu kommt es sehr leicht, wenn die Praxisanleiterin sich durch hervorstechende Einzelwahrnehmungen positiver oder negativer Art blenden lässt. Wenn besser bewertet wird als es den eigentlich erbrachten Leistungen entspricht, wird der Auszubildenden eine wichtige Chance verbaut, sich ihren Fehlern zu stellen und an einer Verbesserung zu arbeiten. Wird wiederum zu streng bewertet, so kann dies dazu führen, dass die Motivation der Schülerin sinkt, da sie das Gefühl hat, die gesetzten Ziele ohnehin nie erreichen zu können.
- Auszubildende haben oft das Problem, Noten anzunehmen, die eine »Zwei« und schlechter sind. Sie können nicht nachvollziehen, was eine Bewertung mit der Note »Sehr gut« an Können und Wissen voraussetzt. Praxisanleiterinnen wiederum scheuen oft die Auseinandersetzung und bewerten eher zu gut, gerade wenn ihnen eine Auszubildende sympathisch ist.
- Es werden keine extrem guten oder schlechten Noten gegeben. Dieser Aspekt tritt häufig auf, da viele Praxisanleiterinnen insbesondere die

Vergabe schlechter Noten scheuen. Dies führt dazu, dass Beurteilungen häufig fast gleich ausfallen, selbst wenn eine Auszubildende besonders gute oder schlechte Leistungen gezeigt hat. Der pädagogische Nutzen solcher Beurteilungen lässt sich nicht erkennen.
- Statt den Gesamteindruck zu bewerten, werden Teilbewertungen abgegeben, die von einem übergeordneten Gesichtspunkt beeinflusst sind. Zu diesem Beurteilungsfehler kommt es insbesondere dann, wenn die Auszubildende zum Ende ihrer Einsatzzeit entweder einen besonders positiven oder einen besonders negativen Eindruck hinterlässt. Dieser prägt dann den gesamten Einsatz, selbst wenn dieser insgesamt ganz anders verlaufen ist.
- Die Praxisanleiterin projiziert eigene Eigenschaften, Erwartungen oder deren Gegenteil auf die Auszubildende. Dadurch prägt sie Einstellungsfehler, die in ihrer Eigenschaftsstruktur als Beobachtende liegen.
- Die Beurteilung basiert auf Sympathie bzw. Antipathie, d. h. es wird nicht die erbrachte Leistung, sondern die Person beurteilt.
- Es werden keine fortlaufenden Beobachtungen vorgenommen, sondern die Beurteilung erfolgt aufgrund leichtfertig gedeuteter, wahllos herausgegriffener Wahrnehmungen.
- Die Beurteilung ist durch einen zu persönlichen Kontakt mit der Auszubildenden »schöngefärbt«. Dies ist insbesondere dann der Fall, wenn eine freundschaftliche Beziehung zu der Auszubildenden aufgebaut wurde.
- Die Beurteilung ist ungerecht, da falsche Vergleichspersonen zugrunde gelegt werden. Dies ist z. B. dann der Fall, wenn von einer Auszubildenden des zweiten Ausbildungsjahrs die gleichen Leistungen wie von einer Auszubildenden des dritten Jahres erwartet werden.
- Die Beurteilung wird vom sogenannten Beurteilungstyp – zu streng, zu gutmütig, zu vorsichtig – geprägt und ist somit subjektiv.

Der vorangegangene Abschnitt hat verdeutlicht, dass sich Beurteilungsfehler meistens völlig unbemerkt einschleichen. Diese Fehlerquellen sollten jedoch weitestgehend ausgeschlossen werden. Hilfreich ist es daher, sich die oben genannten Aspekte möglichst oft bewusst zu machen. Auf diese Weise können Beurteilungsfehler am ehesten vermieden und der richtige Beurteilungsmaßstab gefunden werden. Zusätzlich ist es hilfreich, nachfolgende Punkte zu beachten:

- Es müssen ausreichend Fakten gesammelt werden. Es ist daher wichtig, Gespräche und ihre Ergebnisse, wie z. B. Anleitungs- und Auswertungsgespräch sowie Erst- und Zwischengespräch, schriftlich zu fixieren und sie als Grundlage zu der Beurteilung hinzuzuziehen.
- Es müssen eigene statt Informationen Dritter zugrunde gelegt werden, d. h. nur diejenigen Mitarbeiterinnen, die unmittelbar mit der Schülerin gearbeitet haben, sollten die Beurteilung vornehmen.
- Der gesamte Einsatz muss erfasst und beurteilt werden, denn in einer Abschlussbeurteilung soll der Gesamteindruck wiedergegeben werden.

- Es muss ein angemessener Maßstab gewählt werden, d. h. es müssen z. B. Lernziele vorhanden sein, anhand derer die erbrachte Leistung gemessen werden kann.
- Verallgemeinerungen sind zu vermeiden.
- Die Praxisanleiterin sollte sich vorab fragen, ob sie der Auszubildenden gegenüber Vorurteile, eine besondere Sympathie/Antipathie oder besonders positive/negative Gefühle hegt.
- Besonders hervorstechende Eigenschaften positiver oder negativer Art dürfen nicht überbewertet werden.
- Die Praxisanleiterin sollte sich nicht selbst als Maßstab nehmen.
- Vergleichbare Auszubildende sollten außer Acht gelassen werden. Es ist zu berücksichtigen, dass jede Auszubildende individuell ist und auch dementsprechende Leistungen erbringt.
- Vor Auseinandersetzungen mit der Auszubildenden, z. B. wegen einer schlecht ausgefallenen Beurteilung, sollte sich die Praxisanleiterin nicht scheuen.
- Die Praxisanleiterin sollte sich im Vorfeld darüber klar werden, zu welchem Beurteilertyp – streng, gutmütig, vorsichtig – sie sich rechnet.

5.7 Die Zwischenprüfung

Eine der Neuerungen des Pflegeberufegesetzes ist die Zwischenprüfung. In der PflAPrV wird die Zwischenprüfung im § 7 folgendermaßen beschrieben:

§

PflAPrV § 7

»Gegenstand der Zwischenprüfung nach § 6 Absatz 5 des Pflegeberufegesetzes ist die Ermittlung des Ausbildungsstandes zum Ende des zweiten Ausbildungsdrittels. Die Zwischenprüfung erstreckt sich auf die in Anlage 1 zur Vermittlung im ersten und zweiten Ausbildungsdrittel aufgeführten Kompetenzen. Die Ausbildung kann unabhängig vom Ergebnis der Zwischenprüfung fortgesetzt werden. Soweit nach dem Ergebnis der Zwischenprüfung die Erreichung des Ausbildungsziels gefährdet ist, prüfen der Träger der praktischen Ausbildung und die Pflegeschule gemeinsam mit der oder dem Auszubildenden, welche Maßnahmen im Rahmen der Ausbildung zur Sicherung des Ausbildungserfolgs erforderlich sind, und ergreifen diese. Das Nähere zur Zwischenprüfung regeln die Länder.«

Die Zwischenprüfung dient nicht der Selektion, sondern der pädagogischen Förderung. Die Auszubildenden bekommen gegen Ende des zweiten Ausbildungsjahrs (-drittels) eine Rückmeldung zum Stand der Entwicklung in der theoretischen und praktischen Ausbildung und Ratschläge für ihre Ausbildung. Die Zwischenprüfung hat dadurch eher eine symbolische Bedeutung, auch wenn die Noten der drei Prüfungsteile, mündliche, schriftliche und praktische Prüfung, in die Anmeldenote einfließen können. Von Seiten der Auszubildenden wird sie aber in der Regel als wichtiger Meilenstein wahrgenommen und entsprechend ernst genommen. Der Ablauf der Zwischenprüfung wird von Bundesland zu Bundesland unterschiedlich geregelt.

Für Praxisanleiterinnen ist besonders der praktische Teil der Prüfung interessant. Oft werden der praktische und der mündliche Prüfungsteil auch zusammengelegt und die Praxisanleiterinnen in beide Prüfungen miteinbezogen.

Praxisanleiterinnen sind im praktischen Examen gleichberechtigte Prüferinnen. Für die praktische Zwischenprüfung sollte das folgerichtig auch gelten. Die Bewertung der Leistung einer Auszubildenden ist umso aussagekräftiger, je mehr Perspektiven einfließen. Die Perspektive der »Praktiker« ist ein wichtiges Element der Bewertung.

Vorbereitung

Gemeinsam mit der Auszubildenden sucht die Praxisanleiterin einen Pflegeempfänger für die Prüfung aus und holt sein Einverständnis ein. Der Pflegeempfänger weist einen mittleren Grad an Pflegebedürftigkeit auf (▶ Kap. 2.3.3).

Durchführung

- Zwei Tage Freistellung der Auszubildenden für diese Praxisbegleitung
- Tag 1: Frühdienst: schriftliche und organisatorische Vorbereitung durch die Auszubildende
- Tag 2: Frühdienst
  - Übergabe des Pflegeempfängers von der verantwortlichen Pflegekraft des Einsatzbereichs
  - Vorbereitung der Maßnahmen
  - Übergabe des Pflegeempfängers durch die Auszubildende an die Prüfer, Vorstellung der Pflegeplanung
  - Durchführung der praktischen Pflege in Anwesenheit der Prüfer – 1,5 Stunden: 7:00 Uhr bis 8:30 Uhr
  - Dokumentation, Übergabe durch die Auszubildende an die verantwortliche Pflegekraft des Einsatzbereichs

Im Anschluss an die praktische Prüfung erfolgt die mündliche Prüfung in Form eines Fachgesprächs. Es bezieht sich auf die Pflegesituation der praktischen Zwischenprüfung und kann Fragen zum Pflegeempfänger, zu medizinischen, pflegerischen, organisatorischen Aspekten oder zur Qualitätssicherung beinhalten. Die Dauer der mündlichen Prüfung bzw. des Fachgesprächs beträgt 0,5 Stunden. Im Anschluss bilden sowohl die Praxisanleiterin als auch die Lehrerin eine Note – jeweils für beide Prüfungsteile entsprechend dem Bewertungsbogen der Pflegeschule.

Ein besonders wichtiges Element der Zwischenprüfung stellt die anschließende Beratung der Auszubildenden dar, was bis zum Ende der Ausbildung noch getan werden muss. Insbesondere, wenn die Zwischenprüfung schlecht ausgefallen ist, benötigt die Auszubildende Hilfestellungen von der Schule, aber auch von der Praxisanleiterin.

5.8 Die praktische Abschlussprüfung

Das praktische Examen ist ein Qualifikationsabschluss und stellt die Weichen für die zukünftige Berufstätigkeit der Auszubildenden. Eine unrealistisch gute oder unangemessen schlechte Beurteilung kann nicht nur für die Auszubildende unerwünschte Folgen haben. Gerade im Grenzbereich zwischen »bestehen« und »nicht bestehen« muss verantwortungsvoll abgewogen werden, ob der Prüfling für den Beruf geeignet ist und als examinierte Pflegekraft im Team und gegenüber den Pflegeempfängern professionell handeln kann oder nicht.

Wer als Praxisanleiterin das erste Mal prüft, sollte sich von den Lehrenden der zuständigen Schule fachlich einführen und beraten lassen. Jede Pflegeschule gestaltet die praktische Prüfung im Rahmen der gesetzlichen Vorgaben individuell. Hier kann es daher nur darum gehen, die Rolle und Aufgaben der Praxisanleiterin beim praktischen Examen in einem Überblick darzustellen.

5.8.1 Gesetzliche Grundlagen

Die Rahmenbedingungen für den Ablauf der praktischen Prüfung regelt die Ausbildungs- und Prüfungsverordnung. Sie legt die Aufgabe, den Umfang und den Ablauf der Prüfung fest.

§

PflAPrV § 16 Praktischer Teil der Prüfung

»(1) Der praktische Teil der Prüfung erstreckt sich auf die Kompetenzbereiche I bis V der Anlage 2.

(2) Der praktische Teil der Prüfung besteht aus einer Aufgabe der selbständigen, umfassenden und prozessorientierten Pflege. Die zu prüfende Person zeigt die erworbenen Kompetenzen im Bereich einer umfassenden personenbezogenen Erhebung des Pflegebedarfs, der Planung der Pflege, der Durchführung der erforderlichen Pflege und der Evaluation des Pflegeprozesses sowie im kommunikativen Handeln und in der Qualitätssicherung und übernimmt in diesem Rahmen alle anfallenden Aufgaben einer prozessorientierten Pflege. Wesentliches Prüfungselement sind die vorbehaltenen Tätigkeiten nach § 4 des Pflegeberufegesetzes.

(3) Die Prüfungsaufgabe soll insbesondere den Versorgungsbereich berücksichtigen, in dem die zu prüfende Person im Rahmen der praktischen Ausbildung den Vertiefungseinsatz nach § 6 Absatz 3 Satz 2 des Pflegeberufegesetzes absolviert hat. Sie wird auf Vorschlag der Pflegeschule unter Einwilligung des zu pflegenden Menschen und des für den zu pflegenden Menschen verantwortlichen Fachpersonals durch die Fachprüferinnen und Fachprüfer nach Absatz 6 bestimmt.

(4) Die Prüfung findet in realen und komplexen Pflegesituationen statt. Sie erstreckt sich auf die Pflege von mindestens zwei Menschen, von denen einer einen erhöhten Pflegebedarf aufweist. Die zu prüfenden Personen werden einzeln geprüft.

(5) Die Prüfung besteht aus der vorab zu erstellenden schriftlichen oder elektronischen Ausarbeitung des Pflegeplans (Vorbereitungsteil), einer Fallvorstellung mit einer Dauer von maximal 20 Minuten, der Durchführung der geplanten und situativ erforderlichen Pflegemaßnahmen und einem Reflexionsgespräch mit einer Dauer von maximal 20 Minuten. Die Prüfung ohne Vorbereitungsteil soll einschließlich des Reflexionsgesprächs die Dauer von 240 Minuten nicht überschreiten und kann durch eine organisatorische Pause von maximal einem Werktag unterbrochen werden. Für den Vorbereitungsteil ist eine angemessene Vorbereitungszeit unter Aufsicht zu gewähren.

(6) Die Prüfung wird von mindestens zwei Fachprüferinnen oder Fachprüfern, von denen eine oder einer Fachprüferin oder Fachprüfer nach § 10 Absatz 1 Satz 2 Nummer 4 ist, abgenommen und benotet. Die oder der Vorsitzende des Prüfungsausschusses ist berechtigt, sich an der Prüfung zu beteiligen und dabei selbst Prüfungsfragen zu stellen.

(7) Aus den Noten der Fachprüferinnen oder Fachprüfer bildet die oder der Vorsitzende des Prüfungsausschusses im Benehmen mit den Fachprüferinnen oder Fachprüfern die Prüfungsnote.

(8) Der praktische Teil der Prüfung ist bestanden, wenn die Prüfung mindestens mit ›ausreichend‹ benotet wird.

(9) Die Gesamtnote für den praktischen Teil der Prüfung bildet die oder der Vorsitzende des Prüfungsausschusses aus der Prüfungsnote und der Vornote für den praktischen Teil der Prüfung nach § 13 Absatz 1 und 2.«

Die Aufgabe der zu prüfenden Auszubildenden ist also, ihre Fähigkeit zu zeigen, mindestens zwei Pflegeempfänger selbständig, umfassend und prozessorientiert zu pflegen. Der Aspekt der Pflegeplanung wird dabei noch einmal betont, indem auf die Wichtigkeit der Vorbehaltsaufgaben verwiesen wird. Die Kompetenzen, die die Prüflinge zeigen sollen, sind im Einzelnen:

- die Erhebung des Pflegebedarfs,
- die Pflegeplanung,
- die Durchführung der Pflege,
- die Evaluation der durchgeführten Pflege im Rahmen des Pflegeprozesses,
- kommunikatives Handeln und
- Qualitätssicherung.

Die Prüfung soll in realen und komplexen Situationen stattfinden.

5.8.2 Ablauf der praktischen Abschlussprüfung

Die praktische Prüfung besteht aus zwei Teilen:

- In einem Vorbereitungsteil sammelt der Prüfling Informationen zum Patienten und verfasst eine Pflegeplanung. Das Gesetz macht hier keine Zeitvorgabe.
- In einem Umsetzungsteil findet zunächst eine Patientenvorstellung statt. Sie soll maximal 20 Minuten dauern. Danach wird die Pflege praktisch durchgeführt und abschließend reflektiert. Die Reflexion darf ebenfalls maximal 20 Minuten dauern. Da die gesamte Durchführung maximal 240 Minuten umfassen darf, ergeben sich für die praktische Pflege etwa 200 Minuten.

Der Vorbereitungsteil der praktischen Prüfung

Während der Vorbereitungsphase der Prüfung wird die Auszubildende versuchen, möglichst viele Informationen über die von ihr zu betreuenden Pflegeempfänger zu sammeln. Dazu können medizinische, pflegerische und andere Unterlagen gesichtet werden und die Fachleute, z. B. die betreuenden Pflegekräfte, befragt werden. Besonders wichtig ist aber auch ein Gespräch mit den Pflegeempfängern. Viele Informationen lassen sich nur so beschaffen. Besonders die subjektive Bewertung der Lebenssituation lässt sich nur im direkten Gespräch in Erfahrung bringen. Darüber hinaus dient das Gespräch mit den zu pflegenden Menschen auch dem Zweck, die Pflegeplanung abzustimmen. Welches Pflegeprozessmodell bei der Prüfung zur Anwendung kommt, wird von der Pflegeschule entschieden. Es sollte aber ein »vollständiges« Prozessmodell sein. Die Strukturierte Informationssammlung (SIS) ist nicht ausreichend. Die

Auszubildende erstellt in der Regel eine vollständige Pflegeplanung des Pflegeempfängers mit erhöhtem Pflegebedarf.

Inwieweit in der praktischen Prüfung Lehrbücher oder elektronische Medien benutzt werden können, wird von den jeweiligen Aufsichtsbehörden geregelt. In der Regel dürfen zumindest Nachschlagwerke, hauseigene Standards und Wörterbücher verwendet werden. Die Vorbereitungszeit soll laut PflAprV »angemessen« sein. Im Handbuch für die Pflegeausbildung nach dem Pflegeberufegesetz im Land Bremen (Freie Hansestadt Bremen, 2022) werden 240 Minuten vorgegeben.

Der Umsetzungsteil

Übergabe an die Prüfer

Die zu prüfende Auszubildende muss die Pflegeempfänger, die sie im Rahmen der Prüfung betreuen soll, ausführlich vorstellen. Die Übergabe hat einerseits einen inhaltlichen Aspekt, der Resultat der Recherche ist, die sie im Vorbereitungsteil durchgeführt hat. Andererseits hat eine pflegerische Übergabe aber auch einen formalen Aspekt: Kann die Auszubildende ihre Inhalte strukturiert und verständlich mitteilen?

Je nach pflegerischem Setting kann die Struktur unterschiedlich aussehen. Zum Beispiel ist es im Krankenhaus sinnvoll, nach den grundlegenden Daten (Name, Alter, Zimmernummer usw.) mit den medizinischen Informationen zu beginnen, die den Patienten in die Klinik geführt haben. Wichtig sind insbesondere diejenigen Fakten, die für den gegenwärtigen Aufenthalt von Bedeutung sind. Dazu gehören nicht nur die Einweisungsdiagnose(n), sondern auch therapeutische und diagnostische Maßnahmen.

Die pflegebezogenen Informationen können anhand der Pflegeplanung und der dort vorhandenen Einteilung, z. B. nach Lebensaktivitäten oder Pflegediagnosen, erfolgen. Informationen über die Persönlichkeit und die soziale Lebenssituation des Pflegeempfängers sind in der Regel hier integriert.

Die Praktische Pflegedurchführung

Die etwa 200 Minuten praktische Prüfungszeit stellt einen Zeitrahmen dar, der nicht überschritten werden darf. Während dieses Praxisteils soll die Auszubildende unter Beweis stellen, dass sie in der Lage ist, Pflegeaufgaben selbständig zu bewältigen. Die Prüfer beteiligen sich deswegen nicht am Pflegegeschehen, sondern halten sich im Hintergrund. Sollte es nötig sein einzugreifen, z. B. weil der Pflegeempfänger ansonsten gefährdet würde, sind sie allerdings dazu verpflichtet. Das bedeutet nicht, dass die Prüfung dadurch beendet würde oder der Prüfling durchgefallen wäre. Vielmehr muss die Prüfung fortgesetzt werden, wenn es zu vertreten ist.

Die Auszubildende soll im Prüfungsprozess die erforderliche Pflege, die in dem Zeitraum der Prüfung anfällt, durchführen. Inhaltlich sind sonst keine weiteren Vorgaben gemacht. Das bedeutet, dass nicht zwingend eine Körperpflege im Mittelpunkt stehen muss. Wenn absehbar ist, dass nicht alle Pflegemaßnahmen, die im Prüfungszeitraum anfallen, von der Auszubildenden durchgeführt werden können, können einzelne Aufgaben delegiert werden, möglichst allerdings nur solche, die weniger wichtig für die Beurteilung der Leistungsfähigkeit der Auszubildenden sind. Wenn Auszubildende mit Pflegeanforderungen konfrontiert werden, die sie nicht beherrschen, weil ihnen vielleicht die notwendige Übung fehlt, sollen sie diese Tätigkeit delegieren und die Prüfer darüber informieren. Während der praktischen Pflegedurchführung machen sich die Prüfer Notizen, damit der Ablauf auch später nachvollziehbar ist.

Der praktische Prüfungsteil beinhaltet in der Regel die Dokumentation der durchgeführten Pflegemaßnahmen im hauseigenen Dokumentationssystem und eine Übergabe der Pflegeempfänger an die zuständige Pflegekraft am Ende der Prüfungszeit. Auch diese Maßnahmen fließen in die Notenbildung ein. Das gilt auch für die Evaluation der Pflege, die üblicherweise durch Ergänzungen oder Korrektur der Pflegeplanung während oder nach der Pflegedurchführung erfolgt.

Das Reflexionsgespräch

In diesem Gespräch soll die Auszubildende ihr Handeln kritisch reflektieren: Was war, im Nachhinein betrachtet, gut, was verbesserungsbedürftig? Warum wurde in der Situation auf diese Art gehandelt? Hätte es Alternativen gegeben? Die Auszubildende kann im Reflexionsgespräch die Pflege evaluieren und über mögliche Handlungsalternativen nachdenken. Das Gespräch kann so dazu beitragen, das Pflegehandeln der Auszubildenden besser zu verstehen. Dadurch erhält die Auszubildende auch die Gelegenheit, Unklarheiten zu erläutern und Fehler zu erklären.

Das Reflexionsgespräch ist für die Auszubildende eine Chance. Allerdings fällt es vielen Prüflingen schwer, nach einer anstrengenden Prüfungsdurchführung die Konzentration aufzubringen, um diese Chance zu nutzen.

5.8.3 Prüfer in der praktischen Prüfung

Wie schon im Abschnitt »Beurteilungsfehler« (▶ Kap. 5.6) dargestellt, unterliegen Beurteilungen – und nichts anderes stellt die praktische Prüfung dar – der Gefahr subjektiv zu sein. Man sollte sich daher vor jeder Prüfung immer wieder die nachfolgenden Grundsätze bewusst machen:

- Jeder Prüfling hat das Recht auf die gleiche Behandlung und hat die gleichen Chancen.

- Die in der Prüfung getroffenen Entscheidungen müssen so gut dokumentiert werden, dass sie nachvollziehbar und transparent sind.
- Die gesetzlich vorgeschriebenen Rahmenbedingungen müssen eingehalten werden.
- Jede Bewertung muss an den Ausbildungszielen orientiert erfolgen.

Gute Prüfer sind gut auf die Prüfung vorbereitet, sie treten freundlich und ermutigend auf, schaffen eine entspannte Atmosphäre und wirken auf die zu prüfenden Auszubildenden beruhigend. Gleichzeitig haben sie einen objektiven Blick auf die Prüfungsleistung.

Die organisatorischen Vorbereitungen (wie Anmeldung zur Prüfung, Festlegung der Fachprüfer, Ausarbeitung eines Prüfungsplanes) trifft die Pflegeschule. Erst unmittelbar vor der Prüfung wird die Praxisanleiterin einbezogen. Die gemeinsame Arbeit beginnt mit der Auswahl einer Gruppe von Pflegeempfängern. In Absprache mit den Pflegenden im Bereich wird geklärt, ob die ausgewählten Pflegeempfänger für die Prüfung geeignet sind. Sie selbst müssen ihr Einverständnis erteilen. Um Veränderungen im Befinden des Pflegeempfängers zu erfassen und reagieren zu können – unter Umständen muss bei einer akuten Zustandsverschlechterung ein Pflegeempfänger noch kurz vor Prüfungsbeginn durch einen anderen ersetzt werden –, darf die verbindliche Auswahl den Auszubildenden erst mit dem Prüfungsbeginn bekannt gegeben werden.

Dokumentation der Prüfungsergebnisse

Die Fachprüfer schreiben während der gesamten Prüfung ihre Beobachtungen – positive und negative – mit. Diese Beobachtungen erfolgen in einer großen Dichte. Es ist daher erforderlich, dass Beobachtungen sofort – parallel zu der Handlung der Auszubildenden – dokumentiert werden. Eventuell muss im Stehen geschrieben werden. Es empfiehlt sich daher ein stabiles Klemmbrett als Unterlage zu benutzen.

Es wäre ökonomisch, wenn die beobachteten Dinge sofort bestimmten Bewertungskriterien zugeordnet werden könnten. Da dies aus Zeitgründen zumeist nicht möglich ist, kann es hilfreich sein, zunächst alle als wesentlich erscheinenden Wahrnehmungen chronologisch untereinander aufzuschreiben und z. B. durch ein »+« besonders positiv und durch ein »-« besonders negativ wahrgenommene Aspekte zu kennzeichnen. Das Verlaufsprotokoll ist wichtig, da sich mit seiner Hilfe auch zu einem späteren Zeitpunkt die Prüfung und die Bewertung noch nachvollziehen lassen.

Nach dem Reflexionsgespräch zieht sich jeder Prüfer zurück und ordnet seine Wahrnehmungen den von der Schule vorgegebenen Bewertungskriterien zu. Die schließlich gefundenen Noten werden erst in der Notenkonferenz am Ende der Ausbildung vom Vorsitzenden der Prüfungskommission zu einer Note zusammengefasst.

6 Kommunikation: Gespräche führen, Konflikte lösen

Helena Bellia war eine aufgeweckte und gesprächige Auszubildende, die mit den Angehörigen der Kinder, die auf der chirurgischen pädiatrischen Station lagen, gut in Kontakt kam. Auch fachlich gab es wenig zu kritisieren, denn sie arbeitete meist sorgfältig und technisch korrekt. Einmal wendete sich allerdings die Mutter eines achtjährigen Mädchens an mich und gab an, dass Helena die Hygieneregeln nicht einhalten würde. Sie trug keine Maske, die beim Patientenkontakt vorgeschrieben war. Ich sprach die Auszubildende darauf an und war überrascht über die heftige Reaktion. Helena wurde richtig wütend: »Die Kinder brauchen ein Gesicht, in das sie schauen können. Ich habe mir das gut überlegt mit der Maske und habe mich bewusst dagegen entschieden.« Ich verwies auf die Hygieneregeln der Station und die Gründe für diese Regeln, aber die Auszubildende ließ nicht mit sich reden. Schließlich musste ich eine klare Anordnung aussprechen. In der Folge verschloss sich Helena mir gegenüber und sprach nur noch das Nötigste. Unser Verhältnis war bis zum Ende des Einsatzes belastet, was mir sehr zu schaffen machte.

Jeder gesunde Mensch kann kommunizieren und als Jugendlicher oder Erwachsener beherrscht man in der Regel auch die Feinheiten dieser grundlegenden Fertigkeit. Man kann Dinge erklären und versteht, was der Gesprächspartner sagt. Man erkennt Emotionen im Gespräch, kann selbst Freude und Wut ausdrücken und beherrscht auch den Einsatz von Gestik und Mimik.

Warum also dieses Kapitel? Gibt es über die Kommunikation von Praxisanleiterinnen und Auszubildenden etwas zu wissen, das über unsere vorhandenen kommunikativen Fähigkeiten hinausgeht und das auch im Unterricht in der pflegerischen Grundausbildung nicht behandelt wurde?

Die Kommunikation, um die es hier geht, findet zumindest teilweise in einer pädagogischen Beziehung statt. Das setzt andere Formen der Interaktion voraus, als wir sie aus unserem privaten Umfeld kennen. Darüber hinaus ist die Kommunikation zwischen Praxisanleiterin und Auszubildenden oft auf ein pflegerisches Setting bezogen und sollte den dort geforderten Regeln entsprechen. Und last but not least sollte in einem Fachbuch auch der Bezug zum aktuellen Stand der wissenschaftlichen Erkenntnisse hergestellt werden.

Praxisanleiterinnen benötigen Wissen über die Kommunikation besonders dann, wenn es in der Anleitung nicht »rund läuft«, wenn Konflikte auftreten, die das Verhältnis zu den Auszubildenden belasten. Diesen schwierigen Kommunikationssituationen wird ein großer Teil des Kapitels gewidmet sein.

Kommunikation ist manchmal nicht erfolgreich. Das liegt auch daran, wie gut Personen kommunizieren können.

Als kommunikative Kompetenz wird die Fähigkeit eines Kommunizierenden bezeichnet, ein angemessenes Kommunikationsverhalten auszuwählen, um Ziele zu erreichen, ohne dass die Interessen des Gesprächspartners dabei verletzt werden. »Kommunikative Kompetenz umfasst demnach nicht nur das Wissen über Sprache, sondern auch die Fähigkeit, diese effektiv einzusetzen. Sie ist entscheidender Bestandteil des übergeordneten Begriffs *soziale Kompetenz*. Soziale Kompetenz umfasst neben kommunikativer Kompetenz weitere Aspekte, beispielsweise die Fähigkeit zur Empathie und Perspektivübernahme.« (Röhner & Schütz, 2020, S. 9)

6.1 Grundlagen der Kommunikation

6.1.1 Selektive Wahrnehmung

Von allen Informationen, mit denen wir konfrontiert werden, wird uns nur ein kleiner Teil bewusst. Wenn wir alle sensorischen Reize, Seheindrücke, Geräusche, Temperaturempfindungen usw. wahrnehmen würden, wäre unser Gehirn augenblicklich überlastet. Der Thalamus im Zwischenhirn sortiert den größten Teil aller ankommenden Informationen aus. Dieser Prozess wird durch Wahrnehmungsfilter gesteuert. Sie sortieren die eingehenden Reize anhand unserer Vorerfahrungen und Interessen. Sie sind auch situationsbezogen wirksam. So wird im pflegerischen Umfeld ein Mensch oft unter der Perspektive der Hilfsbedürftigkeit betrachtet, während auf andere Aspekte, z. B. ob die Kleidung farblich zueinander passt, zunächst kein Wert gelegt wird. Darüber hinaus beeinflussen weitere Mechanismen die Informationsverarbeitung (vgl. Brandl, 2015).

Generalisierung: Um in unübersichtlichen Situationen schnell handeln zu können, greifen wir auf Vorerfahrungen zurück. Es sind Raster, die uns eine schnelle Einordnung der Elemente einer Situation erlauben. Diese Vorannahmen oder »Schubladen« müssen nicht immer richtig sein, sie sind in vielen Fällen aber zutreffend und verfestigen sich so.

Ein wohnsitzloser 60-jähriger Mann wird auf Station aufgenommen. Die aufnehmende Pflegekraft legt den Mann in ein Einbettzimmer, weil sie im Mehrbettzimmer Schwierigkeiten mit anderen Patienten erwartet. Darüber hinaus informiert sie die Kolleginnen, dass ab jetzt das Dienstzimmer immer verschlossen werden muss, wenn keiner dort anwesend ist.

Ergänzungen: Wenn unsere Wahrnehmungen in sich kein vollständiges Bild ergeben, neigen wir dazu, die fehlenden Teile zu ergänzen. Das führt auch dazu, dass unsere Erinnerungen nur teilweise mit der Realität übereinstimmen und gelegentlich Produkt unserer Fantasie sind.

Eine Pflegekraft in der ambulanten Pflege läutet bei einer Klientin. Weil niemand die Tür öffnet, überlegt sie, ob etwas passiert sein könnte. Die alte Dame hatte vor einigen Tagen über Schwindel geklagt. War sie nicht gestern besonders bleich? Zwar war sie wie immer sehr freundlich, aber dass etwas nicht stimmte, hatte sie gestern schon vermutet, auch wenn sie heute nicht sagen konnte, warum.

Verzerrungen: Manchmal weisen wir Informationen eine Bedeutung zu, die ihnen nicht angemessen ist. Zum Beispiel unterstellen wir einem Ereignis eine Dramatik, die es objektiv betrachtet nicht hat.

Eine Auszubildende antwortet auf die Frage der Praxisanleiterin, ob sie sich auf das Anleitungsthema vorbereitet habe, ironisch: »Klar, die ganze Nacht.« Die Praxisanleiterin fühlt sich nicht ernst genommen und reagiert verärgert.

Die Wahrnehmungsfilter verändern die Realität und geben ihr einen subjektiven Anstrich. Für die Kommunikation bedeutet das, dass es allein durch die unterschiedliche Form der Realitätsdeutung zu Missverständnissen kommen kann. Weil Kommunikation auf einer so unsicheren Grundlage steht, sollte man dieser Grundlage eine besondere Aufmerksamkeit widmen. Das bedeutet: Man sollte sich klar machen, dass die Realität subjektiv gedeutet wird. Idealerweise sollte man im Gespräch abklären, ob man von den gleichen Voraussetzungen ausgeht. Viele Konflikte entstehen dadurch, dass die Gesprächspartner Sachverhalte unterschiedlich interpretieren.

Hilfreiche Fragen

»Verstehe ich das richtig, dass du meinst…«
»Ich fasse mal zusammen, was ich verstanden habe…«
»Kannst du mir sagen, wie du unser Gespräch verstanden hast?«

6.1.2 Die Bedeutung der Beziehung

Jede Kommunikation enthält Sach- und Beziehungsanteile. Im Gespräch werden Informationen übermittelt und diese haben zu einem gewissen

Teil eine inhaltliche Bedeutung. Gleichzeitig wird in jeder Kommunikation aber auch die Beziehungsebene angesprochen. Hier geht es um Emotionen, Bewertungen des Gegenübers, Stimmungen, Lust und Unlust usw.

Wir tendieren meist dazu, die inhaltliche Ebene für die wichtigere zu halten. Dabei wird der Inhalt eines Gesprächs oder einer Interaktion ganz wesentlich durch die mitschwingenden Emotionen beeinflusst. Wie wir Inhalte bewerten und wie wir auf Inhalte reagieren ist auch davon abhängig, wie wir zu unserem Gegenüber stehen. Finden wir ihn sympathisch? Vertrauen wir ihm? Häufig wird in der Kommunikationspsychologie in diesem Zusammenhang auf das Eisbergmodell verwiesen. Dabei stellt die Spitze des Eisbergs, die aus dem Wasser ragt, den sachlichen Anteil der Kommunikation dar. Die Eismasse unter der Wasseroberfläche wird von den nicht rationalen Anteilen gebildet und macht mit 80 % den größten Teil aus.

Das Eisberg-Modell stammt aus der Psychologie und versucht zu erklären, warum nur ein kleiner Teil unseres Verhaltens rational ist. Es sagt nichts über die Qualität der Inhalte, aber viel über die Fallstricke im menschlichen Miteinander aus. Deswegen gilt für die Kommunikation: Wenn die Inhalte im Vordergrund stehen sollen, muss die Beziehung geklärt sein.

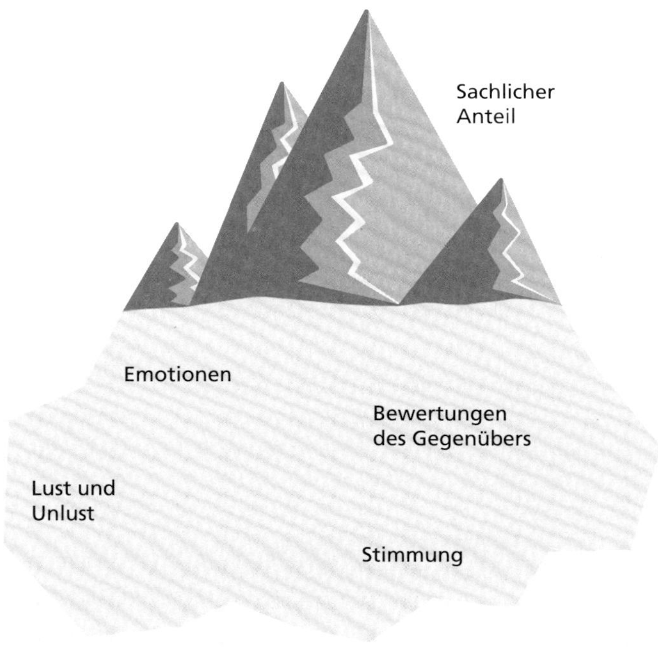

Abb. 1: Eisberg-Modell (© Marcella Zöpf)

Das ist allerdings oft leichter gesagt als getan. Zu den Faktoren, die dabei helfen können, gehören:

- *Symmetrie*: Die Kommunikation findet auf einer Hierarchieebene statt. Was der eine Gesprächspartner sagt, muss auch seinem Gegenüber erlaubt sein. Dabei sollte man sich bewusst machen, dass die Rollen von Praxisanleiterin und Auszubildender nicht auf der gleichen Ebene angesiedelt sind und diese Asymmetrie auch nicht ganz außer Kraft gesetzt werden kann. Manchmal hilft es, sich den Gesprächspartner in einem anderen Kontext vorzustellen, z. B. in der Kneipe um die Ecke, und ein Gespräch nach den Regeln zu führen, die für zwei Bekannte gelten.
- *Respekt*: Jeder Mensch verdient Respekt. Jeder weist Eigenschaften oder Fähigkeiten auf, die anerkennenswert sind. Und jeder hat das Recht auf psychische Unversehrtheit. Auch wenn man die Meinung des Gesprächspartners nicht teilt, rechtfertigt das nicht, dass man ihm gegenüber respektlos auftritt, ihn bloßstellt oder kränkt.
  Wer sein Gegenüber besser kennenlernt, entdeckt oft schätzenswerte Eigenschaften und es kann hilfreich sein, diese Eigenschaften gedanklich zu betonen, um die eigene Haltung ihm gegenüber zu verändern.
- *Perspektivwechsel:* Die Praxisanleiterin versucht, sich in die Sichtweise der Auszubildenden hineinzuversetzen. Sie versucht herauszufinden, wie sie den besprochenen Sachverhalt sieht. Vielleicht gelingt es ihr sogar, grundlegende Reaktionsmuster zu erkennen, z. B. den Wunsch nach Anerkennung oder die Ablehnung von Autoritäten.
- *Aktives Zuhören:* Wer gut zuhören kann, hat eine wertvolle Gabe, die jedem Gespräch guttut. Wer es nicht kann, sollte es üben. Aktives Zuhören bedeutet, dass man ganz bei der Sache ist. Man ist dem Gesprächspartner zugewandt und zeigt das mit seiner Körperhaltung. Nicken, kurze Bestätigungslaute und Blickkontakt sind Elemente, die Aufmerksamkeit signalisieren. Zum Aktiven Zuhören gehört, dass man zum Gesagten Nachfragen stellt oder Inhalte zusammenfasst. Manchmal kann es auch sinnvoll sein, Emotionen anzusprechen, die man beim Gesprächspartner wahrnimmt. Wichtig ist dabei die aktive Rolle: Man zeigt, dass man zuhört durch Gestik, Mimik und die Art der Fragestellung.
  Aktives Zuhören kann gelernt werden, aber dazu ist Übung notwendig. Besonders am Anfang dieses Lernprozesses kann die Anwendung der Gesprächstechnik unecht wirken und ein Gespräch eher behindern als es zu fördern.
- *Ehrlichkeit, Kongruenz:* Ein ehrliches und aufrichtiges Auftreten ist eine wichtige Voraussetzung für ein gelingendes Gespräch. Die meisten Menschen haben ein gutes Gespür für Verstellung und Unaufrichtigkeit. Ein aufgesetztes Lächeln kann zwar auch eine positive Funktion haben, und zwar dann, wenn man ein Gespräch entsprechend der üblichen sozialen Regeln eröffnen möchte. Hier hat ein gewisses Maß an Unaufrichtigkeit, ein eingeübtes Lächeln, Höflichkeitsfloskeln usw. einen Sinn. Man möchte den Gesprächspartner höflich behandeln und ihn nicht kränken. Sobald aber ein Gespräch persönlichere Themen berührt, ist Ehrlichkeit die angemessene Haltung.

6.2 Konflikte

Praxisanleiterinnen sind immer wieder mit Konflikten konfrontiert, die aus der Arbeit mit Auszubildenden entstehen. Konflikte entstehen aber auch im Team, wenn z. B. der zeitliche Aufwand, den Anleitung erfordert, nicht akzeptiert wird.

> »Ein Konflikt ist eine mindestens von einer Seite als emotional belastend und/oder sachlich inakzeptabel empfundene Interaktion, die durch eine Unvereinbarkeit der Verhaltensweisen, der Interessen und Ziele sowie der Annahmen und Haltungen der Beteiligten gekennzeichnet ist.« (Schrader, 2018, o. S.)

Konflikte haben also zwei Seiten: eine sachliche und eine emotionale. Ein rein sachlicher Widerstreit kann auch als Meinungsverschiedenheit bezeichnet werden. Er kann über eine sachliche Diskussion geklärt werden.

Der thematische Hintergrund von Konflikten ist oft der, dass Menschen ihre Bedürfnisse nicht befriedigen können. Die Befriedigung von Bedürfnissen ist ein entscheidender Handlungsimpuls und die Grenzen der Bedürfnisbefriedigung bilden oft die Bedürfnisse anderer. Können Bedürfnisse nicht befriedigt werden, entsteht Konfliktpotential. Die Konflikte können dann mit anderen ausgetragen werden oder schädigen als innerpsychische Konflikte den Menschen selbst, z. B. in Form von psychosomatischen Erkrankungen.

Bedürfnisse können auf ganz unterschiedlichen Ebenen angesiedelt sein, z. B. auf der Ebene der Grundbedürfnisse (essen, trinken, schlafen) oder auch auf der Ebene der Entwicklungsbedürfnisse (sich entfalten, kreativ sein). Maslow (1981) hat eine Einteilung der Bedürfnisse vorgenommen.

Im Folgenden soll es um die Konflikte gehen, die neben dem sachlichen Widerspruch eine starke emotionale Komponente aufweisen. Solche Konflikte sind belastend und schwer zu lösen.

> Der Auszubildende Heiko Lutz ist nach dem Zwischengespräch total frustriert. Er hat aus seiner Sicht bisher alles dafür getan, dass der Einsatz trotz widriger Umstände gelingt. Niemand scheint das gewürdigt zu haben. Als er erfährt, dass seine Arbeitsqualität als »befriedigend« eingestuft wird, versteht er die Welt nicht mehr. Die Wahrheit ist doch, dass er nie richtig angeleitet wurde. Heiko möchte am liebsten alles hinschmeißen. Er hat doch alles gegeben. Auf ein klärendes Gespräch mit der Praxisanleiterin hat er jetzt auch keine Lust mehr.

Wie entsteht ein Konflikt?

Wenn in einer konflikthaften Auseinandersetzung der sachliche Inhalt in den Hintergrund tritt und die Emotionen das Geschehen beherrschen, kann das unterschiedliche Gründe haben. Sehr häufig erleben wir den anderen als Angreifer und reagieren wie in einer kriegerischen Auseinandersetzung: mit Gegenangriff. Wir setzen unterschiedliche Waffen ein – Druck, Drohungen, Sarkasmus, Aggressivität – und provozieren dadurch eine vergleichbare Reaktion. In der Regel verschärft sich dadurch die Lage und eine Eskalation des Konflikts ist möglich. Bei einer derart geführten Auseinandersetzung gibt es meistens nicht nur einen Verlierer: Auch derjenige, der die Oberhand behält, erleidet Verluste.

Die Ursachen, die für ein derartiges Verhalten in einer Konfliktsituation verantwortlich sind, liegen in unseren Stressverarbeitungsmechanismen. Fühlen wir uns bedroht, reagieren tiefergelegene Hirnanteile ohne Beteiligung des Großhirns mit den Mustern Kampf, Flucht oder Freeze, also dem Totstellreflex.

Ob eine Situation als Bedrohung oder als Stressauslöser wahrgenommen wird, ist natürlich sehr unterschiedlich. Menschen haben unterschiedliche Triggerpunkte, auf die sie impulsiv und emotional reagieren. Während aber Tiere diese Reizauslöser nicht beeinflussen können, sind wir Menschen dazu bis zu einem gewissen Grad in der Lage.

> »Zwischen Reiz und Reaktion liegt ein Raum. In diesem Raum liegt unsere Macht zur Wahl unserer Reaktion. In unserer Reaktion liegen unsere Entwicklung und unsere Freiheit.« (Viktor Frankl)

Konfliktmanagement

Wenn bei einem Konflikt die emotionale Seite dominiert, sollte ein effektives Emotionsmanagement im Vordergrund stehen.

- Die Haltung zu unserem Gegenüber und auch die Haltung uns selbst gegenüber sollte so gestaltet sein, dass wir uns als gleichwertig betrachten. Die psychologische Theorie der Transaktionsanalyse spricht von der Haltung *Ich bin okay – Du bist okay*. Wir fühlen uns nicht dem Anderen überlegen. Die Meinungsverschiedenheiten werden nicht auf einer persönlichen Ebene ausgetragen.
- Hilfreich ist es, wenn wir uns klar machen, dass es unser Gegenüber nicht böse meint oder zumindest uns mit seinen Angriffen nicht persönlich treffen möchte.
- Wir kennen unsere Trigger-Punkte, die üblicherweise archaische Kampf-, Flucht- oder Totstellreflexe auslösen, und versuchen sie aktiv anzugehen. Wenn wir sie kommen sehen, reagieren wir nicht sofort, sondern treten einen Schritt zurück. Gerade die spontanen Äußerungen in solchen Situationen können sehr viel Schaden anrichten. Hier hilft auch tiefes Durchatmen.
- Offene Fragen wirken oft deeskalierend. Zum Beispiel können die Fragen »Was wollen Sie damit sagen? Was meinen Sie damit?« zu einer Versachlichung der Auseinandersetzung beitragen.
- Den anderen ausreden lassen. Dadurch werden Emotionen oft abgeschwächt.

- Metakommunikation. Das bedeutet, dass man über die im Augenblick wahrgenommene Situation spricht. Zum Beispiel: »Ich habe das Gefühl, dass es nicht mehr um die Sachfragen geht, sondern dass wir beide ziemlich sauer sind…«
- Ignorieren Sie die Schuldfrage. Sie lässt sich in einem Konflikt nicht klären und selbst wenn, trägt sie selten zur Konfliktlösung bei.

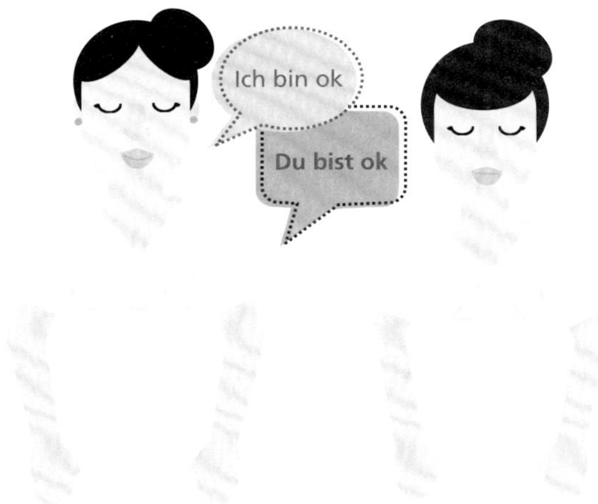

Abb. 2: Transaktionsanalyse (© Marcella Zöpf)

6.2.1 Soziale Konflikte in der Praxisanleitung

Ein sozialer Konflikt entsteht, wenn in der Interaktion zwischen den beteiligten Personen mindestens bei/mit einer Person eine Unvereinbarkeit im Denken, Vorstellen, Wahrnehmen und/oder Fühlen und/oder Wollen mit den anderen Beteiligten besteht. Dieser Konflikt kann

- in einem einzigen Menschen,
- zwischen zwei Menschen als Einzelpersonen,
- zwischen einer Einzelperson und einer Gruppe sowie
- zwischen Gruppen bestehen.

Wenn nur eine einzige Person beteiligt ist, wird von einem *intrapersonalen* Konflikt gesprochen. Sobald mehrere Menschen beteiligt sind, ist es ein *interpersonaler* Konflikt.
Im Normalfall sind es die interpersonalen Konflikte, die im Anleitungsalltag eine Rolle spielen. Insbesondere die Differenzen zwischen der Praxisanleiterin und der Auszubildenden fallen dabei ins Gewicht, also zwischen zwei Menschen als Einzelpersonen.

Die Praxisanleiterin und die Auszubildende haben bereits im Erstgespräch klar festgelegt, wo eigenständige Kompetenzen der Auszubildenden liegen und wo sie sich Unterstützung holen muss. Zum wiederholten Male ist es vorgekommen, dass die Auszubildende ihre

Kompetenzen überschritten hat. Wenn die Praxisanleiterin sie darauf anspricht, bekommt sie nur zu hören: »Nun stell dich doch nicht so an.« Die Praxisanleiterin ärgert sich sehr über die Auszubildende. Diese wiederum versteht nicht, weshalb ihr die Praxisanleiterin so wenig zutraut.

Es kann aber auch sein, dass die Auszubildende mit dem gesamten Team Schwierigkeiten hat, der Konflikt also zwischen einer Einzelperson und einer Gruppe auftritt.

Seit drei Wochen ist die Auszubildende nun bereits auf Station. Bereits dreimal während dieser Zeit hat sie verschlafen, außerdem hält sich die Auszubildende bei Botengängen unnötig lange auf und scheint »mal hier und mal da« einen »Schwatz« zu halten, egal, was zu tun ist. Bei der Arbeit versucht sie, sich ihre Lieblingsarbeiten herauszupicken. Sehr häufig wirkt die Auszubildende auch nach außen sehr unmotiviert, sodass mittlerweile niemand im Team mehr Lust hat, mit ihr zu arbeiten. Die Auszubildende wiederum zeigt oben genannte Verhaltensweisen aus der Erfahrung heraus, dass die Mitarbeiterinnen im Team sehr unmotiviert in Bezug auf die Anleitung wirken und froh zu sein scheinen, wenn die Auszubildenden nicht so präsent sind.

Ein intrapersonaler Konflikt, d. h. ein Widerstreit, den die Praxisanleiterin oder die Auszubildende in sich selber austrägt, spielt nur dann eine Rolle, wenn er einen interpersonalen Konflikt nach sich zieht.

Die Auszubildende hat vor einer Woche erfahren, dass ihre Mutter an einem bereits fortgeschrittenen Mammakarzinom erkrankt ist. Seit drei Wochen ist sie auf einer onkologischen Station eingesetzt. Seit sie die Diagnose ihrer Mutter erfahren hat, belastet sie der Einsatz fast unerträglich, sie will sich aber niemandem mitteilen, sondern das Problem für sich selbst lösen.
In den letzten Tagen stellt die Praxisanleiterin massive Konzentrationsstörungen bei der sonst so zuverlässigen Auszubildenden fest. Sie wundert sich und fragt sie, was los sei. Diese äußert sich nicht und bittet darum, sie einfach in Ruhe zu lassen. Die Praxisanleiterin gibt sich mit dieser Antwort nicht zufrieden.

Konflikte können nach den Erscheinungsformen kategorisiert werden. Sie lassen sich nicht nur in Bezug auf ihre Streitgegenstände, Ursachen oder Ziele vergleichen, sondern auch mit Blick auf ihren Verlauf und die spezifischen Eigenschaftsmerkmale. Bei diesen werden nachfolgende Formen unterschieden:

- Latente vs. manifeste Konflikte, d. h. verborgene oder offene Konflikte
- Schwache vs. extreme Konflikte, die sich v. a. in Sprache, Wortwahl, Tonfall, Lautstärke, Mimik und Gestik ausdrücken

- Institutionalisierte vs. formgebundene Konflikte: Jede Organisation und Institution schafft Rahmenbedingungen, Zuständigkeiten und Sachzwänge, die zu Reibungen, Störungen und Dysfunktionen führen können.
- Symbolische vs. ritualisierte vs. reglementierte Konflikte, d. h. Debatte, Spiel, Kampf

Alle Konfliktformen treten in mehr oder weniger starker Ausprägung auch im Anleitungsalltag auf und lösen dann entsprechende Reaktionen beim Konfliktpartner aus.

6.2.2 Reaktionen auf soziale Konflikte in der Praxisanleitung

Überall dort, wo Menschen miteinander leben, sind Konflikte alltägliche Ereignisse, mit denen man leben muss und zugleich lernen muss, sie zu bewältigen. Gerade auch in sozialen Berufen und somit auch in den Pflegeberufen sind Konflikte vorprogrammiert, da Menschen mit den unterschiedlichsten Interessen und Erwartungen in Interaktion treten. Konflikte sind somit unvermeidlich, müssen aber nicht nachteilig sein. Erst wenn ein Konflikt unbearbeitet bleibt und verdrängt wird, kann er zu unlösbaren Störungen führen.
Dennoch zeigen viele Menschen, insbesondere im sozialen Bereich, ganz individuelle Reaktionen auf Konflikte, die nicht zu deren Lösung geeignet sind. Diese Reaktionsweisen können sein:

- Der Konflikt wird ignoriert. Dabei wird der Konflikt nicht gelöst, sondern er schwelt weiter und verschärft sich.
- Die andere Position wird toleriert, es wird Verständnis gezeigt und Verzicht geübt. Mittelfristig gerät man dabei leicht in die Position der Verliererin.
- Man resigniert und ergibt sich kampflos.
- Die Konflikte werden rationalisiert und die kognitive Ebene wird zu einseitig eingesetzt. Dadurch werden die Konfliktzusammenhänge, die z. B. in der Persönlichkeit des anderen liegen, ausgeblendet.

Viele Menschen haben nicht gelernt, Konflikte konstruktiv auszutragen. Sie gehen ihnen stattdessen aus dem Weg. Mit der Zeit häuft sich auf diese Weise ein großer Berg inzwischen möglicherweise unlösbar gewordener Probleme an. Statt endlich Strategien zur Lösung der Konflikte zu entwickeln, zieht sich die betreffende Person zurück und vergrößert dadurch die Problematik immer mehr. Diese Aspekte lassen sich auch auf Konflikte bei der Anleitung von Auszubildenden übertragen. Häufig wird es vermieden, Konflikte zu lösen, da die Praxisanleiterin die Konfrontation mit der Auszubildenden scheut. Zudem denkt sie, dass sich der ganze Stress und die damit verbundenen Belastungen nicht lohnen, da der Einsatz bald vorüber ist. Auf diese Weise wird die Auszubildende eventuell nie mit ihren Fehlern konfrontiert, erhält somit auch keine Chance zur Veränderung; die negativen Aspekte können sich verfestigen. Eine positive Einstellung zu Konflikten ist hilfreich.

- Konflikte weisen auf Probleme hin und lösen dadurch Reaktionen aus, d. h. Stagnation wird verhindert.
- Sie fördern innovative Prozesse und stimulieren dadurch die Kreativität.
- Konflikte verlangen nach Lösungen. Dazu muss der Prozess der Kommunikation in Gang gesetzt werden.
- Sie regen das Interesse am Konfliktpartner an, wenn sie ausgetragen werden.
- Konflikte führen zu Selbsterkenntnissen.
- Konflikte zwischen verschiedenen Gruppen festigen dieselben.

Wenn diese Einstellungen zu Konflikten mitgebracht oder entwickelt werden, wird die Praxisanleiterin versuchen, Konflikte mit Auszubildenden zu lösen. Zwar ist dieser Weg anfangs etwas beschwerlicher, er wird sich langfristig jedoch positiv auswirken.

Die zwei beschriebenen Einstellungen zu Konflikten, sowohl die negative als auch die positive, prägen in entscheidendem Maße die Fähigkeit, mit Konflikten umzugehen. Wer Konflikte lösen möchte – und diese Intention sollte eine Praxisanleiterin mitbringen –, muss zunächst seine eigene Haltung verändern und Konflikten zukünftig mit Offenheit und dem Willen, sie lösen zu wollen, begegnen. Zudem werden Ressourcen benötigt.

6.2.3 Ressourcen zur Bewältigung sozialer Konflikte in der Praxisanleitung

Die Befähigung zur Konfliktbewältigung wird maßgeblich durch Ressourcen mitbestimmt.

> Man versteht darunter das Potenzial an Möglichkeiten, auf die ein Mensch zur Lösung von Belastungen und Herausforderungen, die aus Ereignissen des Lebens resultieren, zurückgreifen kann.

Dabei werden persönliche, materielle, soziale und ideell-kulturelle Ressourcen unterschieden.

- *Persönliche Ressourcen:* Sie sind das Ergebnis von vorangegangenen Lernerfahrungen und bilden relativ stabile Potenziale.
- *Materielle Ressourcen:* Hierbei handelt es sich um (Geld-)Mittel, Güter und Arbeitsbedingungen.

- *Soziale Ressourcen:* Sie beinhalten die tatsächliche Hilfe und Unterstützung, die jemand durch sein soziales Netzwerk erhält.
- *Ideell-kulturelle Ressourcen:* geltende Regeln, Normen und Werte in einer Organisation, auf die sich Mitglieder beziehen können und sollen

Alle Ressourcen spielen in irgendeiner Weise auch zur Bewältigung von Konflikten im Krankenhaus oder einer Pflegeeinrichtung und somit auch im Anleitungsalltag eine Rolle. Beispiele sollen dies verdeutlichen.

- *Persönliche Ressourcen:* Hierunter werden die Erfahrungen im Hinblick auf die Konfliktbewältigung verstanden, die die Anleiterin und Auszubildende bereits mitbringen.
- *Materielle Ressourcen:* Hierunter fallen z. B. die personelle Besetzung, die Ausstattung der Station mit Hilfsmitteln, die Arbeitsorganisation und das Stationsbudget.
- *Soziale Ressourcen:* Dazu zählt z. B. die Unterstützung durch Kollegen, Freunde und Familie.
- *Ideell-kulturelle Ressourcen:* Hierunter kann z. B. das Pflegemodell verstanden werden, nach dem im Pflegebereich gearbeitet wird.

Diese Faktoren verdeutlichen, dass die Fähigkeit zur Konfliktbewältigung maßgeblich auch von den vorhandenen und den nicht vorhandenen Ressourcen bestimmt wird. Entscheidend sind vorrangig die persönlichen Ressourcen. Es sollte daher alles darangesetzt werden, diese bei sich selber, aber auch bei der Schülerin, zu stärken. Es ist daher sinnvoll, sich mit Strategien zur Konfliktlösung auseinanderzusetzen. Diese bieten Anregungen für eine zukünftige Verhaltensänderung im Umgang mit Konflikten und stärken somit die persönlichen Ressourcen.

6.2.4 Strategien zur Konfliktlösung in der Praxisanleitung

Zumeist liegt dem Konflikt sowohl ein äußerer und somit *objektiver*, d. h. ein Ereignis im Umfeld des Betroffenen, als auch ein *subjektiver*, psychischer (Wahrnehmung, Bewertung durch die Person, emotionale Betroffenheit) Anlass zugrunde. Nach Watzlawick (2009) ist die äußere Wirklichkeit nicht real, sondern entsteht im Auge des Betrachters. Man hat es somit nie mit der Wirklichkeit an sich zu tun, sondern nur mit den Abbildern, die man sich von der Wirklichkeit gemacht hat, also mit Interpretationen. Wenn Konflikte gelöst werden sollen, müssen die Vorstellungen der Wirklichkeit der Schülerin in Beziehung zu ihrem Umfeld, den Beziehungen und zur Organisation rekonstruiert werden.

Es sollte zudem das Ziel sein, Konflikte so zu regeln, dass die Bedürfnisse aller Beteiligten, also sowohl die der Praxisanleiterin als auch der Schülerin, befriedigt und Zielvorstellungen in annähernd gleichem Maße, wenn auch nicht gleichzeitig, erreicht werden können. Eine Lösung sollte gemeinsam entwickelt und nicht aufgedrängt werden. Nur auf diese Weise kann sie vom Konfliktpartner akzeptiert werden. Die Konfliktlösung durch Interessenausgleich setzt voraus, dass die Interessen aller am Konflikt beteiligten Personen berücksichtigt werden. Unterschieden wird dabei der *Kompromiss* vom *Konsens*.

Beim Kompromiss machen alle Beteiligten Zugeständnisse, bis eine gemeinsame Basis gefunden wird.

Es nimmt also jede Partei Nachteile in Kauf. Dies wiederum bedingt, dass eventuell eine Seite den Konflikt wieder aktiviert, sobald eine neue Gewinnchance zu sehen ist. Aus diesem Grunde sollte, wann immer möglich, bei Konflikten mit der Auszubildenden ein Konsens angestrebt werden.

Beim Konsens wird gemeinsam eine konstruktive Konfliktbewältigung unter Berücksichtigung der unterschiedlichen Interessen umgesetzt.

Es werden die positiven Auswirkungen genutzt, die ein Konflikt haben kann, indem die sich widersprechenden Interessen und Meinungen diskutiert und gegeneinander abgewogen werden, um die bestmögliche Lösung zu entwickeln. Es kann jedoch auch sein, dass eine Partei die andere von der Richtigkeit des Standpunkts überzeugt, der Konflikt also durch Überzeugungen gelöst wird. Mit diesem Vorgehen kann am ehesten eine dauerhafte Konfliktlösung erreicht werden, da eine gemeinsam entwickelte Lösung meist von allen am Konflikt Beteiligten akzeptiert und befürwortet wird. Damit Konflikte ohne Niederlage bearbeitet werden können, d. h. oben beschriebener Konsens erzielt werden kann, sollten gewisse Spielregeln und Vorgehensschritte beachtet werden.

- Es muss beachtet werden, dass individuelle Interessen kontextabhängig variieren und untereinander in Konkurrenz stehen können.
- Alle am Konflikt beteiligten Personen müssen sowohl inhaltlich als auch formal und emotional an der Konfliktlösung mitwirken. Der Aufwand hierfür ist entsprechend hoch, da es schon lange dauern kann, um allein den Konfliktkern zu erkennen.
- Da die Interessen häufig stark emotional verankert sind, muss sowohl der Schülerin als auch der Praxisanleiterin die Möglichkeit gegeben werden, ihren Gefühlen Ausdruck zu verleihen.
- Unabdingbare Voraussetzung für das aktive Zuhören ist das Senden von Ich-Botschaften.
- Es muss Vertrauen unter den Partnern bestehen.
- Es muss eine offene Kommunikation herrschen, d. h. die Bedürfnisse des anderen werden wo nötig beachtet, es besteht eine Aufge-

schlossenheit für neue Ideen und Informationen und alle Beteiligten tragen beharrlich und entschlossen zur Problemlösung bei.

In der Regel wird die Praxisanleiterin bei möglichen Konflikten mit der Auszubildenden die Initiative zur Konfliktlösung ergreifen. Dieser Bereich ist gemeinsam mit dem meist integrierten Kritikgespräch die wohl schwerste Aufgabe im Anleitungsalltag. Gerade deshalb ist es sehr hilfreich, wenn eine gewisse Technik zur Unterstützung der Bearbeitung von Konflikten beherrscht wird. Diese Methode wird nachfolgend vorgestellt. Damit ein Konflikt gelöst werden kann, muss zunächst ermittelt werden, worin der Konflikt besteht und welche Konsequenzen mit ihm verbunden sein können. Folgende Leitfragen können dabei helfen:

- Welche Ziele werden durch die Beteiligten, also die Auszubildende und die Anleiterin, vermieden oder angestrebt?
- Welche Auswirkungen haben bestimmte Entscheidungen?
- Wie stellt sich der Konflikt aus der Sicht der Beteiligten dar?

Anschließend empfiehlt sich folgendes Vorgehen:

- Die Praxisanleiterin sollte der Auszubildenden klar und deutlich sagen, dass es einen Konflikt mit Lösungsbedarf gibt.
- Die Auszubildende muss ebenfalls ihre Konflikte mitteilen können.
- Das Problem ist ohne Wertung zu definieren und zu formulieren. Botschaften, die die Auszubildende herabsetzen oder beschuldigen, sind zu unterlassen.
- Die Praxisanleiterin und Auszubildende beleuchten das Problem von verschiedenen Seiten.
- Der Lösungsbedarf wird anerkannt.
- Alle Beteiligten sind anzuhören.
- Die Auszubildende sollte zu eigenen Lösungsvorschlägen motiviert werden. Gerade Zurückhaltende sollten ermutigt werden, ihre Meinung zu äußern.
- Auch die Praxisanleiterin schlägt mögliche Lösungen vor.
- Alle Vorschläge müssen ohne Kritik, Bewertung und Selektion entgegengenommen und somit ernsthaft behandelt werden.
- Gemeinsam sollten die Praxisanleiterin und die Auszubildende nach (Alternativ-)Lösungen suchen.
- Die beste Lösungsmöglichkeit wird gemeinsam formuliert und schriftlich auf einem Gesprächsprotokoll fixiert.
- Die Lösung sollte offen und ehrlich durch die Konfliktpartnerin begutachtet werden.
- Die Praxisanleiterin und Auszubildende sollten die Funktionsfähigkeit der Lösung gemeinsam überprüfen.
- Diese Überprüfung ist kritisch zu bewerten.

- Die Praxisanleiterin und Auszubildende müssen bis ins Einzelne klären, wie die Entscheidung aus- bzw. durchgeführt wird.
- Die Lösungsmöglichkeit sollte nochmals formuliert werden.
- Die beidseitige Akzeptanz muss erneut überprüft werden, dabei darf keiner Seite die Lösung aufgezwungen werden.
- Die Auszubildende muss gefragt werden, ob sie weiterhin mit der Entscheidung einverstanden ist.
- Die getroffene Entscheidung kann in beiderseitigem Einverständnis revidiert werden.

Die oben dargestellten Schritte der Konfliktlösung sollen nun von der Theorie auf die Praxis der Anleitung übertragen werden. Nachfolgend werden ein alltäglicher Konflikt aus dem Stationsalltag und eine mögliche Problemlösung vorgestellt.

Die Praxisanleiterin bewegt Patienten nach den »altbewährten« Hebe- und Tragetechniken und mobilisiert sie auch auf diese Weise. Sie kennt kinästhetische Prinzipien nicht genau und hält auch nicht »viel von diesem neumodischen Zeugs, das ja doch nur in der Theorie klappt, aber in der Praxis garantiert versagt«. Die Praxisanleiterin erwartet, dass die Auszubildende ebenfalls nach den herkömmlichen Hebe- und Tragetechniken vorgeht.

Die Auszubildende wiederum hat in der Schule und auch auf anderen Stationen die Prinzipien der Kinästhetik kennengelernt und wendet sie konsequent an. Sie ist überzeugt von diesem Prinzip und möchte es auch weiterhin umsetzen, zumal sie seitdem viel seltener Rückenschmerzen hat. Die Auszubildende ist daher nicht bereit, wieder zu den »vorsteinzeitlichen« Hebe- und Tragetechniken zurückzukehren.

Der Konflikt

Durch diese unterschiedlichen Sichtweisen ist die Zusammenarbeit erschwert, da die meisten gemeinsam durchzuführenden Pflegetätigkeiten die Fortbewegung betreffen. Auch die Patienten werden verunsichert, da sich die fachlichen Diskussionen auch am Krankenbett fortsetzen. Zunehmend wirkt sich dies auch störend auf das bisher sehr gute Verhältnis zwischen der Praxisanleiterin und der Auszubildenden aus. Die Praxisanleiterin erachtet es daher als notwendig, dass der Konflikt gelöst wird.

Skizzenartige Darstellung der Konfliktlösung

- Die Praxisanleiterin wählt einen ruhigen Moment und einen ruhigen Ort, um nach einer erneuten Meinungsverschiedenheit bei der Fortbewegung von Patienten der Auszubildenden zu sagen, dass eine Lösung für diese Differenzen gefunden werden muss.

- Sie schildert den Konflikt aus ihrer Sicht und gibt auch an, dass sie letztendlich die Verantwortung für das Wohl der Patienten trage und deshalb eine gemeinsame Lösung gefunden werden muss. Der Praxisanleiterin ist es vorrangig wichtig mitzuteilen, dass sie nicht grundsätzlich gegen neue Pflegetechniken ist, ihre Anwendung jedoch nur dann als sinnvoll erachtet, wenn die Technik von allen Beteiligten sicher beherrscht wird. Zudem vermittelt sie der Auszubildenden, dass es sie belastet, den Patienten die Differenzen spüren zu lassen, da er sich dann verunsichert fühlt.
- Anschließend erhält die Auszubildende Gelegenheit, ihre Position darzulegen. In den Vordergrund ihrer Ausführungen stellt sie die eigenen positiven Erfahrungen, die sie mit der Kinästhetik sowohl bei Patienten (deutlich stärkere Einbindung der Ressourcen) als auch bei sich selbst sammeln konnte (deutlich geringere körperliche Belastung, v. a. des Rückens). Die Auszubildende erklärt ihr rigoroses Ablehnen der herkömmlichen Hebe- und Tragetechniken mit der Angst, dass sie ihr bereits erworbenes Wissen und Können im Bereich der Kinästhetik wieder verlieren könne.
- Gemeinsam formulieren sie das Problem. Es gibt Differenzen, da die Praxisanleiterin und Auszubildende unterschiedliche Methoden zur Fortbewegung der Patienten benutzen. Dadurch ergeben sich Schwierigkeiten bei der Zusammenarbeit und Anleitung des Patienten zur Fortbewegung.
- Anschließend wird die fachliche Seite diskutiert. Es wird deutlich, dass keine Methode falsch ist. Es gibt jedoch verschiedene Gründe, die für die Anwendung herkömmlicher Hebe- und Tragetechniken (das sichere Können bei allen Mitarbeiterinnen aufgrund jahrelanger Erfahrung) oder wiederum für die Anwendung kinästhetischer Prinzipien sprechen (die stärkere Einbindung der Ressourcen von Patienten und die geringere körperliche Belastung aufseiten der Pflegenden).
- Nach dem ausführlichen Austausch wird der Praxisanleiterin und Auszubildenden noch deutlicher, dass das Problem gelöst werden muss.
- Um zu klären, wie Patienten zukünftig fortbewegt werden sollen, ist es notwendig, auch die Erfahrung und Meinung anderer Pflegekräfte einzuholen. Was wissen die Kollegen über Kinästhetik, wären sie bereit, sich auf diese Technik schrittweise umzustellen?
- Die Auszubildende trägt ihre Lösungsvorschläge vor. Nach dem ersten Gespräch hat sie sich überlegt, dass ihr rigoroses Ablehnen der herkömmlichen Hebe- und Tragetechniken nicht angemessen war. Sie sieht es daher als Möglichkeit an, bei gemeinsamen Fortbewegungsaktionen nach der alten Methode vorzugehen, möchte aber bei Bewegungsänderungen, die sie alleine mit dem Patienten durchführt, die Prinzipien der Kinästhetik anwenden.
- Die Praxisanleiterin hat ihre bisherige Haltung ebenfalls überdacht. Sie äußert, dass sie nicht grundsätzlich gegen die Anwendung kinästhetischer Prinzipien sei, sondern diese gerne schrittweise übernehmen würde. Über die Pflegedienstleitung habe sie daher Kontakt zu der

Lehrerin an der Pflegeschule aufgenommen, die dort Kinästhetik unterrichtet, und mit dieser Einführungstermine für die Prinzipien der Kinästhetik vereinbaren können. Schrittweise sollen dann immer bestimmte Elemente und Techniken in den Alltag übernommen werden.
- Beide Lösungsansätze werden betrachtet und als notwendig und gut empfunden. Nun entwickeln beide gemeinsam eine Alternativlösung.
- Die Praxisanleiterin und die Auszubildende legen fest, dass die kinästhetischen Prinzipien schrittweise, in der Reihenfolge der Vermittlung, von allen Stationsmitarbeiterinnen bei allen geeigneten Patienten angewendet werden sollen. Parallel wird zudem nach den herkömmlichen Hebe- und Tragetechniken gearbeitet. Im Stationszimmer soll ein Plakat aufgehängt werden, auf dem die Mitarbeiterinnen ihre unterschiedlichen Erfahrungen mit den beiden Techniken schriftlich fixieren.
- Die Ergebnisse des Gesprächs werden stichwortartig auf einem Gesprächsprotokoll fixiert.
- Die Praxisanleiterin und die Auszubildende legen fest, dass sie zukünftig bei Arbeitsabsprachen zu einem bestimmten Patienten bereits im Vorfeld und vor dem Zimmer klären, mit Unterstützung welcher Methode der Patient bewegt werden soll.
- Danach arbeiten sie eine Woche gemeinsam nach diesen Absprachen.
- Am Ende der Woche gibt es einen erneuten Austausch. Bei diesem kommen sowohl die Auszubildende als auch die Praxisanleiterin mit ihren Wahrnehmungen und Empfindungen zu Wort.
- Gemeinsam wird nun die vorab getroffene Entscheidung reflektiert und überlegt, ob sie verändert werden sollte.

Anhand dieses Beispiels wurde deutlich, wie die Schritte der Konfliktlösung auf die Anleitungspraxis übertragen werden können. Es zeigt zudem, dass eventuell zwei Schritte zusammengefasst werden können. Deutlich wurde auch, dass ein Konflikt häufig der Auslöser für Veränderungen ist. Er setzt viel Kreativität beim Entwickeln von Lösungen frei, wenn die am Konflikt beteiligten Personen keine starre Meinung vertreten, sondern bereit sind, aufeinander zuzugehen und Veränderungen zu wagen. Konflikte, die zugelassen werden, bringen zudem häufig eine positive Vertiefung des Verhältnisses. Wenn nach den oben beschriebenen Schritten eine Konfliktlösung angestrebt wird, geschieht dies unter Einbeziehung der Auszubildenden. Diese fühlt sich dann von der Praxisanleiterin ernst genommen und ist sehr viel stärker motiviert, bei sich selbst Verhaltensweisen und Handlungen zu hinterfragen und sich kreativ in die Konfliktbearbeitung einzubringen. Eine Praxisanleiterin, die sich Konflikten stellt, wird ebenfalls von dem Vorgehen profitieren, da Auszubildende aufgrund ihrer Unvoreingenommenheit und ihres Theoriewissens oft gute Ideen mitbringen.

6.3 Das Kritikgespräch

Der Begriff *Kritik* stammt aus dem Griechischen und bedeutet so viel wie die *Kunst der Beurteilung*. Eine Einstellung, Haltung oder Leistung wird nicht hingenommen, sondern mit bestimmten Maßstäben verglichen und beurteilt. Die Kritik dient der Urteilsbildung und kann als eine Grundfunktion der denkenden Vernunft angesehen werden. Eine Kritik kann sowohl negative als auch positive Aspekte beleuchten – so sind z. B. Literatur-, Kunst- oder Theaterkritiken häufig positiv.

In diesem Zusammenhang wird heute häufig auch der Begriff des *Feedbacks* verwendet.

Der Begriff Feedback stammt aus der Nachrichtentechnik und bedeutet übersetzt Rückkopplung. Übertragen auf die menschliche Kommunikation sagt er aus, dass das Selbstbild des Menschen durch die Rückmeldung (Rückkopplung) des Partners definiert wird.

Bei einem ehrlich gemeinten positiven Feedback, z. B. durch Lob oder Anerkennung, fühlt jeder sich gut; bei einer negativen Rückmeldung, wie durch Missachtung oder Tadel, werden zumeist negative Gefühle ausgelöst.

Der Austausch von Kritik im zwischenmenschlichen Bereich erfolgt meistens verbal. Das Kritikgespräch dient dazu, bei einer Interaktion die Auszubildende in ihrem Verhalten und/oder Tun zu beurteilen und sie dabei mit ihrem Können und ihren Defiziten konstruktiv zu konfrontieren.

Beide Elemente, sowohl das Äußern einer negativen Kritik als auch eines positiven Feedbacks, sind wichtige Elemente des Lernprozesses. Bei einer ernst genommenen Anleitung müssen Auszubildende stets mit beiden Aspekten der Kritik konfrontiert werden. Die damit verbundene Chance, durch die im Kritikgespräch erhaltenen Anregungen Veränderungsprozesse einleiten zu können, wird dabei oft übersehen. Leider wird der Begriff von den meisten Menschen im Sinne von negativer Kritik verstanden, da sie häufig bereits schlechte Erfahrungen gesammelt haben. Daher schrecken viele davor zurück, Kritik zu üben. Dabei dient Kritik auch dazu, sich selbst kritisch aus einer gewissen Distanz zu betrachten und notwendige Veränderungsprozesse einzuleiten. Es sollte der Praxisanleiterin daher ein Anliegen sein, Kritikgesprächen in der Pflegeausbildung viel Aufmerksamkeit zu schenken.

Für ein konstruktives Kritikgespräch ist Hintergrundwissen hilfreich. Für das Führen eines Kritikgesprächs gelten dieselben allgemeinen Aspekte der Kommunikation und Gesprächsführung, wie sie oben bereits ausführlich dargestellt wurden. Dieses Kapitel beschränkt sich darauf, die

Besonderheiten dieser Gesprächsform darzustellen. Dabei wird bewusst getrennt zwischen einem Gespräch, bei dem vorwiegend negative Rückmeldungen erfolgen, und einem Gespräch, bei dem vorwiegend positive Rückmeldungen gegeben werden.

6.3.1 Kritikfelder

Die Auszubildende ist eine Lernende und somit darauf angewiesen, von der Praxisanleiterin eine Rückmeldung zu den von ihr ausgeführten Tätigkeiten und dem beruflichen Verhalten zu bekommen. Man unterscheidet dabei drei verschiedene Kritikfelder.

- *Kritik an einer klar definierten Sache*
  Klar definierte Handlungen werden zwischen der Praxisanleiterin und der Auszubildenden den häufigsten Anlass für Kritikäußerungen bieten, d. h. im Extremfall für Lob und/oder Tadel. Die Auszubildende befindet sich in einem Lernprozess und macht dementsprechend viele Lernfortschritte, aber auch Fehler. Fast immer sind bereits (subjektive) Maßstäbe vorhanden, wie die Aufgabe richtig zu lösen ist. Dadurch gestaltet sich das Äußern von Kritik meist nicht so schwierig und belastend. Gerade bei Auszubildenden, die viele Fehler machen, muss jedoch darauf geachtet werden, dass die eigene Wahrnehmung nicht selektiv wird und zum Schluss nur noch Mängel wahrgenommen werden. Kritik wird zudem dadurch erleichtert, dass sie sachlich bleibt und somit nicht die Persönlichkeit der Auszubildenden infrage stellt.
- *Kritik an der Persönlichkeit*
  Kritik an der Persönlichkeit wird sehr häufig nur unterschwellig deutlich. Ihr liegt zugrunde, dass einem etwas an anderen gefällt oder missfällt. Die Kritik an der Persönlichkeit ist nahezu ausschließlich durch Sympathie oder Antipathie geprägt, d. h. durch subjektive Gefühle, die schwer fassbar sind. Wenn die Praxisanleiterin starre Werte und Normen hat, entsteht schneller eine Antipathie. Bei Flexibilität und Toleranz entwickeln sich negative subjektive Gefühle wiederum nicht so schnell. Die Praxisanleiterin sollte daher versuchen, jeder Auszubildenden mit möglichst viel Offen- und Unvoreingenommenheit gegenüberzutreten.
  Gerade die Kritik an der Persönlichkeit wird häufig sehr emotional vorgetragen. In der Beziehung zwischen Praxisanleiterin und Schülerin empfiehlt es sich, auch eine persönliche Kritik sachlich und mit Verwendung von Ich-Botschaften zu äußern. Es handelt sich um eine berufliche Beziehung, in der die sachliche Ebene gewahrt bleiben sollte.
- *Mischform aus der Kritik an einer klar definierten Sache und an der Persönlichkeit*
  Diese Kritikform ist sehr häufig. Oft kann oder will die Praxisanleiterin sie nicht voneinander trennen. Selbst wenn die Absicht bestand,

eine Kritik an einer Tätigkeit zu äußern, bleibt es häufig nicht aus, dass zugleich die Persönlichkeit mit kritisiert wird.

6.3.2 Das Kritikgespräch in Form eines negativen Feedbacks

Der Praxisanleiterin fällt es oft schwer, die Auszubildende mit einer negativen Rückmeldung zu konfrontieren. Umso wichtiger ist es daher, diese gut vorzubereiten, damit die geäußerten Kritikpunkte von der Auszubildenden angenommen werden können. Wenn das Feedback menschlich, fachlich fundiert und argumentativ gestützt, d. h. konstruktiv, vorgetragen wird, wird die Auszubildende eher bereit sein, die betreffenden Arbeits- oder Verhaltensweisen zu verändern. Allein auf der Basis von Vermutungen sollte ein Kritikgespräch nicht geführt werden, vielmehr sollte die Praxisanleiterin genau wissen, was sachlich und/oder persönlich Anlass zur Kritik darstellt.

Vor einem negativen Feedback sollten insbesondere die nachfolgenden drei sachlichen Aspekte beachtet werden:

- Gibt es äußere Bedingungen (wie Zeitmangel, defekte Hilfsmittel), die das Fehlverhalten der Schülerin verursacht oder gefördert haben?
- In welchem Umfang sind Dritte (z. B. der Arzt beim Ausführen eines unsterilen Verbandwechsels bei einer aseptisch zu behandelnden Wunde) am Fehler beteiligt?
- Hat die Praxisanleiterin selbst durch ihr Verhalten – z. B. durch eine ungenügende Anleitung der Tätigkeit – zum Fehler der Auszubildenden beigetragen? Wenn ja, in welchem Ausmaß?

Neben dieser sachlich orientierten Vorbereitung sollte sich die Praxisanleiterin auch persönlich auf die Kritik an der Auszubildenden vorbereiten. Diese Vorbereitung wird von nachfolgenden Gedanken und Fragen geprägt.

- Die Praxisanleiterin sollte sich sowohl auf emotionaler als auch auf sachlicher Ebene bewusst machen, welche Haltung sie der Auszubildenden gegenüber einnimmt. Ist sie durch Sympathie oder Antipathie, positive oder negative Vorurteile geprägt?
- Was an der Kritik kann sie sich selbst und dem anderen gegenüber sachlich begründen? Was ist einem persönlich wichtig daran? Inwieweit trägt man selbst zum Problem bei (z. B. überhöhte Ansprüche, wunde Punkte, Empfindlichkeiten)?

- Die Praxisanleiterin sollte versuchen, sich in die Auszubildende hineinzuversetzen. Wie wird sich die Auszubildende fühlen? Was kommt ihr dabei selbst bekannt vor?
- Was möchte die Praxisanleiterin mit dem Kritikgespräch erreichen? Welche Aspekte und Inhalte sind unverzichtbar und weshalb?
- In welchem zeitlichen Rahmen, an welchem Ort und mit wem sollte das Gespräch erfolgen?
- Mit welchen Gefühlen geht die Praxisanleiterin in das Gespräch?

Wenn die oben beschriebene Vorbereitung erfolgt ist und auch die anderen Vorkehrungen wie Information der Auszubildenden über den Gesprächstermin und Reservierung eines ruhigen Raumes getroffen wurden, kann das Gespräch nach den allgemeinen Aspekten der Gesprächsführung eröffnet werden. Es ist insbesondere darauf zu achten, dass die negative Kritik vertraulich erfolgt. Sonst ist die Auszubildende unnötig stark belastet, weil sie insgesamt ihre Stellung im Team gefährdet sieht und Angst hat, dass ihr die anderen Mitarbeiterinnen zukünftig mit Vorbehalten begegnen. Grundsätzlich sollte die Praxisanleiterin während des gesamten Gesprächs darauf achten, dass sie das Gespräch konsequent führt und die Gesprächsführung behält. Dennoch sollte der Gesprächsverlauf nicht zu starr sein. Es ist wichtig, dass die Praxisanleiterin keinen zu großen Redeanteil beansprucht. Während des Gesprächs sollte die Auszubildende vielmehr in die Lage versetzt werden, eigenes fehlerhaftes Verhalten zu erkennen und realistische alternative Ergebnisse zu entwickeln. Dies sollte in den nachfolgenden Schritten erfolgen.

1. Der zu kritisierende Vorgang wird aus der Sicht der Auszubildenden geschildert. Dabei erkennt sie vielleicht bereits selbst den Fehler. Wenn nicht, muss die Praxisanleiterin gezielte Fragen stellen, durch die die Auszubildende die nötigen Denkanstöße erhält.
2. Die Auszubildende wird gebeten, die Gründe für ihr Fehlverhalten zu reflektieren und zu analysieren. Nur wenn die zugrunde liegende Ursache richtig erfasst wird, können die notwendigen nächsten Handlungsschritte eingeleitet werden.
3. Die Praxisanleiterin sollte die Auszubildende auffordern, sich zu überlegen, welche negativen Folgen ihr Fehlverhalten noch hätte verursachen können.
4. Die Auszubildende soll Alternativlösungen entwickeln, mit denen das kritisierte Verhalten zukünftig nicht mehr auftritt. Sie kann bei Bedarf durch die Praxisanleiterin unterstützt werden.
5. Gemeinsam müssen die Praxisanleiterin und die Auszubildende überlegen, ob die Auszubildende die angestrebte Lösung alleine umsetzen kann oder ob eine direkte Hilfe (z. B. in Form einer nochmaligen Anleitung) durch die Praxisanleiterin notwendig und/oder sinnvoll ist.

Viele Menschen sind im Äußern von Kritik ungeübt und haben entsprechende Schwierigkeiten. Häufig setzt dann eine Vermeidungsstrategie ein, d. h. die Kritik wird gar nicht erst geäußert, sondern das Verhalten des anderen – in diesem Fall der Auszubildenden – wird toleriert. Bis zu einem bestimmten Punkt wirkt sich diese unterlassene Kritik nicht auffällig oder nachteilig aus. Ab einem bestimmten Punkt ist es jedoch möglich, dass ein beliebiges Verhalten der Auszubildenden bei der Praxisanleiterin sozusagen »der Tropfen ist, der das Fass zum Überlaufen bringt«. Entsprechend unverhältnismäßig wird dann das Verhalten der Praxisanleiterin sein und in keiner Relation mehr zur eigentlichen Ursache stehen. Problematisch wird es dann, wenn die Praxisanleiterin keinerlei Bezug zu dem eigentlichen Kritikpunkt herstellt. In diesem Fall wird sie bei der Auszubildenden auf Unverständnis stoßen, und auch die gerechtfertigten Kritikpunkte werden nicht mehr aufgenommen, geschweige denn akzeptiert und nachvollzogen. Es ist daher wichtig, das Kritikgespräch möglichst in zeitlicher Nähe zu dem im Zusammenhang stehenden Ereignis zu führen. Um in Zukunft besser auf ein derartiges Gespräch vorbereitet zu sein, werden nachfolgend Vorschläge zur Gestaltung von Kritik zusammengefasst.

- Der Auszubildenden soll mitgeteilt werden, was konkret wahrgenommen wurde. Die kritische Haltung sollte deutlich und prägnant, d. h. ohne ausführliche Begründungen oder Vorwürfe, vorgebracht werden.
- Damit die Auszubildende nicht mit der Kritik überhäuft wird, sollte zunächst nur das Wesentliche mitgeteilt werden. Im Gesprächsverlauf können dann weitere Aspekte hinzukommen.
- Die Auszubildende sollte nach den Gründen für ihr Verhalten gefragt werden. Dann sollte die Praxisanleiterin versuchen, sich in die Auszubildende hineinzuversetzen und die Situation aus ihrem Blickwinkel zu betrachten und zu verstehen. Es ist wichtig, Einfühlungsvermögen zu zeigen – unabhängig davon, ob sie das Verhalten der Schülerin akzeptiert und toleriert.
- Die Praxisanleiterin sollte der Auszubildenden zu bedenken geben, was sie an dem Verhalten negativ findet. Diese Bedenken sollten möglichst objektiv und mit einer sachlichen Begründung vorgetragen werden. Zugleich sollte erläutert werden, und hier ist auch die Mitteilung der emotionalen Befindlichkeit wichtig, was persönlich am Verhalten als Problem empfunden wird. Dabei sollte die Praxisanleiterin das Verständnis der Auszubildenden suchen.
- Die Praxisanleiterin sollte offen für die Äußerungen, Erklärungen oder Argumente der Auszubildenden sein. Anschließend sollten diese bewertet werden und die Praxisanleiterin entscheidet, wo sie bei ihrer Kritik bleiben möchte und wo nicht.
- Die Praxisanleiterin sollte deutlich machen, welche kritischen Bedenken sie weiterhin hat und dass diese momentan so bestehen bleiben müssen, dass aber trotz der unterschiedlichen Positionen eine gute Zusammenarbeit möglich ist.

- Die am Kritikgespräch Beteiligten sollten sich gegenseitig mitteilen, mit welchen Gedanken, Gefühlen und weiteren Zielen sie das Gespräch beenden.

Immer wieder kommt es vor, dass ein Kritikgespräch trotz der oben vorgestellten Aspekte negativ und in eine ganz andere Richtung als geplant verläuft. Nachfolgend werden deswegen mögliche Problempunkte bei Kritikgesprächen dargestellt. Deren Kenntnis trägt dazu bei, dass das Kritikgespräch effektiver und für alle Beteiligten zufriedenstellender verläuft.

- Die Praxisanleiterin ist vorwurfsvoll und moralisierend: »Gerade von dir hätte ich es am allerwenigsten erwartet …«
- Die Praxisanleiterin baut eine Front gegen die Auszubildende auf: »Ich habe mit den anderen Mitarbeiterinnen gesprochen, die haben die gleiche Meinung …«
- Die Praxisanleiterin vergleicht die Auszubildende mit einer anderen Auszubildenden: »Wenn ich an die Sabine denke, die hätte die Situation – im Gegensatz zu dir – ganz toll gemeistert …«
- Wenn die Auszubildende überzeugende Gegenargumente hat, spielt die Praxisanleiterin die Kritik herunter: »So war es doch gar nicht gemeint, nun übertreibe mal nicht …«
- Die Praxisanleiterin verwendet die Kritik als Munition für einen Machtkampf: »Ich habe sowieso recht, du brauchst dich gar nicht so anstrengen, Gegenargumente gibt es nicht …«
- Die Praxisanleiterin lässt sich vom Verständnis für die Auszubildende dominieren und will ihr nur noch helfen. Dadurch wird sie unfähig, die Kritik zu äußern und die Auszubildende mit ihr zu konfrontieren: »Du, das tut mir aber wirklich leid. Sag, wie ich dir helfen kann, damit es dir wieder besser geht. Ich wollte sowieso gerade nichts anderes Wichtiges besprechen…«
- Die Praxisanleiterin lässt sich ablenken: »Ja, der Aspekt ist wirklich interessant. Du hast recht, das sollten wir uns näher ansehen… Was wollte ich noch vorher von dir?«

Die vorhergehenden Abschnitte gaben einige Anregungen zum Führen eines Kritikgesprächs, bei dem vor allem negative Kritik am Tun oder an der Persönlichkeit der Schülerin geäußert wurde. Sie sollen eine Hilfestellung sein, um auch diesen schwierigen Aspekt einer Anleitung positiv zu gestalten. Nachfolgend soll auch die positive Rückmeldung näher betrachtet werden. Das Äußern positiver Kritik ist für den Lernprozess und die Weiterentwicklung der Auszubildenden ebenso wichtig. Aus diesem Grunde beschäftigt sich das nächste Kapitel mit Elementen des positiven Feedbacks.

6.3.3 Das Kritikgespräch in Form eines positiven Feedbacks

Fast jeder Mensch hat das Bedürfnis nach Anerkennung und bezieht diese auch aus ehrlich geäußerten Rückmeldungen, wie Komplimenten und Lob, sowie von ihm wichtigen Menschen. Viele Schülerinnen haben zum Zeitpunkt der Ausbildung noch ein gering ausgeprägtes Selbstbewusstsein. In beruflicher Hinsicht müssen sie sich dieses erst aufbauen. Die Schülerinnen können zudem häufig selbst nur schwer einschätzen, wann sie etwas besonders gut ausgeführt oder sich richtig verhalten haben. Genau wie bei den Dingen, die negativ verlaufen, sind sie daher auch bei diesen Aspekten auf eine Rückmeldung durch die Praxisanleiterin angewiesen.

Der Praxisanleiterin sollte bewusst sein, dass ein positives Feedback einen starken Motivationsschub für die Auszubildende darstellt. Da in jedem Menschen etwas Positives steckt, sollte es nicht so schwerfallen, von diesem Motivationsmittel bei der Anleitung von Auszubildenden Gebrauch zu machen.

Auch das Übermitteln positiver Kritik sollte gut durchdacht und hinterfragt werden, denn nur wenn das Lob auch berechtigt ist, wird es eine positive und motivierende Wirkung auf die Schülerin haben. Allein aufgrund von positiven Gefühlen sollte ein Lob nicht ausgesprochen werden, sondern es sollte sich begründen lassen. Häufig bietet es sich an, ein Lob unmittelbar nach einer gelungenen Handlung durch die Auszubildende auszusprechen. In diesem Fall wird die Auszubildende die direkte Bestätigung durch Worte wie »Das hast du wirklich gut gemacht!« erhalten. Es bietet sich aber zusätzlich an, bei geplanten Gesprächen wie im Zwischen- und Abschlussgespräch ein ausführlicheres positives Feedback zu erteilen.

Vor einem solchen Gespräch sollten insbesondere die nachfolgenden drei Aspekte beachtet werden:

1. Lob sollte stets begründet sein.
2. Es sollte vorab hinterfragt werden, ob tatsächlich die Auszubildende Adressatin des Lobes ist oder ob es eigentlich eine andere Person verdient hat.
3. Welche Form des Lobes ist für die Sache angemessen?

Für den äußeren Rahmen und die Ausführung des positiven Feedbacks gelten dieselben Richtlinien wie sie bereits vorgestellt wurden. Es ist nicht nötig, dieses Lob unter Beachtung bestimmter Gesprächsschritte vorzutragen. Wenn zugleich die Fähigkeit zur Selbstreflexion der Auszubildenden gestärkt werden soll, sollte die Praxisanleiterin sie bitten, zunächst selbst einzuschätzen und zu artikulieren, was ihr gerade besonders gut an ihrer Arbeitsweise gefällt.

- Das konkrete Verhalten oder die Leistung soll gelobt werden.
  Beispiel: »Den Verbandwechsel hast du wirklich sehr gut und ganz standardgemäß ausgeführt.«
- Der Mensch sollte nicht an sich gelobt werden, denn es handelt sich um eine Arbeitsbeziehung.
- Das Lob sollte stets an einer konkreten Situation festgemacht und nicht pauschal erteilt werden, da die Auszubildende eine Lernende ist und selbst weiß, dass sie noch nicht alles richtig machen kann.
  Beispiel: »Mir hat es vorhin sehr gut gefallen, wie du den Verband bei Herrn A. unter sterilen Bedingungen gewechselt hast.«
- Die Praxisanleiterin sollte Übertreibungen beim Aussprechen von Lob vermeiden, da sie ansonsten für die Auszubildende nicht glaubwürdig ist.
- Das Lob wird für die Auszubildende noch glaubwürdiger, wenn zugleich auf die positiven Konsequenzen, die ihr Handeln hat, hingewiesen wird.

6.4 Metakommunikation als Instrument zur Konfliktlösung

Der Erfolg von Gesprächen in Konfliktsituationen hängt maßgeblich davon ab, wie das Gespräch vonseiten der Praxisanleiterin gestaltet wurde. Wenn die Auszubildende von der Praxisanleiterin ein negatives Feedback empfängt, wird sie dies umso weniger akzeptieren können, wenn sie im Gespräch überwiegend mit Vorwürfen konfrontiert wurde. Andererseits wirkt die Praxisanleiterin auch nicht glaubhaft, wenn sie die Probleme und Schwierigkeiten mit der Auszubildenden nur auf der rein sachlichen Ebene erörtert. Wie also kann ein geeignetes Vorgehen aussehen? Wenn die Lehr- und Lernprozesse weiter produktiv sein sollen, ist es nötig, dass die den Störungen zugrunde liegenden Konflikte und Probleme erkannt und thematisiert werden. Eine dafür sinnvolle Methode bieten die Grundlagen der Metakommunikation.

Der Begriff *Metakommunikation* bezeichnet die Fähigkeit der Kommunikationspartner, sich über die Kommunikation zu verständigen.

Alle Beteiligten, also die Praxisanleiterin und die Auszubildende, sehen sich als Beteiligte im Beziehungsgeflecht. Das jeweils eigene Verhalten im Umgang miteinander wird im gegenseitigen Austausch thematisiert. Somit bietet die Metakommunikation die Möglichkeit, Beziehungskonflikte mit der Auszubildenden aufzudecken, darzustellen und zu bearbeiten.

Die Kommunikation auf dieser Ebene setzt voraus, dass das eigene Tun im Kommunikationsprozess nicht geleugnet wird, die eigenen Reaktionen dem Gegenüber transparent gemacht werden und die Praxisanleiterin und Auszubildende sich bemühen, die Reaktionen des Gegenübers zu verstehen. Es geht nicht darum, einzelne Gesprächsinhalte richtig zu stellen oder zu kommentieren. Im Rückblick sollte eine zusammenfassende Erörterung vorgenommen werden, durch die einzelne Gesprächsepisoden erst verständlich gemacht werden.

- Wie stehe ich zu der Auszubildenden?
- Was bewegt mich dazu, ihr zu widersprechen?
- Warum fällt es mir schwer, meinen eigenen Standpunkt zu vertreten?
- Wie fühle ich mich mit diesem Gespräch?
- Was will ich durch dieses Gespräch erreichen?
- Was habe ich bekommen und wie geht es mir damit?
- Was wollte ich der Auszubildenden sagen, habe es aber nicht gesagt?
- Was hätte ich besser anders oder überhaupt nicht gesagt?

Immer dann, wenn die Praxisanleiterin bei einem Gespräch mit der Auszubildenden einen Beziehungskonflikt wahrnimmt, sollte sie die bisherige Gesprächsebene verlassen. Mithilfe der Metakommunikation sollte die Praxisanleiterin klären, wie sie die während eines Gesprächs aufgenommenen verbalen und nonverbalen Botschaften verstanden hat und wie diese Botschaften auf sie gewirkt haben. Damit dieses Ziel erreicht werden kann und auch die Auszubildende mit dieser für sie sicherlich ungewohnten Kommunikationsform zurechtkommt, empfiehlt sich folgendes Vorgehen:

- Die Praxisanleiterin und die Auszubildende lösen sich aus dem gestörten Kommunikationsprozess und begeben sich zur Reflexion auf die Metaebene.
- Voraussetzung dafür ist auf beiden Seiten die Bereitschaft zur Selbstoffenbarung und die Tolerierung unterschiedlicher Meinungen und Standpunkte.
- Bestandteil der Metakommunikation ist das Feedback. Der Auszubildenden wird mitgeteilt, wie man ihr Verhalten wahrgenommen und verstanden hat und welche Reaktionen dadurch ausgelöst wurden.

Diese gedanklichen Vorüberlegungen gibt die Praxisanleiterin in Form eines Feedbacks an die Auszubildende weiter. Dadurch sollen ihr die nicht auf der Sach-, sondern auf der Beziehungsebene angesiedelten problematischen Gesprächsinhalte verdeutlicht werden.

Für ein konstruktives Feedback müssen einige Grundregeln beachtet werden:

- Das Feedback sollte so erteilt werden, dass es die Auszubildende verstehen kann. Das bedeutet, dass die Inhalte, Aspekte und Gefühle klar und nicht als versteckte Botschaften formuliert werden.

- Es sollte dann erfolgen, wenn die Auszubildende bereit und in der Lage ist, es zu hören. Dies bedeutet, dass die äußeren Bedingungen (Ruhe und Zeit) und die inneren Bedingungen (z. B. die Auszubildende sollte sich in einer ausgeglichenen Stimmung befinden und nicht noch zusätzlichen Druck durch Prüfungen oder Ähnliches haben) passend sein sollen.
- Das Feedback sollte beschreibend und nicht bewertend und/oder interpretierend sein. Dies bedeutet, dass die Praxisanleiterin der Auszubildenden die Möglichkeit lässt, den geschilderten Aspekt aus ihrer Sicht darzustellen.
- Es sollte so konkret und situationsspezifisch wie möglich sein. Dies bedeutet, dass pauschale Aussagen vermieden werden und die Praxisanleiterin stets die aktuelle (Einzel-)Situation in den Blick nimmt.
- Es sollte angemessen, brauchbar sein und zum richtigen Zeitpunkt erfolgen. Dies bedeutet, dass das Feedback umso wirkungsvoller ist, je kürzer die Zeit zwischen dem betreffenden Verhalten und dem Austausch über die Wirkung dieses Verhaltens ist.
- Das Feedback sollte klar, unmissverständlich formuliert, offen, ehrlich, angemessen und reversibel sein. Dies bedeutet, dass – auch wenn die Auszubildende das Feedback auf einer anderen Ebene empfängt als es die Praxisanleiterin gesendet hat – die angekommene Botschaft die gleiche sein sollte.
- Die Aufnahmekapazität der Auszubildenden muss berücksichtigt werden. Dies bedeutet, dass das Gespräch z. B. zu einem späteren Zeitpunkt fortgesetzt werden sollte, wenn die Praxisanleiterin bei der Auszubildenden Konzentrationsstörungen und/oder Müdigkeit wahrnimmt.
- Die Praxisanleiterin sollte Verhaltensalternativen aufzeigen, statt Ratschläge zu erteilen. Dies bedeutet, dass der Auszubildenden nicht pauschal Meinungen und Empfehlungen aufgedrängt werden, sondern sie verschiedene Alternativen zur Wahl hat und über diese eigenständig entscheiden kann.
- Das Feedback sollte als Ich-Botschaft gesendet werden.

Wenn die Praxisanleiterin selbst Empfängerin von Kritik durch die Auszubildende ist, fällt es in der Regel nicht leicht, diese aufzunehmen. Aber auch die Auszubildende benötigt Unterstützung, wie sie als Empfängerin von Kritik vorgehen sollte. Dieser Bereich ist sicherlich individuell sehr unterschiedlich. Dennoch ist es hilfreich, beim Empfangen von Kritik nach den nachfolgenden Schritten vorzugehen. Neben dem Feedback übernehmen auch das Senden von Ich-Botschaften und das aktive Zuhören eine wichtige Funktion bei der Metakommunikation. Ich-Botschaften sagen etwas darüber aus, wie ein Verhalten der Auszubildenden wirkt und inwiefern die Praxisanleiterin sich davon betroffen fühlt.

1. Zuhören, d. h. der Gesprächspartner sollte in Ruhe ausreden können und möglichst nicht unterbrochen werden.

2. Es sollte überprüft werden, ob der Gesprächspartner verstanden wurde. Es sollte bei Bedarf nachgefragt werden, was gemeint ist. Das Gesagte sollte nicht beurteilt werden, sondern nur verstanden worden sein.
3. Man sollte sich nicht gleich rechtfertigen. Das Gesagte sollte erst einmal verarbeitet werden, insbesondere dann, wenn die Gefühls- und/ oder die Beziehungsebene betroffen ist.
4. Man sollte über die Rückmeldung nachdenken und das Gesagte überprüfen.
5. Man sollte sich klarmachen, ob und welche Gefühle durch das Gesagte mobilisiert wurden. Diese Gefühle sollte man klären und dann diese Reaktion auf die Rückmeldung nach einem angemessenen Zeitraum mitteilen. Dies kann auf der Stelle oder später sein. Man sollte vermeiden, eine Verteidigungs- oder Rechtfertigungsstellung einzunehmen.

Ich-Botschaften sind offen, ehrlich und direkt. Im Normalfall hat derjenige, der die Ich-Botschaft sendet, ein Problem, d. h. er empfindet z. B. Traurigkeit, Wut oder Enttäuschung und vermittelt dem anderen diese Gefühle über die Ich-Botschaften.

Wenn die Praxisanleiterin wiederum spürt, dass die Auszubildende ein Problem hat oder einen Rat benötigt, ist das aktive Zuhören eine sinnvolle Gesprächstechnik. Bei dieser Methode definiert sich der Zuhörende selbst als Gesprächspartner, der zunächst darum bemüht ist, die Botschaft und die Inhalte der Auszubildenden zu verstehen. Die Praxisanleiterin versucht auf diese Weise, die kodierten Botschaften der Auszubildenden zu dekodieren, um sie somit wirklich zu verstehen. Wenn das Verhalten der Auszubildenden der Praxisanleiterin Probleme bereitet, so empfiehlt es sich, das Gespräch zunächst mit mehreren Ich-Botschaften zu beginnen und im weiteren Gesprächsverlauf aktiv zuzuhören. Mit diesem Vorgehen kann meist sowohl von der Praxisanleiterin als auch von der Auszubildenden eine akzeptable Problemlösung gefunden werden.

- Die Ich-Botschaften sollen Verhalten beschreiben.
- Ich-Botschaften sollen nicht beschuldigen oder verurteilen. Sie sollen stattdessen verdeutlichen, was Probleme schafft und/oder nicht akzeptabel ist.
- Statt Du-Vorwürfe zu verwenden, werden Ich-Botschaften gesendet.
- Die konkreten Auswirkungen des beschriebenen Verhaltens sind zu verdeutlichen. Die meisten Auszubildenden sind bereit sich zu ändern, wenn sie wissen, dass ihr Verhalten andere – in diesem Fall die Praxisanleiterin – berührt.
- Wenn Gefühle zum Ausdruck gebracht werden, nimmt dies der andere als Signal »aktiv zuzuhören«.
- Die Praxisanleiterin signalisiert der Auszubildenden, dass sie Interesse an ihrer Person hat. Dazu sollte sie Augenkontakt aufnehmen und die Aussagen der Auszubildenden durch kurze Reaktionen wie Nicken oder Lächeln bestätigen.

- Die Praxisanleiterin sollte die Auszubildende aussprechen lassen und nur dann unterbrechen, wenn etwas nicht verstanden wurde.
- Die Praxisanleiterin sollte Interpretationen vermeiden.
- Die Praxisanleiterin sollte der Auszubildenden die Gesprächsergebnisse fortlaufend zurückmelden. Dadurch wird die Auszubildende ohne Beeinflussung durch die Praxisanleiterin zu einem eigenen Ergebnis geleitet.
- Die Praxisanleiterin sollte Aussagen der Auszubildenden nochmals in eigenen Worten kurz zusammenfassen, um sicherzugehen, dass die Botschaft richtig aufgenommen wurde.

6.5 Konfliktsituationen im Anleitungsalltag: Ausblick

Die in diesem Kapitel vorgestellten Ansätze zur Lösung von Problemen mit der Auszubildenden können nur dann wirksam werden, wenn die Praxisanleiterin durch ihr Verhalten ein Vertrauensverhältnis entstehen lässt. Ein Vertrauensverhältnis ist durch eine positive, ermunternde Erwartungshaltung und eine optimistische Grundeinstellung gegenüber der Auszubildenden geprägt. Es basiert darauf, dass die Auszubildende als Persönlichkeit und mit ihrem Verhalten und Tun anerkannt wird. Es setzt das aktive Zuhören und eine kritische Selbstreflexion der Praxisanleiterin voraus. Die Reflexion der Praxisanleiterin über sich selbst schließt die Einstellungen zu den Auszubildenden mit ein, analysiert aber auch Schwachstellen im Anleitungsalltag. Ein Vertrauensverhältnis entsteht, wenn die Auszubildende Verständnis für ihre Interessen, Motive und Gefühle spürt, andererseits jedoch problematische Aspekte, die das Lernen beeinträchtigen, offen und ehrlich – auch unter Eingeständnis von Fehlern aufseiten der Praxisanleiterin – angesprochen werden. Die Praxisanleiterin muss persönliche Glaubwürdigkeit zeigen und sich zudem um eine gerechte Behandlung und Beurteilung bemühen. Werden diese Faktoren im Anleitungsalltag berücksichtigt, fördert dies eine Atmosphäre, in der Konflikte von vornherein seltener auftreten oder eher bewältigt und gelöst werden können. Es entsteht eine Atmosphäre, bei der tatsächlich aus Konflikten gelernt werden kann, in der Konfliktsituationen also ihre positive Seite entfalten können.

6.5.1 Strategien der Konfliktlösung für Praxisanleiterinnen

Die vorangegangenen Abschnitte haben gezeigt, wie anspruchsvoll, zeitaufwändig, Kraft und Energie raubend es ist, Konflikte im Anleitealltag zu bewältigen. In schwierigen Situationen, wie den beschriebenen, ist es notwendig, dass die Praxisanleiterin ihre eigene Position immer wieder reflektiert und die Konflikte aus einer anderen Perspektive zu betrachten lernt. Stärkend und horizonterweiternd kann zudem ein Austausch mit anderen Praxisanleiterinnen sein. Nachfolgend werden drei Methoden vorgestellt, die besonders geeignet scheinen, bei der Bewältigung von Konflikten zu helfen. Es würde den Ansatz dieses Buches sprengen, die Methoden ausführlich darzustellen. Es soll an dieser Stelle nur darum gehen, die Grundzüge der verschiedenen Ansätze aufzuzeigen. Bei vertieftem Interesse in Problemsituationen sollte sich die Praxisanleiterin mit der Pflegedienstleitung in Verbindung setzen. Viele Häuser bieten ihren Mitarbeiterinnen bei Bedarf eine der vorgestellten Beratungsformen an.

Supervision

Supervision bedeutet »unter Anleitung nachdenken«. Es ist eine Beratungsform für Probleme im Beruf.

Die Probleme werden aus der Distanz, d. h. befreit vom unmittelbaren Handlungsdruck, betrachtet und reflektiert. Gegenstand dieser Reflexionen sind nicht nur äußere, sondern auch innere Gegebenheiten. Durch sie sollen Einsichten in Handlungszusammenhänge, Interpretations- und Bewertungsmuster gewonnen werden.

Mit Unterstützung durch Supervision sollen das berufliche Handeln professionalisiert und berufliche Belastungen bewältigt werden. Die Supervision trägt zu anderen Sichtweisen und einem neuen Verständnis bei. Dadurch vermittelt sie in schwierigen Situationen Handlungsperspektiven und Initiative. Disziplinarprobleme und Konflikte können exemplarisch gelöst oder auch ganz vermieden werden. Außerdem kann die Entwicklung der Persönlichkeit, wie z. B. das Akzeptieren und Finden einer eigenen Rolle, von Stärken und der Durchsetzungskraft gefördert werden. Supervision hat den Zweck, Persönlichkeiten und Professionalität auszubauen. Sie verfolgt zudem das Ziel, Organisationsformen und Verhältnisse so zu verändern, dass z. B. das Arbeitsklima verbessert wird. Unterschieden wird zwischen Einzel- und Gruppen-Supervision.

Kollegiale Beratung

Bei der Supervision und beim Coaching muss ein externer Berater beauftragt werden. Dies ist zeit- und kostenaufwendig. Gerade in Zeiten massiver Einsparungen im Gesundheitswesen scheitert daran oft die Realisierung. Andererseits ist gerade bei eng gewordenen personellen und finanziellen Ressourcen Beratung besonders notwendig. Einen Ausweg bieten selbst organisierte Beratungssysteme wie die kollegiale Beratung. Sie ist zeitökonomisch, kostengünstig, adressaten- und bedarfsorientiert.

Es handelt sich um eine Beratungsform, die unmittelbar an der pädagogischen Basis ansetzt und die Eigenverantwortlichkeit sowie das Selbsthilfepotenzial der Beteiligten stärkt. Zudem erweitern sich die kommunikativen Fähigkeiten, da anteilnehmendes Zuhören, das Ausdrücken von Gefühlen und nichtverletzendes Konfrontieren geübt werden. Durch die Beachtung z. B. nonverbaler Signale wächst die Reflexionsfähigkeit gegenüber dem eigenen Kommunikationsverhalten. Gerade für Praxisanleiterinnen steigern sich die Kompetenzen im Bereich der Beratung. Die distanzierte Betrachtung ermöglicht es, Ungereimtheiten, Konflikte und (Schein-)Harmonien im Alltag zu erkennen. Da das Verfahren transparent und strukturiert ist, werden vorschnelle Bewertungen anderer, die den Betroffenen daran hindern, eine eigene Lösung zu finden, vermieden. Reine Zuhörer erhalten bei den Fallbesprechungen Handlungsmöglichkeiten und Anregungen für ähnlich gelagerte Probleme. Die kollegiale Beratung findet in Gruppen von sechs bis neun Mitgliedern statt. In regelmäßigen Abständen tragen die Teilnehmerinnen Praxisfragen, Probleme und Fälle vor. Das Konzept eignet sich z. B. sehr gut, um pädagogische Fragestellungen aus dem Anleitungsalltag (auch Konfliktsituationen) zu klären.

Verteilung der Rollen – Aufgaben des Falleingebers

Es ist wichtig, dass der Falleingeber, d. h. der Ratsuchende, den Fall möglichst konkret darstellt, damit seine Innenansicht nachvollziehbar und transparent wird. Vorrang hat das, was am lebendigsten in der Erinnerung ist, wie z. B. Gefühle, Gedanken und Erwartungen. Leitend sind Fragen wie: Wie ging ich mit den Reaktionen um? Wie geht es mir jetzt damit?

Aufgaben des Beraterteams

Bei der kollegialen Beratung wird das Problemverständnis systematisch und schrittweise vertieft. Folgende Stufen werden durchlaufen, damit das Beraterteam ein vollständiges Verständnis des vorgetragenen Falls erlangt, bevor Lösungsvorschläge vorgebracht werden:

1. Zuhören
2. Nachfragen
3. Analyse der Ursachen
4. Lösungsvorschläge

Die Reflexion erfolgt gemeinsam und partnerschaftlich; es werden keine Hierarchien gebildet.

Aufgaben des Moderators

Der Moderator strukturiert, begrenzt und diszipliniert den Ablauf der kollegialen Beratung:

- Er erinnert und überwacht z. B. Sprachformeln (als »Ich« sprechen), Regeln und Rollen.
- Er beachtet den Ablauf und ist »Zeitgeber«.
- Er achtet auf einen respektvollen, empathischen Umgang mit dem Fall (d. h. nicht bewertend, belehrend oder analytisch).
- Er schützt die Teilnehmer vor Fragen und Herausforderungen, die zu weit gehen.
- Er führt Protokoll.

Ablauf der kollegialen Beratung

1. Beginn und Verteilung der Rollen: Wer ist Moderator? Wer ist Ratsuchender? Wer ist Mitglied des Beratungsteams? Wer ist Zuhörer?
2. Darstellung des Falls: Der Ratsuchende skizziert den Fall, die Berater hören zu, machen sich Notizen, fragen aber noch nicht nach.
3. Befragung: Der Ratsuchende wird durch die Berater interviewt, d. h. es werden weitere Informationen erfragt und Verständnisfragen gestellt. Der Ratsuchende kann seinen Fall ausführlich darlegen. Interpretationen und Hypothesen werden unterbunden.
4. Hypothesen: Die Berater tauschen ihre Vermutungen zum Fall aus. Querverbindungen, Indizien, Bilder und Assoziationen sind zugelassen. Der Ratsuchende macht sich Notizen und hört zu.
5. Stellungnahme: Der Ratsuchende äußert sich zu den Hypothesen; unter Umständen bringt er seine Assoziationen, Bilder und Fantasien mit ein. Diese sind geeignet, durch einen emotionalen, nicht kognitiven Zugang neue Sichtweisen zum Fall zu eröffnen.
6. Lösungsvorschläge: Die Mitglieder des Beratungsteams teilen dem Ratsuchenden mit, was sie an seiner Stelle täten. Dabei wird auch das Zusammenspiel von Beziehungen, fachlichen Faktoren und Situationen eingebracht. Der Ratsuchende macht sich Notizen und hört zu.
7. Entscheidung: Der Ratsuchende gibt an, welche Lösungsvorschläge und Hypothesen er aufgreifen möchte. Er beurteilt den Lösungsansatz und teilt mit, welche Impulse, Dynamiken und Reaktionen ihm wichtig sind. Außerdem sagt er, wie er den Fall weiterbearbeiten möchte. Die Berater hören zu und reflektieren für sich selbst die von dem Ratsuchenden angenommenen Hypothesen, Lösungen und Begründungen.
8. Austausch: Der Ratsuchende und das Beraterteam tauschen sich über ihr aktuelles Befinden aus. Außerdem erfolgt ein gegenseitiges Feedback über den Ablauf und die Inhalte der kollegialen Beratung. Der Moderator schließt die Runde mit einem Dank an alle Beteiligten ab.

Coaching

Das Coaching, das sich ursprünglich vorrangig an Personen mit Managementaufgaben gerichtet hat, hält zunehmend Einzug in den Pflegebereich. Pflegende mit Führungsaufgaben – und dazu können insbesondere auch stationsübergreifend eingesetzte Praxisanleiterinnen gezählt werden – erhalten in besonderen Anforderungssituationen einen Coach (Berater). In einer Kombination aus einer individuellen, unterstützenden Bewältigung von Problemen und einer persönlichen Beratung und Begleitung versteht sich der Coach als ein neutraler Geber von Feedback. Dabei wird die Praxisanleiterin vorrangig auf der Prozessebene beraten. Dies bedeutet, dass der Coach keine vorgefertigten oder direkten Lösungsvorschläge macht, sondern die Praxisanleiterin diese Lösungen selbst entwickelt. Der Coach steht ihr dabei als Berater zur Verfügung.

Coaching dient nicht nur dazu, Probleme und ihre Symptome zu bearbeiten, sondern hilft dabei, die Prozesse, die das Problem verursacht haben, zu erkennen und zu lösen. Im Idealfall lernt die Praxisanleiterin mithilfe von Coaching ihre Probleme selber zu lösen, sich klare Ziele zu setzen und wieder eigenständig effektiv und ergebnisorientiert zu arbeiten. Die Ziele von Coaching sind demnach:

- Hilfe zur Selbsthilfe
- Förderung von Verantwortung
- Förderung von Bewusstsein
- Schulung der Selbstreflexionsfähigkeit

Der Coach hilft der Praxisanleiterin dabei, ihre Möglichkeiten zu erkennen und zu nutzen. Ihre vorhandenen Ressourcen werden eingesetzt und weiterentwickelt. Letztendlich ist die Praxisanleiterin immer wieder selbst in der Position eines Coaches, denn in der Begleitung und Anleitung von Schülerinnen verfolgt sie ähnliche Ziele. Selbst die Schülerin soll durch ihre Ausbildung dazu befähigt werden – dies ist auch im Pflegeberufegesetz verankert –, eine beratende Funktion auszuüben. In einer an den Ressourcen orientierten Pflege wird sie häufig ähnlich wie ein Coach vorgehen. Umso wichtiger ist es, dass alle in einer Beratungsfunktion arbeitenden Menschen ihre eigenen Grenzen wahrnehmen und erkennen, wann sie selbst eine Beratung, z. B. durch Coaching, benötigen.

7 Die Rolle der Praxisanleiterin

Als die Pflegedienstleitung Larissa Beck auf Station besucht und sie beiseite nimmt, weiß die Pflegekraft schon, dass es um ein wichtiges Thema geht. Sie wurde von der Stationsleitung schon vorbereitet: Sie soll die Praxisanleiterweiterbildung machen. »Haben Sie darüber nachgedacht? Können Sie sich das vorstellen?«, fragt die Pflegedienstleitung, aber Larissa Beck zögert. Vieles spricht dafür: Es wäre ein persönlicher Entwicklungsschritt im Beruf, noch dazu in einem Bereich, der ihr immer viel Spaß gemacht hat und den sie beherrscht. Es gäbe eine Zusatzvergütung und sie müsste sich mit neuen Inhalten auseinanderzusetzen, eine reizvolle Vorstellung.

Andererseits: Die Herausforderung, die Pflegeaufgaben zu bewältigen und daneben noch für die Ausbildung zuständig zu sein, könnte sich als große Belastung herausstellen. Mit der Pflegeschule hatte sie vor kurzem eine Auseinandersetzung, weil ein Auszubildender schlecht gearbeitet und Pflegeempfänger gefährdet hat, die Schule aber nicht intervenieren wollte. Und überhaupt: War sie nicht noch zu jung und unerfahren, um von Auszubildenden in schwierigen Situationen respektiert zu werden? Sie braucht dringend noch Bedenkzeit.

Die Rolle der Praxisanleiterin als Ausbilderin im Pflegeberuf ist vielschichtig und anspruchsvoll. Das hängt zum einen damit zusammen, dass Anleitung als pädagogische Tätigkeit komplex ist und viel Wissen und Erfahrung erfordert. Das zeigt sich vor allem dann, wenn im Anleitungsprozess Probleme auftauchen. Dann wird deutlich, dass nicht jeder anleiten kann, dass die Berufsrolle eine solide Ausbildung erfordert. Die notwendigen Wissensbestände sind gleichzeitig ein Teil der Rollenbeschreibung: Neben den verschiedenen Anleitungsmethoden wird pädagogisches, pflegewissenschaftliches, psychologisches und gesetzliches Wissen benötigt, um die Tätigkeit der Praxisanleiterin gut durchführen zu können. Und dann sind noch Engagement und einige persönliche Eigenschaften gefragt, wie Geduld, Beziehungsfähigkeit, die Fähigkeit, mit Widersprüchen leben zu können, Frustrationstoleranz usw. Wichtig ist auch die pädagogische Grundhaltung. Praxisanleiterinnen leiten die Auszubildenden durch ihren Einsatz im Pflegebereich. Hier wird das Thema Menschenführung relevant.

Und dann besteht oft die Schwierigkeit, sich so zwischen der Pflegetätigkeit auf der einen und der Anleitungstätigkeit auf der anderen Seite bewegen zu können, dass nicht ein Bereich zu kurz kommt. An dieser Stelle entsteht oft Überforderung und Frustration, weil die Vorstellungen von einer guten Pflege und einer guten Ausbildung nicht erreichbar scheinen und manche Praxisanleiterinnen geben nach einer gewissen Zeit die Anleitungsaufgabe wieder ab.

7.1 Rollenbeschreibung

Praxisanleiterinnen sind die Ausbilderinnen in den Pflegeberufen. Die Pflegeberufe sind aufgrund eines gesellschaftlichen Bedarfs entstanden. Sie sollen eine fachgerechte Versorgung von Menschen sicherstellen, die durch Krankheit und/oder Behinderung nicht mehr in der Lage sind, ihre Grundbedürfnisse selbst zu befriedigen. Daneben sollen sie je nach Ausrichtung noch weitere Aufgaben erfüllen, z. B. im Krankenhaus den medizinischen Betrieb unterstützen. Dafür werden in einem gewissen Umfang Gelder zur Verfügung gestellt. Aus Sicht der Gesellschaft sollen Praxisanleiterinnen den Berufsnachwuchs in diese Aufgabengebiete einführen. Dann wäre Praxisanleitung in erster Linie Training on the Job, also Einarbeitung in das Arbeitsfeld.

Natürlich beinhaltet aber auch ein funktionaler Blick noch mehr: Auszubildende sollen möglichst vielseitig einsetzbar sein. Also müssen Praxisanleiterinnen dafür sorgen, dass Auszubildende Basisqualifikationen lernen, die auch in anderen Einsatzbereichen benötigt werden. Dieser Zusammenhang wird durch den Begriff »Schlüsselqualifikation« beschrieben. Der Begriff betont in erster Linie die Flexibilität in unterschiedlichen beruflichen Zusammenhängen und beinhaltet auch ein angemessenes Sozialverhalten. Eine ausbildende Institution, eine Langzeitpflegeeinrichtung, ein Krankenhaus oder ein ambulanter Pflegedienst, dürfte in erster Linie solche Qualifikationen im Blick haben, wenn sie Praxisanleiterinnen einsetzt. Darüber hinaus tragen gute Praxisanleiterinnen auch viel zur Gewinnung von neuen Pflegekräften bei, wenn Auszubildende nach dem Examen in der Einrichtung bleiben.

Die Auszubildenden erwarten von den Praxisanleiterinnen, dass sie sie durch die Anforderungen der Pflegepraxis lotsen, dass sie praktische Fertigkeiten vermitteln und dass sie sie auf ihrem Weg zum Examen unterstützen. Da die Begegnung mit neuen Teams und fremden Menschen auch Ängste hervorrufen kann, wünschen sich Auszubildende in der Regel eine gute und tragfähige Beziehung.

Für die Pflegeschulen sind Praxisanleiterinnen Verbündete und Weggefährten auf dem Weg zum Ausbildungsziel. »Gute Pflege« wird als Ideal vorausgesetzt. Dabei werden Praxisanleiterinnen auch als Change Agents gesehen, die pflegerische Neuerungen in der Praxis einführen sollen. Praxisanleiterinnen sollen den Kontakt zur Schule halten und sich an einem wechselseitigen Informationsfluss beteiligen.

Schließlich gibt es auch noch übergeordnete, normative Erwartungen gegenüber Praxisanleiterinnen. Sie werden zum Teil von der Pflegeschule, der Praxiseinrichtung oder auch den Auszubildenden eingebracht und kommen in den Begriffen *Bildung* oder *Kompetenz* zum Ausdruck. Gemeint ist die pädagogische Vorstellung der Persönlichkeitsentwicklung im Prozess der Ausbildung. Praxisanleiterinnen sollen durch ihr Tun und durch ihr Vorbild diese Entwicklung anstoßen.

»Allgemeinbildung bezeichnet die Fähigkeit eines Menschen, kritisch, sachkompetent, selbstbewusst und solidarisch zu denken und zu handeln.« (Jank & Meyer, 1994, S. 139)

7.2 Praxisanleitung: Zwischen Anspruch und Wirklichkeit

Praxisanleiterinnen bewegen sich in einem Spannungsfeld zwischen widersprüchlichen Anforderungen. Wie von allen anderen Pflegenden wird auch von ihnen als Mitarbeiter der Station oder des Arbeitsbereichs verlangt, sich um den reibungslosen Ablauf und die Erledigung der anfallenden Arbeitsaufgaben zu kümmern. Das ist angesichts von Pflegepersonalmangel oft eine Herausforderung, die in der vorgegebenen Arbeitszeit kaum zu bewältigen ist. Andererseits sollen sie ihr pflegerisches Handeln an den Bedürfnissen der Pflegeempfänger ausrichten und dabei normative Ansprüche der Profession erfüllen. Zum Beispiel soll ein Pflegeempfänger mit akutem Schlaganfall nach dem Bobath-Konzept gepflegt werden, was allerdings zeitlich aufwändig und mit den anderen Anforderungen im Arbeitsbereich kaum vereinbar ist. Diese Widerspruchserfahrung zwischen der Arbeitsrealität bei engen zeitlichen Spielräumen einerseits und den normativen Ansprüchen an eine gute Pflege andererseits erleben Pflegende häufig und sind nicht spezifisch für Praxisanleiterinnen.

Für Praxisanleiterinnen verschärft sich der Widerspruch aber durch ihre pädagogische Aufgabe. Sie sollen die Auszubildenden an die Berufspraxis heranführen, sie also mit den üblichen Abläufen und Arbeitsroutinen vertraut machen, damit die Auszubildenden in der Praxis handlungsfähig sind und mitarbeiten können. Gleichzeitig sollen sie die Anleitung aber auch an einer professionellen guten Pflege ausrichten. Der Spagat zeigt sich z. B. in der Frage einer Auszubildenden: »Du hast mir gesagt, die Patientin profitiert besonders davon, dass man ihr Zeit bei der Körperpflege lässt und dadurch ihre Ressourcen stärkt, aber jetzt soll ich mich beeilen. Wie passt denn das zusammen?«

Praxisanleiterinnen befinden sich dadurch in der Gefahr, unglaubwürdig zu werden. Sie werden von den Auszubildenden als Modell wahrge-

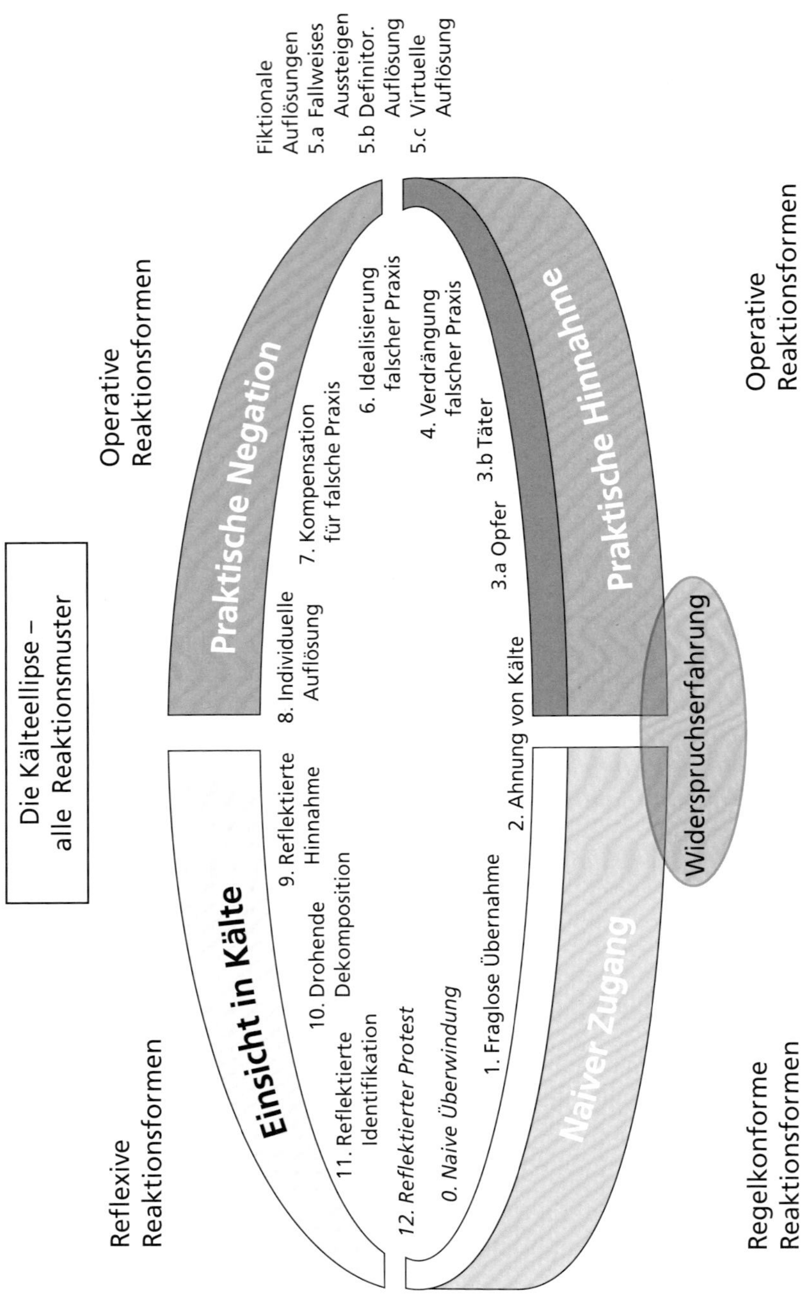

Abb. 3: Kälteellipse (Kersting, 2016, S. 60, © Mabuse-Verlag, Frankfurt am Main)

nommen. Dadurch wird auch ihr pflegerisches Handeln beobachtet. Pflegen sie selbst nicht so, wie sie es gegenüber den Auszubildenden einfordern, weil es die Arbeitsanforderungen nicht zulassen, könnten Auszubildende die Norm, also die professionelle, an den Bedürfnissen des Pflegeempfängers orientierte Pflege, in Frage stellen. Der Widerspruch zwischen Norm (dem Pflegeideal) und Funktion (den Anforderungen im Arbeitsbereich) lässt sich nicht auflösen. Karin Kersting (2016) beschreibt in ihrer »Coolout-Studie« die Reaktionsmuster von Auszubildenden auf diesen Konflikt in Form der Kälteellipse.

Die Auszubildenden reagieren z. B. so, dass sie den Widerspruch nicht zur Kenntnis nehmen (Naiver Zugang), dass sie den Widerspruch sehen, aber sich selbst als Opfer ausmachen (Praktische Hinnahme), oder dass sie den Widerspruch aufzulösen versuchen, indem sie versuchen, die Probleme auf eigene Kosten zu lösen (Praktische Negation). Diejenigen, die den Widerspruch zur Kenntnis nehmen und seine Unauflösbarkeit erkennen, könnten im Idealfall in einem Zustand der reflektierten Hinnahme oder des reflektierten Protestes bewusst handeln.

Der oben geschilderte Widerspruch betrifft den Inhalt der Pflegehandlungen bzw. der Anleitungen. Darüber hinaus entstehen aus dem Zeitmangel aber auch Probleme, die die Durchführung der Anleitungssituation betreffen. Wenn Praxisanleiterinnen im Pflegeteam eingebunden und für die anfallenden Arbeitsanforderungen verantwortlich sind, kann das zu Konflikten mit der pädagogischen Aufgabe führen. Anleitung benötigt Zeit. Eine gezielte Anleitung nach der Vier-Stufen-Methode setzt z. B. Vorbereitungszeit, ein Vorgespräch, die praktische Anleitungssequenz, ein Nachgespräch und die Dokumentation voraus. Diese Zeit muss aber auf Kosten der Arbeitszeit gehen, die für die Erfordernisse des Stations- oder Bereichsablaufs aufgewendet wird. In dieser Situation hat dann häufig die Anleitung das Nachsehen.

Unbestreitbar hat die Praxisanleitung im Laufe der letzten Jahre immer mehr an Bedeutung gewonnen und auch auf den Führungsebenen der Institutionen hat ein Umdenken eingesetzt. Das hängt nicht zuletzt mit dem neuen Pflegeberufegesetz und der Ausbildungs- und Prüfungsverordnung zusammen, die der Praxisanleitung einen hohen Stellenwert einräumen. Trotzdem sind die Rahmenbedingungen für Praxisanleitung noch immer unzureichend. Die insgesamt problematische Situation der Pflege, die durch Personalmangel und Zeitknappheit charakterisiert ist, wirkt sich hier auf die Ausbildungssituation aus.

Geht man davon aus, dass der Widerspruch zwischen der beruflichen Realität einerseits und der eingeforderten Norm andererseits derzeit nicht auflösbar ist, stellt sich die Frage, wie sich Praxisanleiterinnen dazu positionieren können. In den Praxisanleiter-Studien von Kersting (2016) werden Reaktionsmuster der befragten Praxisanleiterinnen auf die widersprüchlichen Anforderungen folgendermaßen zusammengefasst (vgl. Kersting, 2016, S. 149):

- Einige Praxisanleiterinnen erkennen die Widersprüche nicht und akzeptieren die Situation unkritisch.

- Einige Praxisanleiterinnen erkennen zwar einen Widerspruch, sind aber der Meinung, man könne ihn durch bestimmte Strategien auflösen, z. B., indem man an anderer Stelle Zeit einspart.
- Manche Praxisanleiterinnen erkennen den Widerspruch und nehmen ihn bewusst hin.
- Einige Praxisanleiterinnen können keine Position innerhalb des Widerspruchs beziehen und wechseln zwischen den Seiten hin und her.

Eine kritische Haltung könnte darin bestehen, dass an dem fachlichen Anspruch festgehalten wird, eine gute, professionelle Pflege und eine gute Anleitung durchzuführen und gleichzeitig zu reflektieren, was dies verhindert. Die Prozesse, wie Auszubildende und Praxisanleiterinnen auf den Widerspruch zwischen Soll und Realität reagieren, die Leugnung des Widerspruchs, die Hinnahme oder überfordernde Lösungsversuche, sollten Gegenstand der Reflexion werden. Kersting (2016, S. 162) nennt diesen Prozess Re-Sensibilisierung:

- Was ist der fachliche Anspruch?
- Wodurch wird verhindert, dass fachlich korrekt gepflegt oder angeleitet wird?
- Wie reagiere ich selbst darauf in der täglichen Praxis? Inwieweit bin ich selbst in die Widersprüche verstrickt?
- Wie reagieren andere auf die Widersprüche? Gibt es Vorbilder oder Modelle, die ich heranziehen kann?
- Wo gibt es Nischen zur Verwirklichung meines hohen pflegefachlichen oder pädagogischen Anspruchs? Wie kann ich argumentieren, um sie zu nutzen?
- Die Praxis muss grundlegend verändert werden. Das ist auch meine Aufgabe und es gibt nur dann eine Chance, wenn ich an meinen hohen Ansprüchen festhalte.

7.3 Die Praxisanleiterin in der Führungsrolle

Praxisanleiterinnen arbeiten mit Auszubildenden ganz unterschiedlichen Alters zusammen. Manche Auszubildenden sind noch nicht volljährig, manche im frühen Erwachsenenalter und manche sind gleichaltrig oder älter als ihre Ausbilderinnen. Das hat Auswirkungen auf die Aufgaben, die Praxisanleiterinnen im Umgang mit den Lernenden haben. Immer gilt, dass Praxisanleiterinnen die Aufgabe haben, als Experten ihr Fachwissen und ihr Können einzubringen. Und fast immer müssen sie die Neulinge bei den ersten Schritten ins neue Arbeitsfeld und ins Team begleiten. Danach unterscheiden sich die Wegstrecken aber erheblich. Manche Auszubildenden benötigen eine enge Begleitung, andere viel Freiheit, um von dem Einsatz zu profitieren.

Es ist nicht immer leicht, den Bedarf abzuschätzen und das Lebensalter ist kein sicherer Indikator. In der Regel ist zu Beginn der Ausbildung der Bedarf an Unterstützung und Lenkung größer als im zweiten oder dritten Ausbildungsjahr. Junge Menschen brauchen oft souveräne Erwachsene, die sie begleiten, die ihnen manchmal über Hindernisse helfen, sie auf den Weg zurückführen, wenn sie falsch abgebogen sind, und die ihnen wertvolle Tipps geben können. Und diese Rolle kommt in der praktischen Ausbildung den Praxisanleiterinnen zu.

Diese Rolle ist nicht immer beliebt. Statt mit Fachwissen und praktischem Können brillieren zu können, ist plötzlich eine ganz andere Art von Anleitung gefordert. Es sind im weiteren Sinn Erziehungsaufgaben, um die es geht. Und diese Aufgaben verursachen oft Konflikte, denen man gerne aus dem Weg geht. Dabei ist eine Trennung von fachlicher Anleitung und personenbezogener Begleitung ohnehin kaum möglich. Lehrende in der Schule und in der Praxis dienen immer als Modell, von dem man profitieren kann oder an dem man sich reiben will.

Für das Lernen in der Schule hat die Hattie-Studie, eine große Metastudie, die Einflussfaktoren auf das Lernen untersucht hat, die Bedeutung der Lehrenden herausgestellt. Den Lehrenden wird der größte Einfluss auf den Lernerfolg zugeschrieben. Gemeint ist ein Lehrer, der

- Lernprozesse gestaltet,
- die Beziehungsprozesse zwischen Lehrer und Schüler im Blick hat,
- Lernprobleme angeht
- und bei Störungen des Lernprozesses eingreift (vgl. Felten, 2016).

Praxisanleiterinnen sind in einer anderen, weniger herausgehobenen Position als Lehrende in Pflegeschulen. Trotzdem gelten auch für sie die Ergebnisse der Lernforschung. Gefragt ist eine aktive, den Lernprozess souverän gestaltende, selbstbewusste Lehrperson.

7.3.1 Die Praxisanleiterin in der Rolle der Gestalterin von Lernprozessen

Die inhaltliche und methodische Gestaltung der Anleitung ist im Idealfall ein Aushandlungsprozess. Ein solcher Prozess setzt voraus, dass Praxisanleiterin und Auszubildende Vorstellungen davon haben, welche Ziele sie im Einsatz erreichen wollen. Aushandlung heißt, dass beide Seiten ihre Ideen einbringen und ein gemeinsames Ergebnis, einen Konsens, anstreben, mit dem beide gut leben können.

Die Praxisanleiterin weiß, welche Lernmöglichkeiten der Einsatzbereich bietet und hat auch Erfahrungen mit verschiedenen Anleitungsmethoden. Die Auszubildende ist sich darüber im Klaren, was sie interessiert, wo sie noch Lücken hat und was sie von dem Einsatz erwartet. Das ist die »Verhandlungsmasse« und daraus lässt sich der Anleitungsprozess gestalten.

Das ist, wie gesagt, der Idealfall. Leider verläuft die Aushandlung nicht immer so ideal. Mögliche Störungen entstehen z. B. dadurch, dass Auszubildende oder Praxisanleiterin keine eigenen Ideen einbringen oder nicht für ihre Ideen einstehen, wenn es Widerstände gibt. So könnte eine Auszubildende sehr klare Vorstellungen davon haben, was sie lernen will und was nicht. Das erleichtert auf der einen Seite die Anleitung, weil die Lernmotivation der Auszubildenden in Bezug auf ihre favorisierten Themen sicher hoch ist. Andererseits kann die Praxisanleiterin aufgrund ihrer Erfahrungen andere Vorstellungen darüber haben, was für die Auszubildende sinnvoll und angemessen ist. Oft überlassen Praxisanleiterinnen an dieser Stelle den Auszubildenden die Regie. »Die werden schon wissen, was gut für sie ist« oder »Selbstlernen ist sowieso effektiver als Fremdsteuerung« könnten die dahinterstehenden Ansichten sein.

Die Selbstlerneuphorie hat in der Pädagogik Konjunktur. Die Idee ist, dass Lehrende den Unterricht weniger durch Fachvorträge gestalten sollen als durch Lernarrangements, bei denen sich die Lernenden ihr Wissen selbst aneignen. Übertragen auf die Arbeit der Praxisanleiterinnen heißt das, dass sie den Lernprozess weniger steuern sollen und direkte Instruktionen zumindest reduzieren. In diesem Kontext ist die Vier-Stufen-Methode, bei der die Anleiterin eine Pflegehandlung vormacht, während die Auszubildende nur zusieht, also passiv ist, in die Kritik geraten (vgl. Sahmel, 2015, S. 308). Nach diesem Lernverständnis sind Lehrende und Praxisanleiterinnen eher Lernbegleiter als Inhaltsvermittler.

Es stimmt zwar, dass Lernen ein sehr individuelles Geschehen ist und dass jeder selbst entscheidet, was er lernen will. Trotzdem sind es die Lehrer und Praxisanleiterinnen, die ein umfassendes Bild davon haben, was es alles zu lernen gibt und was man lernen sollte, um im Beruf bestehen zu können. Diese aktive Unterstützung benötigen die meisten Auszubildenden. Und auch die didaktische Vorbereitung und Präsentation der Lerninhalte, das Zeigen und Erklären, ist für viele unverzichtbar. Je schlechter die Lernvoraussetzungen der Auszubildenden, umso mehr sind sie auf eine enge Begleitung und auf aktive Lehre durch Lehrer und Praxisanleiterinnen angewiesen.

Genauso problematisch wie der Rückzug der Praxisanleiterinnen aus dem Aushandlungs- und Anleitungsprozess ist die Passivität der Auszubildenden. Wenn sich Auszubildende im Gespräch über Ziele, Anleitungsthemen oder -methoden auffallend zurückhalten, kann das natürlich viele Gründe haben. Besonders zu Beginn der Ausbildung sind Auszubildende oft unsicher und trauen sich nicht, eigene Wünsche und Ideen einzubringen oder gar auf ihnen zu bestehen. Manchmal ist es auch die Praxisanleiterin, die, bewusst oder nicht, eine Dominanz ausstrahlt, die es unmöglich erscheinen lässt, sich durchzusetzen. Für manche Auszubildende ist Passivität auch einfach der bequemste Weg, besonders dann, wenn man im Privatleben Herausforderungen zu bewältigen hat, die die gesamte Kraft absorbieren.

Die Anleitung ist ein dialogischer Prozess, an dem Praxisanleiterin und Auszubildende beteiligt sein müssen. Erfahrene Praxisanleiterinnen wissen darüber Bescheid und sind in der Lage gegenzusteuern, wenn das Schiff vom Kurs abzukommen droht.

7.3.2 Die Praxisanleiterin als Beziehungsgestalterin

Praxisanleiterinnen bauen zu den Auszubildenden oft eine enge Beziehung auf und manchmal resultieren daraus Freundschaften. Schön, wenn die beiden Persönlichkeiten so gut harmonieren! Diese freundschaftliche Beziehung ist im Folgenden nicht gemeint.

Spätestens seit der Hattie-Studie (Hattie, 2017) ist bekannt, dass die Person des Lehrers beim Lernen eine große, vielleicht die entscheidende Rolle spielt. Und das gilt vermutlich bis zu einem gewissen Grad auch für die Anleiterin in der Praxis. Es ist nicht nur wichtig, welche Inhalte eine Praxisanleiterin auswählt und wie sie methodisch bei der Anleitung vorgeht, sondern auch, welche Persönlichkeit sie hat und wie sich dadurch das Verhältnis mit den Auszubildenden gestaltet.

Das Verhalten einer Praxisanleiterin wird dabei besonders durch folgende Faktoren beeinflusst: von ihren persönlichen biografischen Vorerfahrungen, ihrem individuellen Lebensstil und von ihrem im Berufsleben ausgebildeten Menschenbild. Wie man auf andere Menschen zugeht, ob man sich öffnet oder sich eher distanziert verhält, ob man sich für sein Gegenüber als Person interessiert oder nur als Lernenden in einer pädagogischen Beziehung hängt stark von diesen Faktoren ab. In der Ausbildungssituation beeinflussen auch die oft tief verwurzelten Grundeinstellungen den Lernprozess (vgl. Felten, 2016):

- *Selbstwirksamkeit:* Die Überzeugung, dass man mit seinem pädagogischen Handeln etwas bewirken kann, dass die Auszubildenden von den durchgeführten Anleitungen tatsächlich fachlich profitieren und sich weiterentwickeln können. Diese Grundüberzeugung ist oft nur gering ausgeprägt.
- *Entwicklungsoptimismus:* Dass Auszubildende nicht statisch durch ihr Intelligenzniveau oder ihr mangelndes Engagement bestimmt sind, sondern dass sie die Chance haben, sich weiterzuentwickeln und besser zu werden. Lehrende gehen oft davon aus, dass grundlegende Veränderungen nicht zu erwarten seien: »Was Hänschen nicht lernt, lernt Hans nimmermehr.«
- *Störungsinterpretation:* Dass Auszubildende durch Störungen, Disziplinlosigkeit usw. manchmal etwas anderes erreichen wollen als das Naheliegende, vielleicht Aufmerksamkeit oder Anerkennung. Nur finden sie vielleicht keinen geeigneteren Weg, um sich auszudrücken. Viele Praxisanleiterinnen (und Lehrer) verurteilen die Abweichler vorschnell.

Ausbilderinnen und Auszubildende profitieren von einer guten Beziehung. Aber was kann man dafür tun?

- *Vertrauen aufbauen* und Verlässlichkeit zeigen:
  Oft sind Auszubildende zu Beginn eines Einsatzes unsicher, manchmal, weil sie sich fachlich überfordert fühlen, manchmal, weil sie angesichts des fremden Teams soziale Ängste haben. Wenn Praxisanleiterinnen Sicherheit vermitteln können und dies durch Authentizität und Verlässlichkeit verstärkt wird, trägt das zu einer guten pädagogischen Beziehung bei.
- *Zutrauen:*
  Wenn Auszubildende merken, dass man ihnen etwas zutraut, fühlen sie sich gestärkt und stärken dadurch auch das Verhältnis zu ihren Anleiterinnen.
- *Wertschätzung* und Wohlwollen:
  Eine wertschätzende – nicht unkritische – Einstellung zu den Auszubildenden stärkt die wechselseitige Anerkennung.
- *Humor und Gelassenheit:*
  Diese Einstellungen zeugen von Souveränität und fördern das Vertrauen.

7.3.3 Die Praxisanleiterin als Helferin bei Lernproblemen

Nicht alle Auszubildenden durchlaufen ihre Praxiseinsätze problemlos. Manchmal werden Lernschwierigkeiten sichtbar: Die Auszubildenden können angeleitete Fertigkeiten in der Praxis nicht korrekt anwenden, sie verstehen Fachinhalte nicht, die von der Praxisanleiterin erklärt wurden usw. Hier ist die unterstützende Funktion der Praxisanleiterin gefragt. Lernschwierigkeiten sind in der Regel zu bewältigen. Dabei gehört ein grundlegender Optimismus zum Handwerkzeug der Anleiterin.

Vielleicht ist der verantwortungsvolle Trainer im Sportverein, der Coach, ein gutes Bild für die Aufgaben, die Praxisanleiterinnen bei der Lernförderung haben. Der Coach will, dass sein Schützling, der junge Fußballspieler oder die Nachwuchs-Leichtathletin, Fortschritte macht. Er sieht aufgrund seiner Erfahrung, welche Probleme vorhanden sind, die eine Weiterentwicklung behindern. Er kann Hilfestellung geben, weil er weiß, welche Fördermaßnahmen wirksam sind. Und vor allem: Er kann die jungen Menschen vor Demotivation schützen und kann sie ermuntern, nicht aufzugeben.

Oft ist es nicht möglich, die Ursachen für Lernschwierigkeiten in Erfahrung zu bringen. Die Praxiseinsätze sind in der Regel zu kurz und selten sind genügend biografische Informationen vorhanden.

Praxisanleiterinnen sollten über ein Handlungsrepertoire zum Umgang mit Lernschwierigkeiten verfügen. Dazu gehört:

- Klärung, wodurch die Schwierigkeiten entstanden sind. Ist es die fehlende Konzentration in der Anleitungssituation? Oder das fehlende kognitive oder sprachliche Verständnis? Gibt es motorische Probleme? Wird in der Lernsituation ein großer Leistungsdruck wahrgenommen, der die Aufmerksamkeit beeinträchtigt? Mangelndes Interesse am Thema? Das Gefühl der Über- oder Unterforderung?
- Wenn die Ursachen klar sind: Gibt es Möglichkeiten, sie zu beheben? Manchmal hilft ein Hinweis, welche Wissensgrundlagen fehlen und was mit welchen Medien aufgearbeitet werden muss.
- Fördern heißt einerseits Anerkennung von Leistung, Bestärkung und Wertschätzung. Jede Auszubildende hat Stärken, die gewürdigt werden sollten. Manche Jugendlichen haben es aufgrund einer misslungenen Schullaufbahn aufgegeben, auf Lob zu hoffen, und verhalten sich deswegen eher desinteressiert oder destruktiv.
- Fördern heißt aber andererseits auch Ansprüche an die Auszubildende stellen, sie herauszufordern und bei Bedarf zu kritisieren. Das sollte natürlich konstruktiv erfolgen und Beschämung vermeiden. Optimalerweise spornt Kritik an, allen zu zeigen, dass man es hinbekommt.
- Hilfreich ist ein Klima der Zugewandtheit, Freundlichkeit und sozialen Einbindung. Wer Fehler akzeptieren kann und die Neulinge als Teil des Teams begreift, wird sie dadurch motivieren können.
- Praxisanleiterinnen sind nicht für jede Lernschwierigkeit Expertinnen. Hilfreich kann es auch sein, mit der Pflegeschule Kontakt aufzunehmen, die Schwierigkeiten zu besprechen und gemeinsam nach Lösungen zu suchen.

7.3.4 Die Praxisanleiterin als Strukturgeberin bei Disziplinproblemen

Vor allem junge Auszubildende sind oft nicht nur Neulinge im Beruf, sondern auch in der selbständigen Lebensgestaltung. Oft haben sie mit dem Ausbildungsbeginn auch den familiären Lebensraum verlassen und bemühen sich jetzt mit den neuen Anforderungen zurechtzukommen: eine eigene Wohnung, die Versorgung mit Lebensmitteln, kochen, Wäsche waschen und vielleicht ein neues soziales Umfeld erkunden. Möglicherweise haben bis zu diesem Zeitpunkt die Eltern die Infrastruktur für ein weitgehend sorgenfreies Leben zur Verfügung gestellt und auch dazu beigetragen, dass die jungen Menschen pünktlich aufgestanden sind.

Manchmal verursachen solche Phasen des Umbruchs Unsicherheiten und Schwierigkeiten im neuen Umfeld. Manche Auszubildenden können sich nicht an die für sie neuen Regeln des Arbeitslebens anpassen, kommen z. B. morgens zu spät oder erscheinen ohne akzeptablen Grund nicht zur Arbeit. Ein solches Verhalten hat eine arbeitsrechtliche und eine pädagogische Seite. Für erstere ist die Leitung des Bereichs oder der Station zuständig, für die pädagogische Seite die Praxisanleiterin.

Praxisanleiterinnen sollten Entwicklungsoptimisten sein, also davon ausgehen, dass sich auch Auszubildende mit Disziplinschwierigkeiten verändern können, und zwar nicht nur durch harte Strafen, sondern auch durch Einsicht. Praxisanleiterinnen stehen in diesem Prozess auf der Seite der gesellschaftlichen und betrieblichen Normen und Werte. Diese kollidieren gelegentlich mit den Wünschen der Auszubildenden und dann entsteht ein Konflikt. Konflikte bieten Chancen für die Entwicklung und sind somit auch ein pädagogisches Gestaltungselement. Wenn wir uns klarmachen, wie schwierig es uns manchmal fällt, morgens aufzustehen, um zur Arbeit zu gehen, können wir nachvollziehen, wie es einer Auszubildenden geht, die sich noch nicht so zuverlässig disziplinieren kann. Für sie ist das Arbeitsleben vielleicht noch etwas Neues und Fremdes. Es ist ein Gegenpol zur gerade errungenen neuen Freiheit. Und trotzdem wird sie lernen müssen, diese Disziplin aufbringen.

Eine klare und unmissverständliche Haltung, ohne dass dabei emotionale Elemente handlungsleitend sind, hilft den Auszubildenden beim Lernen. Dabei nehmen Praxisanleiterinnen oft die Rolle ein, die bis dahin Eltern innehatten. Und die Konflikte tragen auch gelegentlich ähnliche Züge. Das macht nicht immer Spaß, ist aber eine wichtige Erziehungsaufgabe und nutzt auf Dauer den Auszubildenden.

Wie umgehen mit Auszubildenden, die im besonderen Maß auffällig sind und Arbeits- und Anleitungsprozesse erheblich stören? Natürlich gibt es immer die Möglichkeit, mit Sanktionen zu reagieren. Häufig ist das die Drohung mit schlechten Noten oder dem Einbezug der Schule, was wiederum Konsequenzen nach sich ziehen kann. Vielleicht ist es aber auch sinnvoll zu überlegen, welche individuellen inneren Ziele die Auszubildenden mit dem gezeigten Verhalten anstreben (vgl. Felten, 2016, S. 92):

- Die Auszubildende verweigert die Zusammenarbeit. Sie reagiert auf Ausbildungsangebote ablehnend.
- Die Auszubildende will immer im Mittelpunkt stehen. Sie fühlt sich nur wohl, wenn sie beachtet wird. Sie kann nicht zuhören und akzeptiert die Meinung anderer nicht.
- Die Auszubildende verhält sich anderen gegenüber verletzend, wertet andere ab.
- Die Auszubildende ist völlig passiv, beteiligt sich nicht ohne Anstoß am Arbeits- oder Ausbildungsgeschehen.

Auszubildende, die die Zusammenarbeit verweigern

Wenn Lernende sich verweigern, kann das verschiedene Gründe haben. Möglicherweise liegt dem Verhalten ein tief verwurzeltes Kontrollbedürfnis zugrunde. Die Auszubildenden fühlen sich wohl, wenn sie bestimmen können, nach welchen Regeln das Spiel gespielt wird. Ihr Grundthema ist *Macht*. Lässt man sich als Praxisanleiterin auf einen Machtkampf ein (»Ich bestimme, wie es hier läuft«), wird die Situation vermutlich eskalieren oder der Einsatz von diesem Thema bestimmt.

Natürlich ist es wichtig, dass Praxisanleiterinnen Grenzen aufzeigen. Manchmal kann es aber auch angemessen sein, aus dem Kampf um die Macht vorübergehend auszusteigen, ohne dabei die Kontrolle abzugeben. Zum Beispiel kann der Auszubildenden ein Arbeitsgebiet angeboten werden, für das sie die Verantwortung übernehmen soll. Dabei werden Regeln vereinbart, wie die Arbeitsergebnisse von der Praxisanleiterin kontrolliert werden. Menschen, die von dem Grundthema Macht angetrieben werden, brauchen oft mehr als andere die Anerkennung ihrer eigenständig erbrachten Leistungen.

Auszubildende, die immer im Mittelpunkt stehen wollen

Auszubildende, die immer im Mittelpunkt stehen wollen, provozieren auf Dauer alle Teammitglieder. Ihr Grundthema ist die *Aufmerksamkeit.* Um sie zu bekommen, können verschiedene Verhaltensweisen gezeigt werden: Die Auszubildenden spielen sich immer in den Vordergrund, dominieren jedes Gespräch, geben an usw. Die negative Variante dieses Verhaltens ist die Provokation durch Disziplinlosigkeit, Unaufmerksamkeit oder Überempfindlichkeit.

Wenn Praxisanleiterinnen auf dieses Verhalten gereizt reagieren, bieten sie den Auszubildenden oft das, worum es ihnen geht: Aufmerksamkeit. Dadurch bestärken sie oft ihr Verhalten. Manchmal ist es in solchen Situationen besser, die Auszubildenden zu ignorieren oder das Verhalten humorvoll zu übergehen. In einem zweiten Schritt kann es helfen, den positiven Verhaltensweisen mehr Aufmerksamkeit zu schenken, sie hervorzuheben und dadurch Situationen zu schaffen, in denen eine andere Art der Bestätigung erfahren wird.

Auszubildende, die sich verletzend oder abwertend verhalten

Ein derartiges Verhalten tritt selten auf. Das hier möglicherweise zugrundeliegende Thema ist die *Rache:* Wenn ich mich selbst nicht wohlfühlen kann, störe ich zumindest das Wohlgefühl der anderen. Oft ist das Verhalten in einer tief verwurzelten, neurotischen Grundeinstellung begründet, die in der Kindheit gelernt wurde und von der man jetzt nicht mehr loskommt.

> Wenn Praxisanleiterinnen aggressiv angegangen werden, müssen sie ein klares Stopp-Signal setzen: Hör auf damit!

Wenn es möglich ist, kann auch in solchen Fällen versucht werden, die Situation zu entschärfen, ohne sie weiter zu eskalieren. Dazu müssen die Beteiligten zunächst einen Schritt zurücktreten und die Emotionen aus der Situation herausnehmen. Manchmal gelingt das, wenn die Regeln der Gewaltfreien Kommunikation angewendet werden. Auch hier kann es hilfreich sein, wenn für die Auszubildende Erfolgserlebnisse organisiert werden, die sie stärken und ein kooperatives Verhalten nahelegen, also Aufgaben, bei denen Zusammenarbeit mit anderen eingefordert wird.

Natürlich gibt es hier Grenzen. In einem Beruf, bei dem es wichtig ist, auf andere Menschen offen und wertschätzend zuzugehen, sind die Spielräume für Toleranz gegenüber aggressiven Verhaltensweisen sehr gering.

Auszubildende, die keine Initiative zeigen

Das Verhalten ist dadurch gekennzeichnet, dass die Auszubildenden von sich aus keinerlei Initiative entwickeln und den Praxisanleiterinnen das Gefühl vermitteln, sie wollten in Ruhe gelassen werden. Das Grundthema dieser Auszubildenden ist das Gefühl der *Unfähigkeit.* Aus diesem Gefühl heraus scheint es am naheliegendsten, sich wegzuducken. Das erreicht man am besten, indem man sich zurückzieht oder manchmal auch, indem man sich dumm stellt.

Eine naheliegende Reaktion von Praxisanleiterinnen kann sein, die Auszubildenden zu übersehen oder nicht miteinzubeziehen. Manchmal fällt die Reaktion aber auch überführsorglich aus, weil ihnen die Auszubildenden leidtun. Beide Reaktionsweisen sind selten hilfreich. Die Auszubildenden sollten gefordert werden. Dazu sind Aufgaben notwendig, die tatsächlich bewältigt werden können, eventuell auch dadurch, dass mehr Lernzeit zur Verfügung gestellt wird. Die Erfolge sollten gebührend gewürdigt werden, um das Gefühl der Selbstwirksamkeit der Lernenden zu stärken.

> Wenn es Praxisanleiterinnen gelingt, die Dynamik zu durchschauen, die Problemfälle unter den Auszubildenden antreibt, und dahinter keine persönlichen Angriffe zu sehen, die mit gleicher Münze zurückgezahlt werden müssen, kann der Teufelskreis durchbrochen werden, der sonst den Einsatz prägt. Das gelingt allerdings nicht immer und niemand sollte das als persönliches Versagen auffassen. Hilfreich für Praxisanleiterinnen sind folgende Eigenschaften: Offenheit, Interesse an den Auszubildenden, Geduld und eine humorvolle, optimistische Grundhaltung.

7.3.5 Die Praxisanleiterin als Brückenbauerin: Lernortkooperation

Die Kooperation der Einsatzorte, der praktischen Ausbildung und der Pflegeschule erfolgt auf verschiedenen Ebenen. Die Zusammenarbeit auf

Trägerebene soll die Voraussetzungen schaffen, dass theoretisches und praktisches Ausbildungskonzept einander entsprechen. Auf dieser Ebene sind regelmäßige Absprachen über Formulare, Beurteilungskriterien, Anleitungspläne usw. notwendig.

Wenn es um Anliegen geht, die die Praxisanleiterinnen direkt vor Ort betreffen, sollten sie auch beteiligt sein. Kooperationstreffen auf dieser Ebene werden vom Bundesinstitut für berufliche Bildung *Praxisanleiterkonferenzen* genannt (Klein et al., 2021). Themen können organisatorischer, pädagogischer oder (pflege-)fachlicher Art sein. Praxisanleiterinnen sollten solche Mitsprachemöglichkeiten als Chance sehen. Ihre Beteiligung ist wichtig, weil sie die Expertise »vor Ort« einbringen können.

Ein Austausch über die Auszubildenden, die sich im praktischen Einsatz befinden, erfolgt meist direkt über die zuständigen Lehrer. Ein solcher Austausch ist nicht nur im Interesse der Auszubildenden und der Praxisanleiterin, sondern wird auch von den Lehrern geschätzt. Häufig erhalten sie nämlich eher zu wenige Informationen und profitieren von Hinweisen, die die Auszubildenden betreffen. Besonders wichtig ist diese Zusammenarbeit, wenn Auszubildende Auffälligkeiten zeigen, die im Praxiseinsatz problematisch sind. Hier geht es weder darum, die Auszubildende »anzuschwärzen« noch darum, die Verantwortung an die Schule abzugeben. Vielmehr handelt es sich um einen gleichberechtigten Austausch von pädagogisch Tätigen. Die Meinung der Praxisanleiterin zählt in einem konkreten Fall ebenso wie die des Lehrers.

In der Probezeit hat dieser Austausch noch eine andere Dimension. Die fundierte Meinung der Praxisanleiterin kann für die berufliche Zukunft der Auszubildenden entscheidend sein. Umso wichtiger ist es, seine Stellungnahme gut begründen zu können, die Argumente der Lehrer aufmerksam nachzuvollziehen, aber – wenn nötig – auch auf der eigenen Meinung zu beharren.

Kreativität ist ein unverzichtbares Element einer guten Anleitung. Wenn eine Praxisanleiterin ein Projekt anstoßen oder sich an einem schulischen Projekt beteiligen will, wird sie von der Schule meistens mit offenen Armen empfangen.

7.4 Resilienz

Praxisanleiterin zu sein ist manchmal ziemlich schwer. Nicht nur deshalb, weil es eine Aufgabe ist, die hohe fachliche Ansprüche stellt. Die Schwierigkeit besteht auch darin, dass oft die eigenen Erwartungen oder die der Vorgesetzten, der Kollegen oder der Auszubildenden nicht erfüllt werden können. Oft fehlt einfach die Zeit, um eine gute Pflegekraft und gleichzeitig eine gute Anleiterin zu sein. Und dieser Zeitmangel, verbunden mit einem hohen Erwartungsdruck, erzeugt Stress.

Wenn die Ursachen für diese Situation bekannt sind, kann man aktiv dagegen angehen. Man kann bei seinen Vorgesetzten ein größeres Zeitbudget für die Anleitung einfordern. Man kann über den Betriebsrat oder die Gewerkschaft versuchen, Unterstützung für sein Anliegen zu bekommen. Man kann sich politisch engagieren, weil die Probleme der Pflege letztlich gesellschaftliche Ursachen haben. Man wird allerdings auch an den Punkt kommen, wo man sich eingestehen muss, dass die eigenen Kräfte begrenzt sind. Dann muss man sich überlegen, wie man mit der Situation zurechtkommt.

Hier kommt der Begriff der Resilienz ins Spiel. Der Begriff beschreibt die Widerstandsfähigkeit gegenüber schwierigen Lebenssituationen. Wie gut jemand eine berufliche oder private Problemlage aushalten kann, ohne Schaden zu nehmen, hängt vom Grad der Resilienz ab. Resilienz wird manchmal auch mit mentaler Stärke oder Gelassenheit übersetzt. Wer resilient ist, hat sich nicht seinem Schicksal ergeben, sondern er kann mit den Stressoren des Lebens so umgehen, dass er keinen Schaden nimmt.

Resilienz hat viel mit Einstellungen und Charaktermerkmalen zu tun, die sich biografisch entwickelt haben. Manchmal muss man nicht viel dafür tun, um resilient zu sein. Manchmal kann es aber auch sinnvoll sein, seine Einstellungen und Reaktionsweisen zu hinterfragen, besonders dann, wenn man nicht zur Gruppe der Gelassenen gehört, die Probleme scheinbar mühelos bewältigen.

Im folgenden Beispiel geht es um das Thema Stress und Überlastung und um die Frage, wie man in der Situation Gelassenheit entwickeln kann.

Melanie Scherr hat vor drei Jahren das Krankenpflegeexamen gemacht und arbeitet jetzt auf einer chirurgischen Station in einer kleinen kommunalen Klinik. Vor sechs Monaten hat sie auf Drängen der Pflegedienstleitung an einer Praxisanleiterweiterbildung teilgenommen. Danach hat sie ihre neue Aufgabe mit großem Engagement in Angriff genommen. Sie hat bisher vier Auszubildende betreut und ist mit dem Ergebnis sehr zufrieden. Von den Auszubildenden wurde sie gelobt und auch die Schule hat ihr ein positives Feedback gegeben. Die Pflegedienstleiterin hat sie gebeten, sich im Anleiterarbeitskreis einzubringen und sich an der Organisation und inhaltlichen Gestaltung zu beteiligen.

Ihre Kollegen auf Station und die Stationsleitung sind der Ansicht, dass Melanie Scherr ihre Anleitungsaufgaben mit den üblichen Pflegeaufgaben verbinden müsse. Sie solle eine Patientengruppe betreuen, wie die anderen auch. Die Zeit für die Anleitung werde dadurch frei, dass sie ja zusammen mit der Auszubildenden arbeite und man zu zweit natürlich schneller vorankäme. Derzeit ist der Arbeitsanfall auf Station hoch und von den Pflegenden kaum zu bewältigen.

Der Auszubildende Jan Lebert ist ein kluger und kritischer junger Mann, der von Melanie Scherr erwartet, gut angeleitet zu werden. Das versucht sie auch, allerdings gelingt es unter den gegenwärtigen Bedingungen kaum. Am Ende leidet nicht nur die Anleitungsqualität. Auch die Kollegen sind unzufrieden. Häufig müssen sie Aufgaben erledigen, die eigentlich in der Verantwortung von Melanie Scherr liegen. In dieser Situation meldet sich die Pflegedienstleitung und bittet Frau Scherr, den Praxisanleiterarbeitskreis in der kommenden Woche zu organisieren. Melanie tut alles, um den Anforderungen gerecht zu werden. Sie bleibt fast täglich auch nach Dienstende auf Station, macht kaum noch Pausen und investiert ihre ganze Energie. Für ihr Privatleben bleibt kaum noch etwas übrig.

Trotzdem ist das Ergebnis nicht gut. Die Kollegen machen ihr Vorwürfe, sie ruhe sich auf den Schultern der anderen aus, der Auszubildende bemängelt, er werde auf Station verheizt und der Praxisanleiterarbeitskreis ist nach Meinung der Pflegedienstleitung schlecht organisiert: »Da müssen Sie das nächste Mal noch eine Schippe drauflegen.«

Melanie Scherr ist sauer. Sie hat alles gegeben und trotzdem hacken alle auf ihr herum. Sie fragt sich, ob das Team der Station das richtige für sie ist. Sie ärgert sich über den Auszubildenden, der die Realität auf Station nicht sehen kann, und sie fühlt sich von der Pflegedienstleitung ungerecht behandelt. Aber gleichzeitig nagt auch der Zweifel an ihr. Hat sie vielleicht nicht genug gegeben? Ist sie vielleicht nicht ausdauernd und flexibel genug für diesen Job? Beherrscht sie die Anleitung unter Zeitdruck nicht? Lehnen die Kollegen sie als Person ab, weil sie einfach zu schwach ist?

Resilienz bedeutet in diesem Fall nicht einfach, die Situation zu ertragen. Es geht darum, die Problemlage für die Praxisanleiterin handhabbar zu machen, so dass sie ihr nicht schaden kann.

Die Strategien, die in dieser Situation ergriffen werden können, lassen sich nur teilweise verallgemeinern. Sie müssen zu den Einstellungen, Gewohnheiten und Eigenschaften der Praxisanleiterin passen. Mögliche Handlungsstrategien sind (vgl. Senftleben, 2020):

- Die Probleme aktiv angehen
- Sich auf das konzentrieren, was man verändern kann
- Überlastung vermeiden
- Die eigene Bewertung der Situation und ihrer Elemente hinterfragen

Die Probleme aktiv angehen und sich dabei auf das konzentrieren, was man verändern kann

Stress entsteht vor allem in solchen Situationen, die wir nur wenig beeinflussen können. Im Beruf sind Zeitmangel und hoher Arbeitsdruck häufige Stressverursacher. Dagegen kann und sollte man sich wehren. Allerdings lässt sich gegen eine zu geringe Personalbesetzung bei hohem

Pflegebedarf in der akuten Situation nur wenig tun. Beeinflussen kann man nur einzelne Elemente. Zum Beispiel zu welchem Zeitpunkt man die notwendigen Pflegemaßnahmen durchführt, welche Art der Anleitung möglich ist oder ob man auf einzelne Tätigkeiten in der augenblicklichen Situation verzichten kann.

Genauso wenig haben wir es im Griff, was andere über uns denken. Was wir aber tun können, ist, mit ihnen das Gespräch zu suchen und Missverständnisse zur Sprache zu bringen.

Melanie Scherr ist in einer Situation, in der sie die Anforderungen an ihre Rolle als Pflegekraft und an die Rolle als Praxisanleiterin nicht erfüllen kann. Die Situation lässt sich auch nicht nach einer Seite hin auflösen. Frau Scherr kann versuchen abzuschätzen, was möglich ist und wo sie Kompromisse schließen muss. Sie ist sich bewusst, dass das Ergebnis nicht optimal ist und bespricht das mit den Beteiligten. Die Unzufriedenheit ihrer Kollegen und die des Auszubildenden spricht sie an und erklärt ihnen ihren Standpunkt. Sie beschließt, sich über die Mitgliedschaft in der Gewerkschaft und im Berufsverband zu informieren.

Überlastung vermeiden

Wer mehrere Aufgaben übernimmt, die ihn über die bezahlte Arbeitszeit hinaus beschäftigen, kann in eine Überlastungssituation geraten. Die Rolle als Praxisanleiterin wird dann zur Überlastung, wenn die Anforderungen aus der Tätigkeit als Pflegekraft nicht reduziert werden. Es war lange Zeit üblich, die Praxisanleitung als Nebentätigkeit aufzufassen, für die es wenig Freiräume gab. Viele Praxisanleiterinnen sind daran schon gescheitert. Denn eine Überlastung hält man nur eine begrenzte Zeit durch.

Pflege- und Ausbildungstätigkeit müssen in einem komplementären Verhältnis zueinander stehen: je mehr Ausbildungsaufgaben, desto weniger Aufgaben im Stationsablauf.

Wer zusätzliche Aufgaben annimmt, sollte für sich klären, ob er in der Lage ist, sie zu erfüllen. Echte Begeisterung kann Energien freisetzen und das Selbstbewusstsein stärken. Aber Zusatzaufgaben kosten auch Zeit. Beides sollte gegeneinander abgewogen werden.

Melanie Scherr ist als Pflegekraft in den Stationsablauf eingebunden, erhält aber für ihre Anleitungstätigkeit keine angemessene Entlastung. Sie möchte sich für den Arbeitskreis der Praxisanleiterinnen engagieren, kann sich dafür aber nicht die notwendige Zeit nehmen. Inwieweit die Pflegedienstleitung die Tätigkeit als Ehrenamt betrachtet, scheint nicht geklärt zu sein.

Für Frau Scherr stellt die aktuelle Situation eine Überlastung dar. Sie muss prüfen, ob sie diese Belastung über einen längeren Zeitraum ertragen will und kann. Wenn das nicht der Fall ist, muss sie nach Wegen suchen, wie sie die Überlastung reduzieren kann. Vielleicht gibt es die Möglichkeit, eine Freistellung für die Anleitungstätigkeit zu bekommen. Vielleicht muss sie ihr Engagement für den Arbeitskreis herunterfahren. Sie beschließt, diese Themen beim nächsten Treffen mit der Pflegedienstleitung anzusprechen.

Die eigene Bewertung der Situation und ihrer Elemente hinterfragen

Wir bewerten alles, was um uns herum passiert. Ob diese Bewertungen neutral, positiv oder negativ ausfallen, hängt von unseren Bewertungsmaßstäben ab. Diese haben im Laufe unserer Entwicklung ihre spezifische Form bekommen und sind von Mensch zu Mensch unterschiedlich. Ob man eine eher optimistische oder eine pessimistische Weltsicht hat, ob man eher mutig oder ängstlich ist, trägt zur Bewertung von Situationen bei. Insofern sind unsere Situationsdeutungen selten objektiv.

Eine negative Deutung eines Erlebnisses kann aber unser Stressempfinden verstärken und deswegen ist es sinnvoll, die eigene Wahrnehmung auf ihren Realitätsgehalt hin zu befragen. Es geht dabei nicht darum, negative Ereignisse in positive umzudeuten, sondern negative Ereignisse kritisch zu betrachten: War das Ereignis wirklich so dramatisch? Habe ich mich wirklich so falsch verhalten? Denken die anderen wirklich das, was ich ihnen unterstelle? Sind die Auswirkungen wirklich so schlimm? Darüber hinaus ist es sinnvoll, sich ab und zu an das zu erinnern, was bisher im Leben (oder im Beruf) gelungen ist, was man gut gemacht und wofür man Anerkennung bekommen hat.

Melanie Scherr zweifelt an sich. Sie ist nicht sicher, ob sie genug Kraft in die Situation investiert hat, ob die Teammitglieder und der Auszubildende sie ablehnen, weil sie zu schwach und inkompetent ist. Und sie denkt, dass die Pflegedienstleitung enttäuscht ist, weil sie ihre Erwartungen nicht erfüllen konnte. Das sind allerdings zunächst nur Vermutungen, die in der Situation zu negativ gefärbt sind. Um der Realität ein Stück näher zu kommen, müsste sie mit den Beteiligten sprechen. Und bis dahin wäre es sinnvoll, nicht gleich den Teufel an die Wand zu malen. Schließlich gibt es nachvollziehbare Gründe, die zu der schwierigen Lage geführt haben. Und weder ihre Kollegen noch der Auszubildende oder die Pflegedienstleitung sind so einfältige Menschen, dass sie ihr die ganze Verantwortung aufbürden würden. Sie versucht sich zu entspannen und erinnert sich ganz bewusst an die Dinge, die ihr als Anleiterin und Pflegekraft bisher schon gelungen sind.

8 Pflegewissenschaft und Praxisanleitung

Zugegeben, Pflegewissenschaft war kein Lieblingsfach in der Ausbildung von Ario Stein. Dass Wissenschaft wichtig ist, um Pflegehandeln zu begründen und um sinnlose Pflegemaßnahmen auszusortieren, war ihm klar. Aber diese Prozesse fanden anderswo statt: in den Hochschulen oder in den Fachzeitschriften zum Beispiel. Er selbst, als Altenpfleger in einem Pflegeheim, hatte weder das notwendige Wissen noch die Zeit, um sich mit wissenschaftlichen Artikeln auseinanderzusetzen. Deswegen war er auch nicht besonders erfreut, als er in der Praxisanleiterweiterbildung wieder mit diesem Thema konfrontiert wurde. Die Dozentin war jung und engagiert und versuchte sie mit der Aussage zu begeistern, sie als Praxisanleiter könnten und sollten regelmäßig auf bestimmten wissenschaftlichen Websites recherchieren, welche Pflegehandlungen sinnvoll seien und wie man sie durchführen müsse. Das würden auch die Auszubildenden erwarten, denn sie seien bereits auf diese Art der Prüfung der wissenschaftlichen Validität der Pflege geeicht.

Solchen Auszubildenden war Ario Stein allerdings bisher noch nicht begegnet. Vielmehr stöhnten sie genauso unter dem Unterricht wie er damals. Und die Erwartungen an ihn als Praxisanleiter waren alles andere als realistisch. Es war so wie oft in der Pflege: Die Erwartungen waren riesig, aber die Möglichkeiten, diese Erwartungen zu erfüllen, existierten nicht. Das Ergebnis war, dass man sich als Berufsangehöriger schlecht fühlte und die Verantwortung bei sich suchte. Diese Bedenken brachte Ario Stein in den Unterricht ein. Und daraus entwickelte sich eine der interessantesten Diskussionen in der Weiterbildung.

8.1 Wissenschaft als Verbündete: Kritisches Denken – Critical Thinking

Wissenschaft kann Praxisanleiterinnen dabei helfen, kritisch zu denken. Kritisches Denken ist wiederum eine wertvolle Kompetenz in einer komplexen und oft unvollkommenen Arbeitswelt. Kritisches Denken (Critical Thinking) ist ein Konzept, das sich an der Denk- und Arbeitsweise der

Wissenschaft orientiert. Es hinterfragt Aussagen, Standpunkte, Argumente und Normen. Es wendet dabei strenge Qualitätskriterien an, z. B. das Kriterium der Logik. Wer kritisch denkt, hinterfragt auch Vorausgesetztes, z. B. dass Pflege ganzheitlich zu sein habe. Nichts ist vor dem kritischen Denken sicher. Erst wenn ein Argument klar, nachvollziehbar, richtig und logisch ist, wird es akzeptiert. Das betrifft auch eigene Standpunkte und Ansichten.

Kritisches Denken ist deswegen notwendig, weil unsere Handlungen von der Qualität unseres Denkens abhängen. Gut zu pflegen oder anzuleiten, setzt also ein qualitativ hochwertiges, kritisches Denken voraus. Andernfalls bekommen unsere Bewohner, Klienten oder Patienten eine Pflege, die unwirksam, vielleicht sogar schädlich ist, und unsere Auszubildenden eine nicht effektive Anleitung.

Kritisches Denken setzt folgende intellektuelle Normen voraus, um Argumente, Situationen oder Probleme zu hinterfragen (vgl. Paul & Elder, 2003):

- *Klarheit:* Ist es klar, worum es bei einer Fragestellung, einer Ansicht oder einer Situation genau geht? Zum Beispiel: Ist es ungesund, Übergewicht zu haben? Diese Frage ist unklar. Klar wäre: Wenn ein an Herzinsuffizienz Erkrankter einen BMI von 26 bis 30 hat, reduziert das seine Lebenserwartung im Vergleich mit einem Normalgewichtigen mit einem BMI von 19 bis 24?
- *Richtigkeit:* Stimmt das Argument? Wie lässt sich ein Inhalt nachprüfen? Beispiel: Es gibt eine Reihe sich widersprechender Studien zum Thema. Studien mit hoher Qualität, z. B. die Studie Khalid, U. et al. (2014). *Pre-Morbid Body Mass Index and Mortality After Incident Heart Failure: The ARIC Study. Journal of the American College of Cardiology, 64(25), 2743–2749. doi: 10.1016/j.jacc.2014.09.067*, sagen aus, dass leichtes Übergewicht die Lebenserwartung nicht verkürzt, sondern verlängert.
- *Exaktheit:* Ist die Aussage exakt und detailliert? Zum Beispiel: Wenn eine Frau einen BMI von 26 hat, 60 Jahre alt ist und keine relevanten Nebenerkrankungen hat, reduziert das ihre Lebenserwartung?
- *Relevanz:* Ist die Fragestellung, die Aussage oder die erlebte Situation relevant, trägt sie zur Klärung eines wichtigen Sachverhalts bei? Beispiel: Ist es gerechtfertigt, Menschen dazu anzuhalten, Gewicht abzunehmen?
- *Tiefgang:* Ist die Fragestellung, das Argument oder der Standpunkt komplex und greift alle wichtigen Aspekte des Themas auf oder ist es oberflächlich? Im Beispiel kann man argumentieren, dass die Lebenserwartung nur ein Indikator ist, über die Lebensqualität aber keine Aussage getroffen wird.
- *Vernetzung:* Wie sehen unterschiedliche Argumentationslinien aus? Welche Vorannahmen spielen eine Rolle? Werden kulturelle Aspekte berücksichtigt? Wie ist der Standpunkt historisch entstanden? Beispiel:

Der Begriff *Übergewicht* hat bereits eine negative Konnotation. Oft wird hohes Gewicht unter ästhetischen Gesichtspunkten diskutiert. In den letzten Jahrzehnten wurde Schlankheit zum Ideal.

- *Logik:* Ist die Argumentation logisch? Kann man aus den gegebenen Sachverhalten diese angegebenen Schlüsse ziehen? Zum Beispiel: Die Vorstellung, dass der Kreislauf dicker Menschen stärker belastet ist, leuchtet ein. Allerdings auch das Argument, dass Menschen mit höherem Gewicht auszehrende und belastende Lebenssituationen, z. B. schwere Erkrankungen, besser überstehen, weil sie größere Reserven haben. Das entspricht auch den wissenschaftlich gut belegten Aussagen, dass Dicke etwas häufiger Herzerkrankungen haben, aber im Schnitt trotzdem länger leben.

Wer kritisch denkt, hat die Chance, der Wahrheit ein Stück näher zu kommen. Wer nicht kritisch denkt, muss vieles glauben. Natürlich verlassen wir uns oft auf Aussagen von Experten oder Menschen, denen wir vertrauen. Und ebenso oft vertrauen wir Erkenntnissen aus der Wissenschaft, ohne zu prüfen, ob die Forschungsergebnisse auf einer soliden Grundlage stehen. Zumindest bei den für uns wichtigen Dingen sollten wir aber kritisch sein. Das betrifft unser Privatleben ebenso wie unser Berufsleben.

Die Wissenschaft im Allgemeinen kann uns beim kritischen Denken unterstützen. Sie ist im Idealfall ein Korrektiv zu unserem geringen persönlichen Erfahrungsschatz. Stimmt das, was ich immer schon gedacht habe, was mir meine Eltern immer gesagt haben, was ich bisher als wahr betrachtet habe, weil ich es so erlebt habe? Wissenschaft stellt uns eine ungleich größere Menge an Daten zur Verfügung und kann uns dadurch helfen, unsere Meinungen zu korrigieren.

Aber wissenschaftliche Studien können auch schlecht gemacht sein, den Interessen der Geldgeber entgegenkommen, unzulänglich interpretiert oder unzutreffend kommentiert werden. Deswegen ist auch gegenüber der Wissenschaft kritisches Denken angebracht.

8.2 Die Wissenschaft – grundlegende Fragen

Der Ausgangspunkt für das Interesse an Wissenschaft sind Fragen. Als Praxisanleiterin stellen Sie sich z. B. die Frage, warum sich eine Auszubildende so schwer mit Inhalten und Fertigkeiten tut, die Gegenstand einer Anleitung waren. Oder Sie überlegen, ob eine angeleitete Pflegehandlung, die in der Pflegepraxis so nie durchgeführt wird, eigentlich sinnvoll ist, z. B. die Händedesinfektion beim Handschuhwechsel. Vielleicht stellen Sie auch Anweisungen von übergeordneten Stellen in Frage, z. B. die verpflichtende Anwendung eines Assessmentinstruments.

Es sind Fragen, die nicht ohne weiteres durch einen Blick in ein Lehrbuch beantwortet werden können, sondern die eine wissenschaftliche Recherche erfordern. Nicht jede Praxisanleiterin fragt kritisch weiter, wenn sie vor einem schwer zu lösenden Problem steht. Oft gibt man sich mit einfachen Lösungen zufrieden, auch weil eine Beschäftigung mit wissenschaftlich fundierten Antworten Wissen und Zeit benötigt. Wer aber kritisch denkt, Fragen wirklich aufklären und letztlich richtig handeln will, fragt weiter. Das ist eine professionelle Haltung, aber mehr noch eine persönliche Einstellung: Wer kritisch ist, lässt sich nicht so ohne weiteres über den Tisch ziehen.

Natürlich gibt es verschiedene Möglichkeiten, um Antworten auf Fragen zu bekommen, die einen in der Berufsrolle als Praxisanleiterin beschäftigen:

- man fragt jemanden, der sich auskennt
- man liest in einem Buch nach, das in Reichweite ist, sucht im Internet, sieht ein Video an usw.
- man sucht gezielt nach Fachliteratur oder Studien zum Thema in einer Bibliothek oder einer Datenbank
- man stellt eine Forschungsfrage, entwickelt eine Hypothese und forscht selbst

Wissenschaftliche Forschung ist in der Regel keine Aufgabe von Praxisanleiterinnen. Sie ist an der Hochschule angesiedelt. Die Suche nach Erkenntnissen der wissenschaftlichen Forschung und ihre Umsetzung kann aber durchaus im Interesse von Praxisanleiterinnen sein.
Darüber hinaus ist es die Aufgabe von Praxisanleiterinnen, die Auszubildenden an ein kritisches, reflexives Wahrnehmen der Praxis heranzuführen. Wissenschaft ist dabei eine der schärfsten Waffen. Im Pflegeberufegesetz wird die Bedeutung der Wissenschaft für die Pflegeausbildung betont.

Pflegeberufegesetz (PflBG) § 5 §

»(2) Pflege im Sinne des Absatzes 1 umfasst präventive, kurative, rehabilitative, palliative und sozialpflegerische Maßnahmen zur Erhaltung, Förderung, Wiedererlangung oder Verbesserung der physischen und psychischen Situation der zu pflegenden Menschen, ihre Beratung sowie ihre Begleitung in allen Lebensphasen und die Begleitung Sterbender. Sie erfolgt entsprechend dem allgemein anerkannten Stand pflegewissenschaftlicher, medizinischer und weiterer bezugswissenschaftlicher Erkenntnisse auf Grundlage einer professionellen Ethik.«

In diesem Sinn ist es die Aufgabe, die Auszubildenden zu Forschungsanwenderinnen zu machen. Auch Praxisanleiterinnen sind Anwenderinnen von Forschungsergebnissen. Sie haben idealerweise Erfahrung im Umgang mit wissenschaftlichem Wissen und können die Auszubildenden dabei unterstützen, wissenschaftliches Wissen zu finden, zu deuten und in die Praxis umzusetzen.

8.3 Grundannahmen des wissenschaftlichen Arbeitens

Vorstellungen zum wissenschaftlichen Fachgebiet

Wer wissenschaftlich arbeitet, z. B. ein Pflegethema erforscht, geht von bestimmten Grundannahmen aus. Zum einen sind es Vorstellungen zum Forschungsgebiet: Was genau versteht man unter Pflege? Was unter Pädagogik, Psychologie oder Medizin? Viele Pflegeforscher teilen z. B. die Annahme, dass Pflege Folgendes ist:

»*Pflege* umfasst als zwischenmenschlicher Prozess:

- die Unterstützung und Begleitung von Menschen aller Altersgruppen, die ihre Lebensaktivitäten nicht mehr oder nur noch in eingeschränktem Maße dauernd oder zeitlich befristet realisieren – das heißt sich selbst pflegen – können, in ihren Familien sowie in ihrem sozialen und kulturellen Umfeld (Gemeinwesen);
- die selbstständige und eigenverantwortliche Durchführung von und die Mitwirkung an präventiven, diagnostischen, therapeutischen, rehabilitativen und palliativen Maßnahmen;
- die Beratung, Begleitung und Ausbildung von Bürgerinnen und Bürgern, die ihre eigene Gesundheit und Selbstpflegefähigkeit verbessern oder Pflegebedürftige begleiten bzw. sich darauf vorbereiten wollen;
- den Erhalt und die Verbesserung der Pflege- und Selbstpflegefähigkeit der Mitpflegenden (sowohl der Hauptberuflichen als auch der Laienpflege-Personen) und der eigenen Person;
- die wissenschaftliche Auseinandersetzung mit der Pflege und ihren Rahmenbedingungen, die Weitergabe von Erkenntnissen und Erfahrungen an die Mitpflegenden in Aus-, Fort- und Weiterbildung sowie Mitwirkung am Prozess der Professionalisierung der Pflege- und berufspolitisches Engagement. [...]« (Brandenburg & Dorschner, 2015, S. 39)

Die Pädagogik bzw. die Erziehungswissenschaft wird so definiert

> »Die Erziehungswissenschaft ist eine Sozialwissenschaft, wie zum Beispiel auch die Psychologie, die Soziologie oder die Ethnologie. Ihr Gegenstand ist die Erziehung. [...]
>
> Hier wird als Gegenstand der Erziehungswissenschaft der Lernprozess, der die Bildung von Menschen zum Ziel hat, bezeichnet. Dazu gehören Untersuchungen über die Ziele, den Verlauf und die Ergebnisse dieses Lernprozesses. Die Erziehungswissenschaft analysiert aber auch die organisatorischen Bedingungen (Institutionen), in denen Erziehung stattfindet (Kindergarten, Schule, Heimerziehung) und interessiert sich für die Personen, die Erziehung als Beruf ausüben (Professionalisierung).« (Universität Hamburg, o. J., o. S.)

Die Forschungsthemen, z. B. wie die Selbständigkeit von Menschen mit Morbus Parkinson gefördert werden kann oder welche Verhaltensweisen einer Praxisanleiterin den Lernerfolg von Auszubildenden fördern, orientieren sich an diesem Grundverständnis des Fachs.

Wissenschaftstheoretische Grundpositionen

In der wissenschaftlichen Forschung spielen darüber hinaus wissenschaftstheoretische Positionen eine Rolle. Darunter versteht man philosophische Überzeugungen, die die Forscher haben. Besonders bekannte Positionen sind der Positivismus, z. B. der Kritische Rationalismus, oder der Naturalismus, z. B. der Konstruktivismus. Diese Theorien nehmen Stellung zu den Fragen, ob es eine objektive Welt gibt, die auch erkennbar und somit erforschbar ist (der Kritische Rationalismus bejaht dies), oder ob die Welt, wie wir sie wahrnehmen, nur ein Produkt der menschlichen Vorstellung ist und wir über die Realität keine Aussagen machen können (diese Position vertritt der Konstruktivismus). Eine weitere wissenschaftstheoretische Richtung, die Kritische Theorie, geht davon aus, dass unsere Vorstellungen von der Welt gesellschaftlich vorgeprägt sind und wir alles nur durch die Brille der herrschenden Gesellschaftsordnung sehen. Die wissenschaftstheoretischen Grundpositionen beeinflussen Forschungsmethoden und -designs und auch die Forschungsfragen.

Für die Leser einer Forschungsarbeit oder Forschungsanwender sollten die Grundpositionen der Wissenschaftler transparent sein. Das ist deswegen wichtig, weil jeder diese Fragen für sich zumindest ansatzweise beantwortet hat. Und eine kritische Frage an Wissenschaft ist die, ob sie von Vorannahmen ausgeht, die wir teilen können oder nicht.

8.4 Forschungsdesigns

Eine weitere wichtige Entscheidung betrifft das Design einer Studie. Im Wesentlichen werden zwei Grundtypen unterschieden: das qualitative und das quantitative Design.

Beim *quantitativen Forschungsdesign* wird nach Gesetzmäßigkeiten geforscht, indem gezählt, getestet und verglichen wird. Zum Beispiel könnte der Intelligenzquotient von Auszubildenden erfasst und anschließend versucht werden, einen Bezug zu ihren Praxisleistungen, ausgedrückt in Noten, herzustellen. Oder die Forscher vergleichen Antidekubitusmatratzen miteinander, bestimmen die Auflagedrucke, den Härtegrad und die Materialbeschaffenheit und messen, nach welcher Zeit eine Hautrötung auftritt, wenn sich ein auf dieser Matratze liegender Proband nicht bewegt. Wer dieses Forschungsdesign wählt, geht davon aus, dass sich die uns umgebende Welt objektiv erfassen lässt, dass Gesetzmäßigkeiten vorhanden sind, die systematisch verglichen werden können. Die Aufgabe der Wissenschaft besteht in diesem Fall darin, »die in der Welt vermuteten Zusammenhänge ›aufzudecken‹, beobachtbare Ereignisse auf die ihnen zugrunde liegenden ursächlichen Bedingungen zurückzuführen und sie damit kontrollierbar, beherrschbar und prognostizierbar zu machen« (Brandenburg, 2016, S. 20).

Vorteil des quantitativen Forschungsdesigns ist, dass es im Idealfall repräsentative, verallgemeinerbare Erklärungen liefert. Nachteil ist, dass durch die standardisierte Studienanordnung viele Aspekte der Realität nicht berücksichtigt werden können. Besonders subjektive Besonderheiten kommen bei der Erforschung menschlichen Verhaltens nicht zur Sprache. Menschen sind zu unterschiedlich und durch zu viele Faktoren beeinflussbar, als dass man sie durch wenige Parameter treffend beschreiben könnte.

Das *qualitative Forschungsdesign* untersucht das Verhalten einzelner Menschen in sozialen Situationen. Bei dieser Vorgehensweise wird davon ausgegangen, dass das Verhalten von Menschen zu komplex ist und zu vielen Einflussgrößen unterliegt, um standardisierte Fragen zu stellen oder einzelne Parameter zu erfassen und zu vergleichen. Bei qualitativ ausgerichteten Studien wird vom Erleben des Einzelnen in einer bestimmten Situation ausgegangen und versucht zu erfassen, was er empfindet oder warum er in einer Situation auf eine spezifische Art reagiert und handelt. Aus der Erfassung des individuellen Verhaltens schließen die Forscher auf Reaktionsmuster und entwickeln Theorien. Das Vorgehen ist hier also induktiv, d. h. vom Einzelfall ausgehend. Beispiel: Eine qualitative Forschungsarbeit beschäftigt sich mit der Frage, wie Frauen eine Hysterektomie empfinden, bezogen auf ihre Rolle und ihr Körperbild (Buse, 2003).

Qualitative Designs beschreiben einen kleinen Ausschnitt der Realität sehr konkret und nahe am Erleben der Betroffenen. Es wird berücksichtigt, dass das menschliche Leben in sozialen Bezügen sehr vielschichtig und schwer zu standardisieren ist. Ein Nachteil ist allerdings, dass die untersuchten Einzelfälle oft keine Rückschlüsse auf allgemeine Gesetzmäßigkeiten zulassen.

8.5 Forschungsmethoden

Bei qualitativ und quantitativ ausgerichteten Forschungsdesigns kommen unterschiedliche Forschungsmethoden zum Einsatz. Beim quantitativen Design sind die Vorgehensweisen standardisiert. Erhebungsinstrumente sind z. B. Fragebögen, bei denen Antwortmöglichkeiten vorgegeben sind. Auch mündliche Befragungen erfolgen auf diese Weise. Bei Studien, bei denen etwas beobachtet werden soll, geht es um klare, vorher festgelegte Beobachtungsparameter. In der Regel resultieren daraus Zahlen, die das Ergebnis beschreiben.

In der qualitativ ausgerichteten Forschung sind die Erhebungsinstrumente nicht oder nur teilweise standardisiert. Häufig wird mit Interviews gearbeitet, bei denen die Fragen relativ offen gestellt werden und unterschiedliche Antwortmöglichkeiten offenlassen. Der Interviewte erzählt z. B. von seinen Erfahrungen, Empfindungen oder Handlungen oder teilt eine Meinung mit.

Eine andere Möglichkeit qualitativer Forschung ist die Beobachtung von Situationen, ohne dass vorher feste Beobachtungskriterien festgelegt werden. Die Interviews oder beobachteten Situationen werden im Anschluss transkribiert, d. h. wortwörtlich verschriftlicht, und dann kodiert, also nach bestimmten Themen geordnet.

Wie oben beschrieben haben quantitative und qualitative Forschungsdesigns Vor- und Nachteile. Wenn es das Forschungsthema zulässt, können Forscher die Forschungsmethoden kombinieren. Sie können so eine Fragestellung von unterschiedlichen Seiten beleuchten. Dieses Vorgehen wird als *Mixed Method Design* bezeichnet.

Beispiel: Sabine Balzer untersucht in einer Studie (»Chamäleonkompetenz«, Balzer, 2019), wie Pflegeschüler und -schülerinnen auf widersprüchliche Anforderungen im Pflegealltag reagieren. Die Widersprüchlichkeit entsteht dadurch, dass einerseits Patientenzentrierung gefordert wird, andererseits der Ökonomisierungsdruck dieses verhindert. Balzer beobachtet milieuspezifische, durch die soziale Herkunft bedingte Bewältigungsstrategien. Die Forschungsmethoden waren einerseits qualitativ ausgerichtet. Über Interviews wurden Einstellungen der Schülerinnen und Schüler zu vorgegebenen Problemschilderungen in Erfahrung gebracht. Die vielschichtigen Daten wurden anschließend quantitativ erfasst und mit den Herkunftsmilieus verglichen.

8.6 Wissenschaftliche Erkenntnisse recherchieren

Wer als Pflegende oder Praxisanleiterin nach Studienergebnissen sucht, hat verschiedene Möglichkeiten.

- Man könnte jemanden fragen, der Wissen zum Thema hat. Die Gefahr ist dabei allerdings, dass der Fachmann seine eigene Meinung stärker gewichtet, als es die wissenschaftliche Lage eigentlich hergibt. Man nennt die Meinungsfindung eminenzbasiert, wenn eine Autorität des Fachs eine Meinung vorgibt. Im Gegensatz zur Evidenzbasierung, wo Beweise für den Standpunkt vorliegen müssen.
- Eine weitere Möglichkeit der Recherche kann über eine Suchmaschine im Internet erfolgen. Die gängigen Suchmaschinen wie Google oder Bing unterscheiden bei der Trefferpräsentation allerdings nicht nach wissenschaftlicher Qualität, so dass neben ernstzunehmenden Beiträgen auch Werbung oder unzutreffende Informationen angeboten werden.
- Zeitschriften sind teilweise gute Informationsquellen, besonders wenn es sich um wissenschaftliche Fachzeitschriften handelt, die ein zuverlässiges Prüfverfahren für eingereichte Artikel haben. Andere Zeitschriften leben teilweise von Werbeeinahmen und liefern deswegen nicht immer neutrale, wissenschaftlich vertrauenswürdige Inhalte.
- Bücher bieten oft gute Grundlagen zu einem Thema, können aber nicht tagesaktuell sein.

Um erfolgreich wissenschaftliches Wissen zu finden, bietet sich folgendes Vorgehen an:

1. In einem ersten Schritt sollte man sich die Fragestellung und das Ziel der Recherche klar machen. Die Frage muss so konkret wie möglich formuliert werden. Ein Beispiel: Wie sieht die Evidenzlage zur Wirksamkeit von Antithrombosestrümpfen aus? In welchen Fällen kann das Tragen von Antithrombosestrümpfen empfohlen werden?
2. Im zweiten Schritt sollte nach sinnvollen Informationsquellen gesucht werden. Natürlich ist eine einfach zu beschaffende Information besser als eine zeitaufwändige Suche. Zum Beispiel kann eine Suche über eine Suchmaschine erfolgen, die eine wissenschaftliche Ausrichtung hat. In der Folge eine Auswahl:
   a) Google scholar (https://scholar.google.de/schhp?hl=de)
   b) BASE Bielefeld Academic Search Engine (https://www.base-search.net/about/de/)
   c) Microsoft Academic (https://academic.microsoft.com/home)
3. Bei der Suche stößt man auf eine Reihe von Ergebnissen. In der Regel sind Artikel, die bereits von Fachleuten gelesen, diskutiert und bewertet wurden, besonders effektiv. Dazu gehören pflegerische oder medizi-

nische Leitlinien. In Leitlinien werden wissenschaftliche Erkenntnisse zusammengeführt, um Ärzten oder Pflegenden eine Entscheidungshilfe anzubieten. Eine medizinische Leitlinie macht z. B. Vorschläge zur Diagnostik und Therapie der Herzinsuffizienz. Pflegerische Leitlinien sind u. a. die Expertenstandards. Ebenfalls besonders aussagekräftig sind Metaanalysen und Reviews. Bei diesen wissenschaftlichen Publikationen werden die Ergebnisse aller Studien zu einem Thema zusammengefasst, die bestimmten Qualitätskriterien entsprechen. Ein Beispiel ist die Hattie-Studie (Hattie, 2017). Einzelstudien können zwar auch aussagekräftige Ergebnisse liefern, bilden in der Regel aber nur einen Trend ab, der noch durch weitere Untersuchungen bestätigt werden muss.

Wichtige Internetadressen und Datenbanken

- Hygiene: Robert-Koch Institut https://www.rki.de/
- Pflegerische Leitlinien: Zentrum für Qualität in der Pflege https://pflegeleitlinien.zqp.de/display.php
- Medizinische Leitlinien: Arbeitsgemeinschaft der Wissenschaftlichen Medizinischen Fachgesellschaften https://www.awmf.org/leitlinien/leitlinien-suche.html
- Einen Überblick über wichtige Fachdatenbanken im Gesundheitswesen bietet die Seite https://nursingeducation.de/fachdatenbanken-fuer-die-literaturrecherche/
- Einen Zugang zu pädagogischen wissenschaftlichen Daten kann man z. B. über die folgende Webseite bekommen: https://www.fachportal-paedagogik.de/

8.7 Wissenschaftliche Studienergebnisse beurteilen

Die Bewertung der Qualität von Forschungsergebnissen ist selbst für wissenschaftlich versierte Fachleute nicht einfach. Insofern sollte man nicht den Anspruch erheben, dass Praxisanleiterinnen Studien detailliert bewerten. Es gibt allerdings einige Hinweise, die auch für informierte Laien – die Praxisanleiterinnen in der Regel sind – eine Orientierung bieten können.

- Wie plausibel sind die Ergebnisse der Studie? Der erste Eindruck kann dabei natürlich täuschen. Unsere vorgefassten Meinungen müssen nicht immer richtig sein. Trotzdem müssen die angeführten Argumente umso überzeugender sein und umso intensiver geprüft werden, je weniger naheliegend sie sind.

- Welcher Autor hat die Studie verfasst? Ist es ein ausgewiesener Experte seines Fachs? Oder ein unbekannter Autor?
- Sind Ihnen kontroverse wissenschaftliche Positionen bekannt?
- Fallen Ihnen Verbindungen zur Industrie auf? Verfolgen die Forscher auch wirtschaftliche Interessen?
- Welche Positionen vertreten andere Wissenschaftsdisziplinen zum untersuchten Thema?
- Von welchen Grundannahmen gehen die Forscher aus? Hier kommen einerseits fachliche Grundannahmen ins Spiel, andererseits auch wissenschaftstheoretische Grundannahmen (▶ Kap. 8.3) Diese Grundpositionen kann man als Leser teilen oder auch nicht.
- Sind die Methodik und das Design überzeugend? Wie viele Teilnehmer wurden in die Studie einbezogen? Ist es eine umfangreiche Studie mit tausenden Probanden oder eine Studie mit fünf Personen?
- Wie gut kann man sich auf die empirischen Daten verlassen? Diese Frage erfordert viel Wissen zur Datenqualität, zur Statistik und zu weiteren methodischen Grundlagen. Für die *quantitative* Forschung im medizinischen Bereich gibt es dazu eine Hilfestellung, die im Folgenden dargestellt werden soll. Es handelt sich um die Darstellung von Evidenzgraden, die die Qualität von Studien bewertet. Ia ist dabei der höchste, Evidenzgrad IV der niedrigste:

Tab. 9: Evidenzgrade (vgl. TUMAINI-Institut für Präventionsmanagement GmbH, 2022, o. S.)

Evidenzgrad	Art der Studien
Ia	Systematische Übersicht (Meta-Analyse) von randomisierten, kontrollierten Interventionsstudien (RCT)
Ib	Mindestens eine randomisierte, kontrollierte Interventionsstudie (RCT)
Ic	Nicht randomisierte Interventionsstudie. Kontrollierte Studie, die methodische Kriterien erfüllt
IIa	Systematische Übersicht (Meta-Analyse) mehrerer Kohorten-Studien
IIb	Kohorten-Studien
IIIa	Systematische Übersicht (Meta-Analyse) von Fall-Kontroll-Studien
IIIb	Fall-Kontroll-Studie
IV	• Nicht analytische Studien • Ergebnisse von Konsensuskonferenzen von Experten • Fallbeschreibungen

- *Meta-Analysen* sind Zusammenfassungen von Ergebnissen mehrerer Einzelstudien.
- *Randomisiert* bedeutet, die Teilnehmer einer Studie wurden nach dem Zufallsprinzip ausgewählt und einer Untersuchungs- und einer Kontrollgruppe zugeordnet.
- Die *Randomisierten kontrollierten Interventionsstudien (RCT)* sind Studien, in denen eine Intervention (z. B. ein bestimmtes Therapieverfahren) gegen eine andere Intervention (z. B. die bisher übliche Therapieform oder ein Placebo) getestet wird.
- *Kohorten-Studien:* Eine Kohorte ist eine Gruppe von Personen, die z. B. eine bestimmte biografische Übereinstimmung aufweisen, z. B. ungefähr zum gleichen Zeitpunkt geboren wurden. Es werden bestimmte Variablen im Zeitablauf mehrmals erhoben, z. B. die Krankheitshäufigkeit oder die Gewichtsentwicklung.
- Bei einer *Fall-Kontroll-Studie* handelt es sich um eine rückblickende Untersuchung einer Gruppe erkrankter Personen (Fallgruppe), im Vergleich mit einer Gruppe gesunder Personen (Kontrollgruppe). Es wird untersucht, ob bei den beiden Gruppen bestimmte Risikofaktoren vorhanden waren. Wenn ein Unterschied nachweisbar ist, spricht man von einer Korrelation (Zusammenhang) zwischen Risikofaktor und Erkrankung.

Wissenschaftliche Erkenntnisse, die den Evidenzklassen III oder IV zugeordnet sind, gelten als wenig zuverlässig. Vor allem liefern sie keine zuverlässigen Erklärungen für Phänomene, die die Gesundheit betreffen. In den Medien nehmen aber gerade solche Studien oft einen prominenten Raum ein (»Alkohol verlängert das Leben«, »Vegetarier haben weniger Herzinfarkte« usw.).

Um *qualitative* Studien beurteilen zu können, werden meist folgende Gütekriterien herangezogen: Glaubwürdigkeit (die Ergebnisse der Forschungsarbeit sind richtig interpretiert), Folgerichtigkeit (die Schritte des Forschungsprozesses sind nachvollziehbar) und Angemessenheit (die Beschreibung der Lebensrealität eines Menschen oder die Darstellung eines Phänomens ist angemessen, d. h. entspricht dieser Lebensrealität oder diesem Sachverhalt). (Vgl. Liehr & Marcus, 2005, S. 221–259)

8.8 Evidence-Based Nursing (EBN)

Dass professionelle Pflegende ihre Tätigkeit am aktuellen wissenschaftlichen Erkenntnisstand ausrichten, leuchtet unmittelbar ein. Natürlich haben Bewohner, Klienten und Patienten ein Recht darauf, bestmöglich gepflegt zu werden. Und dafür liefern die Pflegewissenschaft und verschiedene Bezugswissenschaften unentbehrliche Grundlagen.

Eine Definition der Evidenzbasierten Pflege (Evidence-Based Nursing – EBN) lautet:

> »Evidence-based Nursing and Caring (EBN) ist eine Pflegepraxis, die pflegerische Entscheidungen auf wissenschaftlich geprüfte Erfahrungen Dritter (›externe Evidence‹) und die individuellen Bedürfnisse und Erfahrungen der Pflegebedürftigen und Pflegenden (›interne Evidence‹) stützt. Sie tut dies aus Respekt vor der Einzigartigkeit des Pflegebedürftigen und schließt die Unterstützung und Förderung pflegebedürftiger Menschen sowie die Sorge um sie (Caring) mit ein.« (Behrens & Langer, 2022, Klappentext)

Das heißt, dass es nicht mit der Anwendung von wissenschaftlich geprüftem Wissen in der Pflegepraxis getan ist. Vielmehr beruht eine pflegerische Entscheidung im Sinn des EBN-Prozesses auch auf den Vorstellungen der Pflegeempfänger. Daneben spielen zusätzlich noch die Expertise der Pflegenden, also ihr Erfahrungswissen, sowie die Umgebungsbedingungen eine Rolle.

Bei der EBN-Methode kommen sechs Schritte zur Anwendung:

1. *Klärung der Aufgabenstellung*
   Hier sollte überlegt werden, ob das Thema in das eigene Aufgabengebiet fällt und ob es realistischerweise bearbeitet und praktisch umgesetzt werden kann.
2. *Genaue Formulierung der Forschungsfrage*
   Die Recherche eines Pflegethemas ist umso leichter, je konkreter die Frage formuliert ist, die man bearbeiten will.
   Bei einer Interventionsstudie (siehe oben) besteht eine Forschungsfrage aus folgenden vier Elementen (PIKE-Schema):
   a) Pflegebedürftiger Mensch: z. B. ein Pflegeempfänger, der thrombosegefährdet ist
   b) Intervention: Welche Intervention soll betrachtet werden? Z. B. das Ausstreichen der Beine als Thromboseprophylaxe
   c) Kontrollintervention: Mit welcher Kontrollintervention soll die Intervention verglichen werden? Z. B. es wird keine Maßnahme zur Thromboseprophylaxe ergriffen oder die Intervention wird mit Bewegungsübungen im Bett verglichen.
   d) Ergebnismaß: Anhand des Ergebnismaßes kann man erkennen, ob die untersuchte Intervention einen Nutzen bringt. Z. B. Die Häufigkeit des Auftretens von Thrombosen
   Die Forschungsfrage könnte also lauten: Ist es mit Blick auf die Häufigkeit des Auftretens von Thrombosen bei thrombosegefährdeten Pflegeempfängern sinnvoll die Beine auszustreichen oder ist der Effekt nicht besser als keine thromboseprophylaktischen Maßnahmen zu ergreifen?
3. *Literaturrecherche*
   Zur Literaturrecherche eignen sich verschiedene Medien und Datenbanken im Internet (▶ Kap. 8.6)

4. *Beurteilung der Ergebnisse der Recherche*
   Die Beurteilung von Studien und wissenschaftlichen Veröffentlichungen stellt eine besondere Herausforderung dar (▶ Kap. 8.7).
5. *Veränderung der Pflegepraxis*
   Je nach Thema muss jetzt ein geeigneter Weg zur Einführung in die Praxis beschritten werden. Es kann sich um eine veränderte Pflegemaßnahme handeln, die den Kollegen über eine Fortbildung vermittelt wird, es kann um die Veränderung eines Pflegestandards gehen oder um die Veränderung der Organisation des Stationsablaufs. Dabei sollte immer ein Konsens unter den Beteiligten hergestellt werden. Wichtig dabei ist, dass die veränderten Pflegemaßnahmen in Absprache mit den Pflegeempfängern zum Einsatz kommen.
6. *Evaluation*
   Im letzten Schritt wird die neu eingeführte Maßnahme evaluiert: Wurden die angestrebten Ziele erreicht, entsprechen die Ergebnisse den Erwartungen? Stehen Aufwand und Ertrag in einem akzeptablen Verhältnis zueinander?

8.9 Evidenzbasierte Praxisanleitung

Es steht außer Frage, dass Praxisanleitung auf eine wissenschaftliche Fundierung in vielen Bereichen angewiesen ist. Das gilt ganz besonders für den pflegefachlichen Bereich. Praxisanleiterinnen leiten Pflegetätigkeiten an und wirken so als Multiplikatorinnen. Die Qualität ihrer Pflege hat dadurch eine besondere Bedeutung und es ist besonders wichtig, dass sie auf einem aktuellen Stand ist und »lege artis« erfolgt. Dazu bedarf es wissenschaftlicher Erkenntnisse. Auch die Bezugswissenschaften der Pflege, z. B. die Medizin, die Psychologie oder die Soziologie, liefern wichtiges Hintergrundwissen für die Praxisanleitung und verändern sich kontinuierlich durch wissenschaftliche Forschung.

Ein besonders wichtiger Bereich ist schließlich die Pädagogik bzw. die Erziehungswissenschaft. Hier geht es um einen wichtigen praktischen Aspekt der Berufsrolle: Wie gelingt es mir, mein Wissen und meine Fertigkeiten den Auszubildenden in unterschiedlichsten Situationen zu vermitteln? Wie lernen Auszubildende effektiv und nachhaltig? Wie gehe ich mit Lernschwierigkeiten um? Auch in der Pädagogik verändern sich Wissensbestände durch wissenschaftliche Forschung. Auch hier ist es wichtig, am Ball zu bleiben und entsprechend dem aktuellen Wissen zu handeln.

Es wäre zweifellos wünschenswert, wenn Pflegende und Praxisanleiterinnen selbst wissenschaftliche Studien sichten, auswerten und beurteilen. Sie wären dadurch nicht nur auf dem neuesten Stand der Diskussion, sondern vor allem auch in der Lage kritisch Stellung zu nehmen, wenn sie mit Herausforderungen und Problemen konfrontiert werden. Sie könnten ihre Position selbstsicher und autonom vertreten.

Trotzdem muss auch die Frage gestellt werden, wie wirklichkeitsnah solche Forderungen sind. Nicht nur unter den gegebenen Bedingungen in der Pflege und der Praxisanleitung, die oft durch Zeitdruck charakterisiert sind, erscheint das Bild vom engen Wissenschaftsbezug, der Literaturrecherche und Qualitätsbewertung nicht realistisch. Wahrscheinlicher, wenn auch nur von einer Minderheit der Berufsangehörigen praktiziert, ist die Orientierung an Fachzeitschriften und Fachportalen im Internet, in denen Forschungsergebnisse bereits aufbereitet und bewertet sind.

Die Gefahr, wenn Forderungen an Pflegende oder Praxisanleiterinnen gestellt werden, die kaum umsetzbar sind, liegt in der Überforderung der Beteiligten. Wie Berufsangehörige auf Situationen reagieren, in denen das geforderte Soll mit der gegebenen Realität nicht in Einklang zu bringen ist, wurde von K. Kersting (2016) und S. Balzer (2019) in wissenschaftlichen Studien herausgearbeitet.

9 Qualitätsmanagement in der Praxisanleitung

Melanie Roth ist Praxisanleiterin und zu 50 % für die Anleitungstätigkeit freigestellt. Sie koordiniert in dieser Zeit die praktische Ausbildung in ihrer Institution, einer ambulanten Pflegeeinrichtung. Ihr Vorgesetzter hat sie vor einem halben Jahr gebeten, sich auch als Qualitätssicherungsbeauftragte zu qualifizieren. Dafür hat er ihr eine weitere prozentuale Freistellung in Aussicht gestellt. Er verspricht sich von dem Qualitätssicherungsprozess ein Qualitätszertifikat und dadurch eine weitere Verbesserung der Außendarstellung des Pflegedienstes. Melanie Roth ist jetzt EFQM-Assessorin. Einen Zusammenhang zwischen den Aufgabenfeldern der Praxisanleiterin und der Qualitätsbeauftragten sieht sie allerdings kaum, außer dass sie in einer herausgehobenen Position Gestaltungsmöglichkeiten hat. Als Praxisanleiterin arbeitet sie praktisch, mit Auszubildenden, Pflegeempfängern und Kolleginnen. Als Qualitätsbeauftragte leitet sie überwiegend Sitzungen, an deren Ende ein Papier beschlossen wird, das Teil des Qualitätshandbuchs werden soll. Die Situation empfindet sie als unbefriedigend. Lassen sich zwischen den beiden Tätigkeiten nicht Verbindungen herstellen?

Praxisanleiterinnen sind auf unterschiedliche Weise mit dem Qualitätsbegriff konfrontiert. Als Pflegende sollen sie eine vorgegebene Pflegequalität im Umgang mit den Pflegeempfängern sicherstellen. Das betrifft ihr Pflegehandeln, aber auch die Anleitung von Auszubildenden. Praxisanleiterinnen tragen einen großen Teil der Verantwortung dafür, wie Auszubildende pflegen. Sie haben neben der direkten Anleitung auch eine Kontrollaufgabe. Auch die Qualität der Ausbildung selbst spielt eine Rolle. Sie wird durch ihre Kompetenz in der Anleitung, aber auch durch Rahmenbedingungen, Abläufe, hierarchische Strukturen usw. bestimmt.

Qualitätsmanagement kann dazu beitragen, dass ein gutes Ausbildungsniveau erreicht wird. Im Idealfall werden im Qualitätsmanagementprozess die Überlegungen der Fachleute, u. a. der Praxisanleiterinnen, gesichtet, geordnet und in eine kontrollierbare Form gebracht. Auf die Ergebnisse können sich alle an der Ausbildung Beteiligten dann berufen. Die dokumentierten Struktur- und Prozessvorgaben sind das Qualitätsmaß, das für die Einrichtung bindend ist.

9.1 Grundlagen

Der Begriff Qualität beschreibt den Wert und die Güte einer Sache (z. B. eines Weins) oder eines Prozesses bzw. einer Handlung (z. B. der Pflegetätigkeit). Was eine gute oder eine schlechte Qualität ist, scheint oft intuitiv klar zu sein. Tatsächlich muss aber ein Qualitätsmaß festgelegt sein, um eine nachvollziehbare Bewertung abgeben zu können. Für viele Bereiche, z. B. für bestimmte Güter oder Dienstleistungen, ist ein Qualitätsmaß gesetzlich bestimmt. Für andere, wie für Abläufe in einer Pflegeeinrichtung, erfolgt die Festlegung eines Qualitätsmaßes auch intern, z. B. im Rahmen eines Qualitätsmanagementprozesses. In der Pädagogik wird ein Qualitätsmaß über Schulnoten abgebildet. Dabei sagt das Notenspektrum auch etwas darüber aus, ab wann die Qualitätsanforderungen nicht mehr erfüllt sind (schlechter als 4). Im Gesundheitswesen werden die folgenden Qualitätsdimensionen nach Donabedian (2002) bestimmt:

- *Strukturqualität:* Sie beschreibt die Rahmenbedingungen, die erforderlich sind, um eine Leistung zu erbringen. Auf die Ausbildung bezogen, geht es hier um die Zahl und Qualifikation von Praxisanleiterinnen, um die Freistellung von der direkten Pflegearbeit, um Hilfsmittel zur Anleitung, z. B. ein Lernlabor (▸ Kap. 4.3.8.), um die Zahl der Auszubildenden, um die hierarchische Struktur innerhalb des Ausbildungsbereichs usw.
- *Prozessqualität:* Hier geht es um das pädagogische Handeln der Praxisanleiterinnen, z. B. die Anleitungsmethoden, die Abläufe, die Dokumentation usw.
- *Ergebnisqualität:* Sie beschreibt das Ergebnis, das am Ende erreicht wird. In der Praxisanleitung sind das beispielsweise die erworbenen Kompetenzen der Auszubildenden.

9.2 Strukturqualität der praktischen Ausbildung

Welche sachlichen, materiellen und persönlichen Voraussetzungen sind in einer Einrichtung gegeben, um Ausbildung zu gewährleisten? Welche organisatorischen und finanziellen Rahmenbedingungen sind vorhanden?

Sachliche, materielle Rahmenbedingungen sind z. B. Räumlichkeiten, die zu Gesprächen genutzt werden können, und Räume, die Übungsmöglichkeiten bieten, z. B. ein Lernlabor (▸ Kap. 4.3.8). Außerdem fallen

Hilfsmittel wie Computer, Internetverbindungen, eine Bibliothek und didaktisch nutzbare Arbeitsmittel wie Pinnwände, Flipcharts, Beamer usw. darunter. Als persönliche Rahmenbedingungen werden die Anzahl der für die Ausbildung zur Verfügung stehenden Praxisanleiterinnen und weiterer Kollegen, die an der Ausbildung beteiligt sind, bezeichnet. Unter diesen Begriff fällt auch die Qualifikation der Anleitenden.

Die Qualifikation ist in der Ausbildungs- und Prüfungsverordnung im § 4 geregelt: Während der Orientierungs-, Pflicht- und Vertiefungseinsätze soll die Anleitung durch Praxisanleiterinnen mit entsprechender Zusatzqualifikation erfolgen. Das bedeutet, sie haben eine 300-stündige Weiterbildung absolviert oder haben eine 200-stündige Weiterbildung nach der bis 2019 gültigen Gesetzeslage. Außerdem müssen Sie mindestens 24 Stunden »kontinuierliche, insbesondere berufspädagogische Fortbildung« nachweisen. Für die Anleitung in den weiteren Einsätzen (Wahleinsätze) nennt die PflAPrV »entsprechend qualifizierte Fachkräfte« als Anleitende.

Über die Zahl der Praxisanleiterinnen im Verhältnis zur Zahl der Auszubildenden macht die PflAPrV keine direkte Aussage. Allerdings kann aus der Vorgabe, dass mindestens 10 % der Einsatzzeit einer Auszubildenden geplante und strukturierte Anleitung sein soll, auf einen hohen Zeitaufwand und somit auf eine große Zahl an Praxisanleiterinnen geschlossen werden. Für die Position einer Praxisanleiterin existiert oft eine Stellenbeschreibung.

Organisatorische Rahmenbedingungen für die Anleitung stellen z. B. die Position von Ausbildungsverantwortlichen im Organigramm einer Einrichtung dar. Vor allem in größeren Pflegeeinrichtungen sind Praxiskoordinatorinnen der Pflegedienstleitung oder der Pflegeschule zugeordnet. Sie koordinieren die Ausbildungsprozesse, bilden eine Schnittstelle zur Schule oder zu anderen Betriebsteilen und sind oft selbst an der direkten Anleitung beteiligt. Ebenfalls strukturbestimmend sind rechtliche (Arbeitsschutz, Jugendschutz) oder vertragliche Bestimmungen (z. B. Kooperationsverträge) einer Institution oder ihres Trägers. Auch Leitbilder, interne Richtlinien usw. sind hier zu nennen.

9.3 Prozessqualität der praktischen Ausbildung

Der Begriff Prozessqualität beschreibt, wie Leistungen erbracht werden. In diesem Fall geht es um die praktische Ausbildung. Welche Aktivitäten werden auf welche Art durchgeführt, um das Ziel, eine gute Ausbildung, zu erreichen? Diese Prozesse können beobachtet und bewertet werden. Gleichzeitig existieren oft Vorgaben für die Prozesse, z. B. Ausbildungskonzeptionen der Einrichtungen. Im Idealfall entsprechen sich die Sollvorgaben und die gelebte Ausbildungspraxis, allerdings torpedieren Zeitdruck und Personalmangel oft genug die Durchführung der vorgegebenen Prozesse.

Prozessqualität umfasst alle pädagogischen, pflegerischen und auch administrativen Tätigkeiten, die direkt und indirekt am Anleitungsprozess beteiligt sind. Sie bezieht sich also nicht nur auf das Handeln der Praxisanleiterinnen, sondern auch auf die Tätigkeit von anderen Pflegenden im Einsatzbereich: auf Vorgesetzte, die die Dienstpläne schreiben, Leitungen, die die Einhaltung der Vorgaben kontrollieren, und viele andere.

9.4 Ergebnisqualität der praktischen Ausbildung

Die Ergebnisse einer guten Ausbildung sind nicht immer an eindeutigen Kriterien festzumachen. Das pädagogische Handeln einer Praxisanleiterin ist dabei nur die eine Seite der Medaille. Die andere Seite ist die Auszubildende mit ihren individuellen Voraussetzungen. Ergebnisse sind also immer von beiden Seiten geprägt. Eine gute Ausbildung muss nicht folgerichtig gute Leistungen produzieren.

Trotzdem sind Ergebniskriterien, z. B. die Leistung der Auszubildenden, in erweiterten Kompetenzen erkennbar und mittels Noten oder Leistungsbeurteilungen darstellbar. Ebenfalls ein Kriterium erfolgreicher Anleitung ist die Zufriedenheit der Auszubildenden. Auch die Zufriedenheit der Pflegeschulen und eventuell der Kooperationspartner, die eine Auszubildende in den Einsatzbereich geschickt haben, ist ein Ergebniskriterium. Und last but not least sind es auch die Pflegeempfänger, die einen Eindruck von den Auszubildenden gewinnen und somit, zumindest zu einem gewissen Teil, von der Ausbildungsleistung.

9.5 Eine Ausbildungskonzeption

Eine Konzeption der praktischen Ausbildung in einer Pflegeeinrichtung ist ein Schritt im Qualitätssicherungsprozess. Sie umfasst Elemente der Struktur-, der Prozess- und der Ergebnisqualität. Ihre Aufgabe besteht darin, ein Qualitätsmaß vorzugeben, auf das sich alle an der Ausbildung beteiligten berufen können.

Die Ausbildungskonzeption wird von den Praxisanleiterinnen, ihren Vorgesetzten, den Pflegedienstleitungen und eventuell auch den Leitungen der Einrichtung erstellt. Die Pflegeschulen können beratend beteiligt werden.

Im Folgenden ein Beispiel für eine Konzeption einer Klinik:

1. *Zielsetzung für die praktische Ausbildung:* In diesem ersten Abschnitt wird zunächst auf die übergeordnete Orientierung der Einrichtung verwiesen. Es handelt sich um richtungsweisende Inhalte des Leitbilds. Danach wird das Grundverständnis erläutert, das die Einrichtung in Bezug auf die praktische Ausbildung hat: die angestrebte Qualität der praktischen Leistungen, grundlegende Einstellungen aller Beteiligten zur Ausbildung, die Förderung der Auszubildenden, auch in ihrer Persönlichkeitsentwicklung, sowie die Qualitätselemente Patientenorientierung, Ressourcennutzung und Nachwuchsförderung.
2. Im zweiten Abschnitt werden die in der Folge benutzten Begriffe definiert und in einen Zusammenhang gebracht: verschiedene Formen der Anleitung (z. B. punktuelle und komplexe Anleitungen) sowie die verschiedenen Beteiligten im Anleitungsprozess (Praxisanleiterinnen, Praxiskoordinatorinnen, examinierte Pflegende, Auszubildende).
3. *Relevante Rahmenbedingungen:* gesetzliche Vorgaben, Rahmenbedingungen, die auf die Pflegeschule bezogen sind (z. B. Ausbildungsbeginn, Kursgröße usw.), Prüfungen, Leistungsbewertungen
4. *Beteiligte Personen und Bausteine der praktischen Ausbildung:* Hier werden die an der Ausbildung beteiligten Personen genannt und ihre jeweiligen Aufgaben und Verantwortungsbereiche erläutert. Darüber hinaus wird auch auf den zeitlichen Umfang, den die Aufgabe erfordert, und auf Möglichkeiten eingegangen, wie Freiräume geschaffen werden können, z. B. über Anleitungstage.
5. Im Abschnitt *Ablauf der praktischen Ausbildung* wird der Ausbildungsverlauf gegliedert (Orientierungseinsatz, Pflichteinsatz I usw.), der zeitliche Rahmen bestimmt und das Vorgehen bei der Anleitung beschrieben: Wie erfolgt die Einführung in den Arbeitsbereich? Wie werden die Zuständigkeiten verteilt? Wer ist verantwortlich? Wie eng muss die Zusammenarbeit zwischen Auszubildender und Praxisanleiterin sein? Welche Formulare müssen zur Anleitung verwendet werden? Welches Zeitbudget ist notwendig?
6. Abschließend werden unter *Anlagen* die verwendeten Formulare vorgestellt und ihre Handhabung erläutert. Außerdem werden Regelungen für Probeexamen, praktische Examen und andere Elemente des Anleitungsprozesses genannt.

9.6 Analyse und Evaluation von Pflegequalität

Im Pflegeberufegesetz wird auf den Qualitätsbegriff Bezug genommen. Im § 5 wird im Abschnitt d »die Analyse, Evaluation, Sicherung und Entwicklung der Pflege« (PflBG § 5) als selbständig auszuführende Aufgabe von Pflegenden genannt. Praxisanleiterinnen sollen die Inhalte in den Ausbildungsprozess integrieren.

Die Analyse und Evaluation von Pflegequalität setzen ein großes Maß an Wissen und Erfahrung voraus, die sich bei Auszubildenden erst schrittweise entwickeln müssen. Für Praxisanleiterinnen ist neben einem breiten Wissensbestand auch die Fähigkeit gefordert, ihre Erfahrungen systematisch zu reflektieren und mit den Auszubildenden besprechen zu können.

Viele Handlungen von erfahrenen Pflegekräften haben einen impliziten, nicht bewussten Anteil und sind auch für die Pflegenden selbst nicht immer leicht zu erklären. Trotzdem sind die Pflegehandlungen wirksam und stellen eine gute Pflegequalität dar. Um sie den Auszubildenden deutlich zu machen, ist es wichtig

- genau zu beobachten, und zwar nicht nur den Pflegeempfänger und seine Reaktionen, sondern auch die eigenen Empfindungen und Handlungsimpulse,
- sich eigene Bewertungsmaßstäbe deutlich zu machen und sie zu beschreiben.

Natürlich wird das implizite Erfahrungswissen auch durch explizite Wissensbestände ergänzt. Zur Analyse von Pflegequalität ist der Vergleich mit Pflegestandards und aktuellem wissenschaftlichen Wissen, z. B. aus Lehrbüchern, notwendig. Abweichendes Pflegeverhalten muss gegenüber der Auszubildenden gut begründet werden.

In der praktischen Ausbildung werden oft widersprüchliche Ansichten deutlich, wenn es um Pflegequalität geht. Was gute Pflege ist, beurteilen Pflegekräfte oft anders als Auszubildende. Während die Pflegenden Pflegequalität danach beurteilen, was innerhalb eines gegebenen Zeitrahmens machbar ist, orientieren sich Auszubildende an einer optimalen Pflegequalität, wie sie in der Schule unterrichtet wird und in Lehrbüchern beschrieben ist. Die Diskrepanz zwischen einem »ausreichenden« und einem optimalen Qualitätsmaß führt zu Auseinandersetzungen oder auch zu Anpassungsleistungen der Auszubildenden. Der Begriff Pflegequalität wird dadurch unscharf und für viele Auszubildende unglaubwürdig.

Praxisanleiterinnen stehen oft zwischen den Fronten. Sie kennen als Pflegende die Zwänge der Berufsrealität, fühlen sich als Pädagogen aber einem Qualitätsbegriff verbunden, der an einer Idealnorm orientiert ist. Der Widerspruch lässt sich nicht auflösen, sollte aber gegenüber den Auszubildenden thematisiert werden. Ansonsten wird der Qualitätsbegriff zu einer leeren Worthülse.

9.7 Sicherung und Weiterentwicklung von Pflegequalität

Maßnahmen zur Qualitätssicherung sind für Pflegeeinrichtungen gesetzlich geregelt. Für die *Krankenhäuser* macht das SGB V folgende Vorgaben in Bezug auf die zu erbringenden Leistungen:

SGB V § 12

§

»(1) Die Leistungen müssen ausreichend, zweckmäßig und wirtschaftlich sein; sie dürfen das Maß des Notwendigen nicht überschreiten. Leistungen, die nicht notwendig oder unwirtschaftlich sind, können Versicherte nicht beanspruchen, dürfen die Leistungserbringer nicht bewirken und die Krankenkassen nicht bewilligen.«

Mit Blick auf die Qualitätssicherung bestimmt das SGBV im §135 a:

SGB V § 135a

§

»(1) Die Leistungserbringer sind zur Sicherung und Weiterentwicklung der Qualität der von ihnen erbrachten Leistungen verpflichtet. Die Leistungen müssen dem jeweiligen Stand der wissenschaftlichen Erkenntnisse entsprechen und in der fachlich gebotenen Qualität erbracht werden.«

In den Gesetzestexten wird u. a. ein Qualitätsmaß genannt (ausreichend, zweckmäßig, wirtschaftlich, dem Stand wissenschaftlicher Erkenntnisse entsprechend, in der fachlich gebotenen Qualität). Außerdem sind die Krankenhäuser verpflichtet, sich an Maßnahmen der internen und externen Qualitätssicherung zu beteiligen. Interne Qualitätssicherung bedeutet, dass ein umfassendes Qualitätsmanagement in den Kliniken vorhanden sein muss (► Kap. 9.8.2). Externe Qualitätssicherung bezieht sich auf den Vergleich von Qualitätsindikatoren zwischen verschiedenen Einrichtungen.

Für *ambulante Pflegeeinrichtungen* und für *Pflegeheime* gilt das SGB XI. Im § 112 werden folgende Vorgaben zur Qualitätssicherung gemacht:

SGB XI § 112

§

»(2) Die zugelassenen Pflegeeinrichtungen sind verpflichtet, Maßnahmen der Qualitätssicherung sowie ein Qualitätsmanagement nach Maßgabe der Vereinbarungen nach § 113 durchzuführen, Expertenstandards nach § 113a anzuwenden sowie bei Qualitätsprüfungen nach § 114 mitzuwirken. Bei stationärer Pflege erstreckt sich die Qualitätssicherung neben den allgemeinen Pflegeleistungen auch auf die medizinische Behandlungspflege, die Betreuung, die Leistungen bei Unterkunft und Verpflegung (§ 87) sowie auf die Zusatzleistungen (§ 88).«

Der Medizinische Dienst der Krankenkassen soll die Qualitätsvorgaben überprüfen. Das Qualitätsmaß für die stationären Pflegeeinrichtungen wird im Heimgesetz, konkreter aber in den Regelungen der Länder, die sich auf die Pflegeheime beziehen, beschrieben. Hier ist in der Regel die Pflegequalität mit der Formulierung des *allgemein anerkannten Stands fachlicher Erkenntnisse* beschrieben (vgl. z. B. das Gesetz für unterstützende Wohnformen, Teilhabe und Pflege aus Baden-Württemberg https://www.biva.de/dokumente/gesetze/BW_Wohn-Teilhabe-und-Pflegegesetz-WTPG.pdf).

Zusammenfassend wird von Pflegenden gefordert, eine an den fachlichen Standards der Pflege orientierte Pflegequalität zu gewährleisten. Für Praxisanleiterinnen ergibt sich daraus, dass sie das aktuelle Pflegewissen, wie es in Fachbüchern und in Expertenstandards nachzulesen ist, als Qualitätsmaß kennen und bei der Anleitung berücksichtigen müssen. Allerdings lässt sich auch dadurch der Widerspruch nicht aufheben, der zwischen der ausreichenden, zweckmäßigen und wirtschaftlichen Pflegequalität, wie sie im SGB V gefordert wird, und einer am Optimum orientierten Pflege besteht.

9.8 Qualitätsmanagementsysteme

Qualitätsmanagement begegnet den Mitarbeitern eines Unternehmens oft als Verfahren, das vor allem eins zum Ziel hat: ein Zertifikat, das im Eingangsbereich ausgehängt werden kann. Der Weg zu diesem Ziel verläuft über unzählige Besprechungen auf verschiedenen Ebenen der Institutionshierarchie – aber am Ende ist kaum eine Veränderung zu spüren, die einen wirklichen Fortschritt darstellt. Dabei kann Qualitätsmanagement deutlich mehr. Schließlich geht es darum, die Qualität der Dienstleistungen und internen Prozesse zu verbessern. Das heißt sowohl die Kunden, die Pflegeempfänger, als auch die Mitarbeiter, die Pflegenden und alle anderen Berufsgruppen, können von diesem Prozess profitieren.

Qualitätsmanagement beruht neben den Prinzipien der Kunden- und Mitarbeiterorientierung auch auf den Grundsätzen der Prozessorientierung. Das heißt die Abläufe im Unternehmen werden soweit möglich bestimmt, optimiert und als Vorgaben festgelegt. Darüber hinaus gilt das Prinzip der ständigen Verbesserung, also der regelmäßigen Überprüfung und Optimierung der Abläufe. Die Einrichtungsleitungen und die oberen Hierarchieebenen verpflichten sich, die Bedingungen dafür zu schaffen, dass die angestrebten Ziele erreicht werden können.

Dass die Praxisanleitung von einer konsequenten Anwendung der Prinzipien des QM profitieren würde, liegt auf der Hand. Mitarbeiterorientierung hieße hier, den Auszubildenden und ihren Ausbildern, den Praxisanleiterinnen, gute Arbeitsbedingungen zu gewährleisten. Dazu müssten die Ausbildungsprozesse in einer angemessenen Form geplant, dokumentiert und verbindlich vorgegeben werden. Die Prozesse müssten regelmäßig daraufhin überprüft werden, ob sie den Erfordernissen entsprechen, um sie ggf. anpassen zu können. Die Einrichtungsleitungen müssten die Voraussetzungen schaffen, dass dieses Vorhaben gelingt. Die Prozesse, die sich auf die Ausbildung beziehen, sind nicht nur mitarbeiter-, sondern auch kundenorientiert, denn die Pflegeempfänger profitieren natürlich von einer guten Ausbildung.

9.8.1 Total Quality Management und PDCA-Zyklus

Das Qualitätsmanagement eines Unternehmens im Gesundheitswesen beruht häufig auf dem Konzept des Total Quality Management (TQM). TQM berücksichtigt die oben genannten Prinzipien des Qualitätsmanagements und betont zusätzlich die umfassende (»total«) Ausrichtung auf alle Unternehmensbereiche. Grundlegend ist dabei ein Verständnis der Einrichtung als System: Alle Prozesse im Unternehmen beeinflussen einander und machen das Gesamtsystem, z. B. eines Pflegeheims, aus. Deswegen müssen auch alle Bereiche in den QM-Prozess einbezogen werden. Das bedeutet auch, dass Schnittstellen nach außen, z. B. Zulieferer, externe Ausbildungseinrichtungen usw., beachtet werden müssen.

Im TQM-Konzept spielt der PDCA-Zyklus eine wichtige Rolle. Die Abkürzung wird aus den Anfangsbuchstaben der Handlungsschritte gebildet: P (Plan), D (Do), C (Check), A (Act). Ausgangspunkt für den PDCA-Zyklus ist ein Qualitätsproblem.

Von einer Pflegeschule wird einer Langzeitpflegeeinrichtung zurückgemeldet, dass die Auszubildenden unzufrieden mit den Einsätzen sind und sich schlecht angeleitet fühlen. Es wird ein Team gebildet, das sich im Sinne des PDCA-Zyklus' diesem Problem annimmt. Es besteht aus der Heimleitung, der Praxiskoordinatorin, die zu 50 % für die praktische Ausbildung zuständig ist, und den Stationsleitungen des Hauses.

1. Planen (Plan). Im ersten Schritt wird die Qualität der Prozesse erfasst, die mit dem Ausgangsproblem zusammenhängen. Im nächsten Schritt wird versucht, die Defizite zu bestimmen, die zu dem Problem geführt haben. Anschließend werden Ziele und Maßnahmen benannt, mit deren Hilfe die Probleme behoben werden können. Zuletzt müssen die

Prozessverantwortlichen bestimmt werden, die sich um die Umsetzung der Maßnahmen kümmern. Für den Prozess wird ein Zeitrahmen festgelegt.

Bei der Untersuchung des Qualitätsproblems in der Ausbildung wird zunächst erfasst, wie die Abläufe normalerweise sind: Wer kümmert sich um die Auszubildenden? Wie findet die Anleitung statt? Wie viel Zeit wird investiert?

Durch einen Fragebogen, den die Auszubildenden ausfüllen sollen, und durch mündliche Rückmeldungen versucht sich die Gruppe ein Bild von der Problemlage zu machen. Es wird dabei folgendes Problem identifiziert: Es stehen zu wenig Praxisanleiterinnen für die Ausbildung zur Verfügung. Eine kontinuierliche Betreuung und eine Vertretungsregelung sind dadurch nicht möglich. Als Ziel wird bestimmt, dass auf jeder ausbildenden Station mindestens drei Praxisanleiterinnen eingesetzt werden sollen. Als Maßnahme wird geplant, dass auf jeder Station Pflegende für die Tätigkeit und die Weiterbildung motiviert werden sollen. Verantwortlich für diesen Prozess ist die Praxiskoordinatorin. Der Zeitraum beträgt drei Monate. Dann sollen die Anmeldungen für die Praxisanleiterweiterbildung erfolgen. Im Vorfeld, eine Woche vor Ablauf des Zeitrahmens, wird ein Treffen der PDCA-Gruppe geplant.

2. Durchführen (Do). In dieser Phase werden die geplanten Maßnahmen umgesetzt.
3. Kontrolle (Check). Hier erfolgt die Kontrolle durch die PDCA-Gruppe, inwieweit die ergriffenen Maßnahmen erfolgreich waren.

Die erste Kontrolle, ob die geplanten Maßnahmen umgesetzt werden konnten, erfolgt nach drei Monaten. Das Ziel, drei Kolleginnen pro Station zu gewinnen, wurde erreicht. Eine weitere Kontrolle findet statt, nachdem die jetzt qualifizierten Praxisanleiterinnen ihre Arbeit aufgenommen haben. Hat sich die Zufriedenheit der Auszubildenden verbessert? Es wird eine strukturierte Befragung durchgeführt.

4. Handlung (Act). Die Verantwortlichen reagieren auf die Ergebnisse der Kontrolle: Wurden die Ziele verfehlt, muss nachgebessert oder gegengesteuert werden? Waren die Maßnahmen erfolgreich, wird das weitere Vorgehen danach ausgerichtet.

Die angestrebte Zahl an Praxisanleiterinnen konnte erreicht werden. Die Zahl von drei Praxisanleiterinnen pro Station wird auch für die Zukunft angestrebt. Die Verantwortung dafür übernimmt jeweils die Stationsleitung.

9.8.2 Qualitätsmanagementsysteme im Gesundheitswesen

Qualitätsmanagementsysteme wie KTQ (Kooperation für Transparenz und Qualität im Gesundheitswesen), EFQM (European Foundation for Quality Management) oder DIN EN ISO 90011 (ISO: Internationale Organisation für Standardisierung, EN: Europäische Norm) stellen standardisierte Verfahren bereit, mit deren Hilfe die Prozess-, Struktur- und Ergebnisqualität in einer Einrichtung erfasst und weiterentwickelt werden können.

10 Praxisanleitung und kulturelle Vielfalt

Mario Gebhart ist Praxisanleiter in einer ambulanten Pflegeeinrichtung. Seit drei Tagen betreut er einen Auszubildenden, Khaled Yildiz, der die generalistische Ausbildung zur Pflegefachkraft absolviert und im ersten Pflichteinsatz im zweiten Ausbildungshalbjahr ist.

Beim Besuch der Klientin Frau Bäuerle wirkt Khaled Yildiz anfangs zurückhaltend, fast schüchtern. Mario Gebhart führt die Pflege bei der Pflegeempfängerin durch und zeigt dem Auszubildenden, was er tun und auf was er achten soll. Im weiteren Verlauf der Tour wird Khaled Yildiz immer sicherer. Er tritt sehr freundlich auf und führt Pflegemaßnahmen technisch richtig durch. Allerdings hat er deutliche Schwierigkeiten, sich mit den Pflegeempfängern zu unterhalten. Mario Gebhart hat das Gefühl, dass das Sprachniveau von Khaled Yildiz noch zu niedrig ist. Er spricht es allerdings gegenüber dem Auszubildenden nicht an. Im Laufe der nächsten Tage wird Khaled Yildiz immer selbstsicherer und tritt gegenüber den Pflegeempfängern immer forscher auf. Mario Gebhart spricht den Auszubildenden am Ende einer Tour darauf an. Er möchte ihn nicht demotivieren und formuliert vorsichtig, dass manche Klienten sehr eigen seien und man ihnen nichts befehlen dürfe, sondern einen Konsens suchen müsse. Letztendlich sei der Kunde König.

Khaled Yildiz reagiert darauf irritiert: »Was genau soll ich machen?« Mario Gebhart antwortet vorsichtig: »Vielleicht wäre es gut, wenn du mehr mit den Klienten sprechen würdest. Dann könntet ihr euch einigen, wie die Pflege durchgeführt werden soll.«
»Bin ich schlecht in der Pflege?«, fragt der Auszubildende. Der Praxisanleiter antwortet schnell: »Nein, natürlich nicht, alles gut. Ich wollte nur diese Sache mal ansprechen.«

Nach diesem Vorfall verschlechtert sich das Verhältnis zwischen Khaled Yildiz und Mario Gebhart. Der Praxisanleiter hat das Gefühl, dass sich der Auszubildende von ihm nichts mehr sagen lassen möchte. Khaled Yildiz wirkt bei Anleitungsversuchen desinteressiert und ablehnend. Einer Kollegin gegenüber äußert Mario Gebhart: »Ich vermute, es hat was mit Autorität zu tun.«

Im Gesundheitswesen spielen die Begriffe Kultur und Interkulturalität eine immer größere Rolle. Das betrifft einerseits die Patienten, Bewohner und Klienten, andererseits aber auch die Menschen, die die Versorgung in den Einrichtungen sicherstellen müssen. Medizin, Pflege und andere

Gesundheitsberufe sind multikulturelle Gruppen. Der Umgang mit Verschiedenheit ist somit eine Herausforderung, der sich alle Beschäftigten im Gesundheitswesen stellen müssen. In der Ausbildung nimmt die Zahl der Auszubildenden, deren Muttersprache nicht Deutsch ist, zu. Das betrifft die bei einer Altenpflegeeinrichtung angestellten Auszubildenden etwas mehr als die Auszubildenden, die einen Arbeitsvertrag mit einem Krankenhaus geschlossen haben. Neben den Lehrenden an Pflegeschulen sind es die Praxisanleiterinnen, die mit diesem Thema konfrontiert sind.

Dabei können sprachliche, kulturelle und durch die Migration bedingte Probleme auftreten, auf die Praxisanleiterinnen reagieren müssen. Andererseits bietet kulturelle Vielfalt auch Chancen für die Weiterentwicklung der eigenen »Anleitungskultur«, indem sie offener und vielschichtiger wird.

10.1 Migration und Pflegeausbildung

Über die Zahl der Auszubildenden an Pflegeschulen mit Migrationshintergrund gibt es keine statistischen Zahlen. Zum Anteil ausländischer Arbeitskräfte in den Pflegeberufen hat die Bundesagentur für Arbeit allerdings aktuelle Zahlen vorgelegt. Danach hat sich der Anteil von Ausländern in der Krankenpflege auf 9 % und in der Altenpflege auf 15 % deutlich erhöht (Bundesagentur für Arbeit, 2020). Die meisten Pflegekräfte kamen dabei aus Polen, Bosnien und Herzegowina, der Türkei, Kroatien und Rumänien. Die Nachfrage ist laut der Bundesagentur für Arbeit (2020) auch unter Geflüchteten groß.

Insgesamt nimmt die Zahl an Auszubildenden mit Migrationshintergrund zu. Das ist politisch gewollt und eine Reaktion auf den Fachkräftemangel in der Pflege bei gleichzeitiger Zunahme des Pflegebedarfs in der Gesellschaft durch die demographische Entwicklung.

Inwieweit die Pflegeschulen, aber auch die Praxisanleitung, auf die Herausforderungen vorbereitet sind, die mit der Ausbildung von Menschen unterschiedlicher Nationen und Kulturen verbunden sind, ist derzeit eine offene Frage. Wichtige Themenfelder sind mögliche Sprachdefizite, Unterschiede zwischen den Kulturen, Fremdenfeindlichkeit und Probleme, die im Zusammenhang mit Fluchterfahrungen stehen.

10.1.1 Sprache

Die Berufsausbildung in einer Sprache zu absolvieren, die nicht die Muttersprache ist, ist eine enorme Herausforderung. Denn neben der Alltagssprache ist auch ein Zugang zur Fachsprache erforderlich. Darüber hinaus sind Auszubildende in der Pflege auch oft mit Menschen konfrontiert, die aufgrund von körperlichen oder psychischen Einschränkungen undeutlich sprechen. Und mit den unterschiedlichen Dialekten der alteingesessenen Pflegeempfänger haben auch Muttersprachler oft Schwierigkeiten.

Professionelle Pflege setzt kommunikative Fähigkeiten voraus, die gelernt werden müssen. Pflegebedürftige Menschen befinden sich oft in schwierigen Lebenssituationen, die durch neu aufgetretene Krankheiten, Alterungsprozesse, Schmerzen, Angst und Einsamkeit geprägt sind. Pflegende müssen in diesen Situationen in der Lage sein, einen Zugang zu den Pflegeempfängern zu finden, und ein besonders wichtiges Medium ist dabei die Sprache. Das macht die Schwierigkeit deutlich, in der sich viele Auszubildende befinden, die die deutsche Sprache noch nicht ausreichend beherrschen: Sie sind unter Druck, den Ausbildungsanforderungen zu genügen, z. B. Leistungsnachweise zu bestehen, und sie müssen den beruflichen Anforderungen im Umgang mit den Pflegeempfängern entsprechen.

Pflegeschulen verlangen von ihren ausländischen Bewerbern in der Regel ein Zertifikat über das Sprachniveau B2 als Mindestanforderung. Die Gesellschaft für Qualitätsmanagement in der Gesundheitsversorgung (GQMG) fordert, das Niveau auf C1 zu erhöhen (Kohrs, 2020).

Sprachniveaus entsprechend dem Europäischen Referenzrahmen für Sprachen (GER)

»*A1 – Anfänger*
Kann vertraute, alltägliche Ausdrücke und ganz einfache Sätze verstehen und verwenden, die auf die Befriedigung konkreter Bedürfnisse zielen. Kann sich und andere vorstellen und anderen Leuten Fragen zu ihrer Person stellen – z. B. wo sie wohnen, was für Leute sie kennen oder was für Dinge sie haben – und kann auf Fragen dieser Art Antwort geben. Kann sich auf einfache Art verständigen, wenn die Gesprächspartnerinnen oder Gesprächspartner langsam und deutlich sprechen und bereit sind zu helfen.

A2 – Grundlegende Kenntnisse
Kann Sätze und häufig gebrauchte Ausdrücke verstehen, die mit Bereichen von ganz unmittelbarer Bedeutung zusammenhängen (z. B. Informationen zur Person und zur Familie, Einkaufen, Arbeit, nähere Umgebung). Kann sich in einfachen, routinemäßigen Situationen verständigen, in denen es um einen einfachen und direkten Austausch von Informationen über vertraute und geläufige Dinge geht. Kann mit einfachen Mitteln die eigene Herkunft und Ausbildung, die direkte Umgebung und Dinge im Zusammenhang mit unmittelbaren Bedürfnissen beschreiben.

B1 – Fortgeschrittene Sprachanwendung
Kann die Hauptpunkte verstehen, wenn klare Standardsprache verwendet wird und wenn es um vertraute Dinge aus Arbeit, Schule, Freizeit usw. geht. Kann die meisten Situationen bewältigen, denen man auf Reisen im Sprachgebiet begegnet. Kann sich einfach und zusammenhängend über vertraute Themen und persönliche Interessengebiete äußern. Kann über Erfahrungen und Ereignisse berichten, Träume, Hoffnungen und Ziele beschreiben und zu Plänen und Ansichten kurze Begründungen oder Erklärungen geben.

B2 – Selbständige Sprachanwendung
Kann die Hauptinhalte komplexer Texte zu konkreten und abstrakten Themen verstehen; versteht im eigenen Spezialgebiet auch Fachdiskussionen. Kann sich so spontan und fließend verständigen, dass ein normales Gespräch mit Muttersprachlern ohne größere Anstrengung auf beiden Seiten gut möglich ist. Kann sich zu einem breiten Themenspektrum klar und detailliert ausdrücken, einen Standpunkt zu einer aktuellen Frage erläutern und die Vor- und Nachteile verschiedener Möglichkeiten angeben.

C1 – Fachkundige Sprachkenntnisse
Kann ein breites Spektrum anspruchsvoller, längerer Texte verstehen und auch implizite Bedeutungen erfassen. Kann sich spontan und fließend ausdrücken, ohne öfter deutlich erkennbar nach Worten suchen zu müssen. Kann die Sprache im gesellschaftlichen und beruflichen Leben oder in Ausbildung und Studium wirksam und flexibel gebrauchen. Kann sich klar, strukturiert und ausführlich zu komplexen Sachverhalten äußern und dabei verschiedene Mittel zur Textverknüpfung angemessen verwenden.

C2 – Annähernd muttersprachliche Kenntnisse
Kann praktisch alles, was er/sie liest oder hört, mühelos verstehen. Kann Informationen aus verschiedenen schriftlichen und mündlichen Quellen zusammenfassen und dabei Begründungen und Erklärungen in einer zusammenhängenden Darstellung wiedergeben. Kann sich spontan, sehr flüssig und genau ausdrücken und auch bei komplexeren Sachverhalten feinere Bedeutungsnuancen deutlich machen.«
(Gemeinsamer Europäischer Referenzrahmen für Sprachen, o. J., o. S.)

Praxisanleiterinnen müssen die tatsächliche Sprachfähigkeit der Auszubildenden auch unabhängig vom Sprachzertifikat einschätzen können. Einerseits können so Missverständnisse verhindert werden, die im Pflegealltag auch ernste Konsequenzen haben können, z. B. im Zusammenhang mit der Medikamentengabe. Andererseits ist es auch eine pädagogische Aufgabe, die Auszubildenden auf Defizite hinzuweisen. Das sollte so geschehen, wie es auch bei anderen Anleitungen sinnvoll ist, nämlich ohne die Auszubildende zu beschämen.

Aufgrund der hohen Bedeutung des Sprachvermögens kann es auch angezeigt sein, die Auszubildende darauf hinzuweisen, dass ein Sprachkurs notwendig ist. Solche Einschätzungen sollten auch mit der Pflegeschule besprochen werden.

10.1.2 Kultur

Wir alle sind in eine Kultur hineingeboren und tief verwurzelt. Die Vorgaben, Regeln und Erwartungen, die wir dadurch verinnerlicht haben, sind uns oft nicht bewusst. Vielmehr glauben wir, dass unser Denken und Handeln Resultat unseres freien Willens ist. Wenn wir aber genauer hinsehen, stellen wir fest, dass einige unserer Vorstellungen von dem, was man tun oder nicht tun sollte, was gut oder schlecht, peinlich oder angemessen ist, aus unserem kulturellen Erbe stammt.

Die Kultur ist dabei sowohl ein Orientierungsrahmen, der uns Sicherheit und Zugehörigkeitsgefühl bietet, als auch eine Begrenzung. Beides kann man erfahren, wenn man sich in einem anderen Land aufhält, das eine andere Kultur pflegt als das Heimatland. Man vermisst die Sicherheit, sucht vielleicht nach Landsleuten, die die gleichen Erfahrungen teilen, grenzt sich eventuell auch gegen die fremden Gewohnheiten ab. Das ist auf Dauer aber auch eine Einschränkung, die uns daran hindert, unseren Horizont zu erweitern und neue Erfahrungen zu machen. Auf der anderen Seite empfinden Einheimische die »Fremden« als Störung des Gewohnten und gelegentlich auch als Bedrohung. Sie fürchten, ihre eigene Kultur könnte Schaden nehmen, und kämpfen gegen das Einsickern anderer Vorstellungen in ihren bekannten Orientierungsraum. Eine derart abgeschottete Gesellschaft kann sich aber kaum verändern und wird starr und unflexibel. Vermutlich ist beides wichtig: die Kenntnis der eigenen Kultur wie auch die Offenheit gegenüber anderen Kulturen. Beides schließt eine kritische Reflexion mit ein.

Praxisanleiterinnen kommen aufgrund der zunehmenden nationalen und kulturellen Diversität bei den Pflegeauszubildenden regelmäßig mit diesem Thema in Berührung. Allerdings entstehen bei der praktischen Ausbildung wenig Probleme, die auf kulturelle Unterschiede zurückzuführen sind. Das hängt auch damit zusammen, dass Menschen im Laufe ihres Lebens lernen, mit der eigenen Kultur flexibel umzugehen. Kulturelle Prägungen verändern sich: Einiges wird beibehalten, anderes wird durch neue Verhaltensweisen und Einstellungen ersetzt. Gerade junge Auszubildende, Migranten wie Deutsche, werden durch ihre Schulkameraden und Lehrer beeinflusst und passen sich so den im Ausbildungsumfeld üblichen Verhaltensweisen an.

Einige Probleme, die mit kulturellen Prägungen im Zusammenhang stehen und bei der Praxisanleitung auftreten können, sind:

- Umgang mit Nähe und Distanz
- Umgang mit Hierarchien und Autorität
- Geschlechter- und Familienrollen
- Einstellungen zu Krankheit, Behinderung, Schmerz und Tod
- Umgang mit Schule und Ausbildung
- Umgang mit Konflikten

Beim Thema Kultur ist ein Hinweis besonders wichtig: Eine Verallgemeinerung nach dem Herkunftsland oder nach der dort üblichen Kultur ist nicht angebracht. Auch in Deutschland wird die Kultur von unterschiedlichen Menschen unterschiedlich gelebt. Das Gleiche gilt auch für die Zuwanderungsländer, z. B. für Polen, die Türkei oder Syrien. Oft sind der gesellschaftliche Status, das Einkommen oder die Bildung stärker prägende Faktoren als z. B. die in einem Land vorherrschenden religiösen Einstellungen.

10.1.3 Interkulturelle Konflikte in der Praxisanleitung

Konflikte entstehen manchmal durch Kulturunterschiede, die sich anhand bestimmter Kulturkategorien beschreiben lassen. Die Vorstellung von Kulturkategorien geht davon aus, dass Menschen überall auf der Welt bestimmte gleichartige Probleme haben, die aber je nach Kultur unterschiedlich gelöst werden. Beobachtet man Ereignisse, Verhaltensweisen oder Grundannahmen bei einem Mitglied einer anderen Kultur, kann man mithilfe des Begriffs der Kulturkategorie einen Vergleich zu eigenen Grundeinstellungen oder Handlungsweisen ziehen.

Es gibt viele Kulturkategorien. Für die Praxisanleitung in der Pflege und dort eventuell auftretende Probleme sind die folgenden Kategorien besonders wichtig (vgl. dazu Roth & Ettling, 2014):

- Autorität und Macht
- Geschlechterrollen
- Raum, persönliche Distanz, Zeit
- Individualismus, Autonomie und Kollektivismus

Kulturkategorien helfen dabei, persönliche Eindrücke zu ordnen. Mit ihrer Hilfe lassen sich Konfliktursachen erkennen und Konflikte deuten. Sie sollten allerdings nicht als Vorhersage für erwartetes Verhalten oder zur Einordnung von Menschen in Schubladen benutzt werden.

Autorität und Macht

In vielen Kulturen wird Hierarchien eine große Bedeutung zugesprochen. Während in Mitteleuropa die Einstellung vorherrscht, Entscheidungen müssten gemeinsam getroffen werden, indem alle Beteiligten gehört werden und mitdiskutieren können, ist das z. B. in der islamischen Welt oft anders. Dort treffen Menschen auf einer höheren Hierarchiestufe die Entscheidungen. Legitimiert wird dies mit einem höheren Alter, dem Geschlecht, professionellem Wissen, der Stellung und dem Ansehen des Berufs oder Besitz und Geldvermögen.

Zu Problemen kann es kommen, wenn die berufliche oder persönliche Autorität der Praxisanleiterin nicht anerkannt wird. Erwartet wird von ihr ein klares und kompetentes Auftreten. Bei Unsicherheit oder auch bei einem Laissez-faire-Stil kann es vorkommen, dass sich Auszubildende mit Migrationshintergrund direkt an ranghöhere Kollegen wenden und dabei die Praxisanleiterin übergehen. Das zieht auf Seiten der Praxisanleiterin oft Unverständnis und Ärger nach sich und endet nicht selten in einer schlechten Bewertung der Teamfähigkeit im Beurteilungsbogen.

Ein derartiges Problem muss offensiv angegangen werden. Kulturspezifische Probleme lassen sich oft dadurch lösen, dass die Unterschiede thematisiert und die jeweiligen Beweggründe aufgeklärt werden. Bei dieser

Gelegenheit haben beide Seiten, die Praxisanleiterin wie die Auszubildende, die Chance, ihr eigenes Verhalten zu reflektieren. Für Praxisanleiterinnen ist Klarheit im Umgang mit Auszubildenden eine sinnvolle Verhaltensweise. Dadurch kann das eigene Verhaltensrepertoire bereichert werden. Und Auszubildende aus anderen Kulturen können oft ebenfalls von einer anderen Sichtweise auf Autorität profitieren.

Geschlechterrollen

Verkompliziert wird die Anleitungssituation manchmal dadurch, dass vor allem männliche Auszubildende Frauen als Lehrende oder Praxisanleiterinnen weniger akzeptieren können als Männer. Man kann als Praxisanleiterin diese Einstellung in erster Linie als kulturspezifische, erlernte Haltung oder als rückschrittliche, frauenfeindliche Verhaltensweise einordnen. Der Blick auf kulturelle Prägungen hat den Vorteil, dass man die Situation weniger persönlich auffassen muss und eine gewisse Distanz gewinnen kann. Ein gleichberechtigtes Verhältnis zwischen den Geschlechtern hat sich auch in unserer Kultur erst nach langen Kämpfen entwickelt. Die Anerkennung einer Praxisanleiterin als Autorität erfordert manchmal einen Lernprozess durch den Auszubildenden. Wie bei allen Lernprozessen ist es dabei wenig hilfreich, wenn man dem Lernenden keine Handlungsmöglichkeit lässt und ihm das erwünschte Verhalten befiehlt. In einer Situation wie dieser funktioniert Lernen erfolgreicher durch Überzeugen. Wenn eine Praxisanleiterin diese Aufgabe übernehmen will, erfordert das Kraft und Engagement. Anderenfalls sollte sich das Team über Alternativen Gedanken machen.

Raum, persönliche Distanz

In Mitteleuropa werden Distanzzonen für angemessen gehalten, die in anderen Kulturen nicht gelten. So wird ein Mindestabstand von etwa 60 cm, z. B. bei Gesprächen, erwartet, während eine geringere Distanz als aufdringlich oder aggressiv empfunden wird. In vielen anderen Kulturregionen sind die persönlichen Distanzzonen deutlich kleiner. Bei Gesprächen sind sich die Menschen relativ nahe. Hier wird ein betont weiter Abstand als kühl oder arrogant empfunden. In der Praxisanleitung kann es sowohl im Zweiergespräch zwischen Anleiterin und Auszubildenden als auch in der Begegnung mit dem Pflegeempfänger zu Missverständnissen kommen.

Zeit

Das Zeitverständnis in westlichen Ländern wird »geplante Zeit« (Roth & Ettling, 2014, S. 21) genannt. Hier werden detaillierte Zeitpläne gemacht, die üblicherweise auch eingehalten werden. Es ist wichtig, pünktlich zu sein. Im Gegensatz dazu steht die »natürliche Zeit«, die die Kulturen prägt, aus denen viele Migranten kommen. Zeitpläne sind hier eher grob und ihre Einhaltung ist nicht so wichtig. Unpünktlichkeit wird eher akzeptiert. Zeit zu haben ist ein wichtiges Gut und es wird erwartet, dass man sich Zeit nimmt.

Gelegentlich treten bei der Praxisanleitung dann Probleme auf, wenn die Praxisanleiterin einen stark strukturierten und eng getakteten Anleitungsprozess favorisiert, die Auszubildende das aber als unnötige Überregulierung empfindet, die keine Luft für Spontanität und Ruhe lässt.

Individualismus, Autonomie und Kollektivismus

In westlichen Kulturen ist die Autonomie des Einzelnen ein hohes Gut. Dabei wird dem Einzelnen das Recht der Freiheit, aber auch die Pflicht der Eigenverantwortung zugeschrieben. In vielen anderen Kulturen steht eine Form des Kollektivismus im Vordergrund, die auf die Gruppe, vor allem auf die Familie, ausgerichtet ist. Man ist der Familie verpflichtet, die den Einzelnen wiederum schützt. In Krankenhäusern und Pflegeheimen zeigt sich diese Haltung in häufigen Besuchen der Pflegeempfänger durch Angehörige und durch reges Interesse und aktive Beteiligung am Krankheitsverlauf. Oft wird der Pflegebedürftige gewaschen, gepflegt und mit Essen versorgt.

Manchmal entsteht dadurch auch bei Auszubildenden eine Einstellung gegenüber den Pflegeempfängern, die stärker auf das Umsorgen und die direkte Hilfestellung ausgerichtet ist als auf die Ressourcenförderung. Diese Haltung ist natürlich nicht nur bei Auszubildenden mit Migrationshintergrund zu beobachten. Für die Praxisanleiterin entsteht manchmal die Schwierigkeit, solche grundlegenden Einstellungen zu erkennen und die fachbezogenen Unterschiede zu klären.

Einige Auszubildende aus anderen Kulturen sind echte Teamplayer und haben besonders das Gesamtergebnis der Pflegeeinheit im Blick, während sie ihre eigenen Lerninteressen erst an zweiter Stelle sehen. Es liegt auf der Hand, dass dadurch das Ausbildungsziel aus dem Blick geraten kann.

Interkulturelle Situationen lassen sich nur selten durch den Fokus einer einzelnen Kulturkategorie beschreiben. Oft sind es mehrere Faktoren, die zusammengenommen eine Situation bestimmen. Es können sowohl verschiedene Kulturkategorien sein als auch andere Faktoren, z. B. sozial geprägte Verhaltensweisen. Vereinfachungen sind meist problematisch. Das gilt besonders dann, wenn Menschen aufgrund ihrer Nationalität als eine homogene Gruppe betrachtet werden, ohne zu berücksichtigen, dass viele Länder innerhalb ihrer Grenzen ganz unterschiedliche Kulturen aufweisen.

10.2 Interkulturelle Kompetenz in der Praxisanleitung

Interkulturelle Kompetenz, die Fähigkeit mit kultureller Fremdheit professionell umgehen zu können, ist Bedingung für den Pflegeberuf und für die Tätigkeit der Praxisanleiterin. Diese Kompetenz muss erworben werden und benötigt Erfahrung und Offenheit. Gleichzeitig ist interkulturelle Kompetenz auch Gegenstand der Anleitung, denn auch die Auszubildenden müssen fähig sein, mit kultureller Andersartigkeit angemessen umgehen zu können. Während Praxisanleiterinnen sich in die fremde Kultur der Auszubildenden hineinversetzen müssen, um in einer Anleitungssituation das Verhalten des Gegenübers zu verstehen, müssen sich die Auszubildenden in der für sie fremden Kultur im Krankenhaus oder in der Pflegeeinrichtung orientieren können.

Interkulturell kompetent zu sein bedeutet einerseits etwas über fremde Kulturen zu wissen. Dieses Wissen kann man sich aneignen, indem man sich Informationen über Medien beschafft oder indem man mit Menschen spricht, die in einer anderen Kultur aufgewachsen sind. Zur interkulturellen Kompetenz gehört aber auch immer, die Eigenlogik der problematischen oder konflikthaften Situation zu verstehen. Kulturbezogene Verhaltensweisen werden oft nur unter bestimmten Bedingungen deutlich, z. B. in Situationen, in denen Scham eine Rolle spielt oder in denen es um Autorität und Anerkennung geht. Interkulturelle Kompetenz heißt, den jeweiligen Sinn von kulturbezogenen Handlungen im besonderen Kontext zu verstehen.

In der Praxisanleitung entsteht fallbezogenes Wissen in der Annäherung an die Alltagswelt der Auszubildenden. Dort kann sowohl die Kultur als auch die Biografie, der soziale Status, die Bildungsgeschichte oder ein anderer Faktor eine Rolle spielen. Eine Annäherung setzt echtes Interesse voraus und findet im Gespräch statt. Gleichzeitig ist aber auch eine professionelle Distanz sinnvoll.

Interkulturelle Kompetenz erwirbt man, indem man offen an Situationen herangeht, die durch kulturbedingte Differenzen geprägt sind, und versucht, sie zu verstehen. Ein wichtiges Element ist dabei die Reflexion (▶ Kap. 4.3.6).

Reflexionsfragen können sein:

- Was ist genau passiert?
- Welche Faktoren haben zu der Situation geführt?
- Warum hat sich mein Gegenüber wohl so verhalten?
- Warum habe ich mich so verhalten?

Diese Fragen ernsthaft zu stellen und nicht nur oberflächlich zu beantworten, ist eine Voraussetzung für ein interkulturell kompetentes Handeln.

Was macht eine interkulturell kompetente Praxisanleiterin aus?

Es gibt zu dieser Frage keine wissenschaftlichen Daten. Allerdings liegen Forschungsergebnisse vor, wie Referendare an multikulturellen Schulen auf die ihnen zunächst fremden kulturellen Orientierungen reagieren (Bender-Szyanski, 2013). Einige Ergebnisse dieser Studie lassen sich auf das pädagogische Verhältnis zwischen Praxisanleiterinnen und Auszubildenden mit Migrationshintergrund übertragen.

Interkulturell erfolgreiches Handeln einer Praxisanleiterin wäre demnach folgendermaßen zu bestimmen: Die Praxisanleiterin ist in der Lage, Barrieren zu überwinden, die in den Bereichen Wissen, Emotionen und soziale Beziehungen zwischen ihr und den Kolleginnen der heimischen Kultur und den Auszubildenden mit anderen kulturellen Wurzeln bestehen. Die Praxisanleiterin reflektiert die anleitungsspezifischen Normen im Hinblick darauf, ob sie auch bei interkulturellen Problemen angemessen sind. Das bedeutet nicht, die Ausbildungsziele aufzuweichen. Aber der Weg dahin ist eventuell bei Migranten ein anderer als bei Auszubildenden, die hier aufgewachsen sind. Die Praxisanleiterin achtet, soweit es ihr möglich ist, den Standpunkt von Auszubildenden anderer kultureller Prägung und versucht sie in ihrem Handeln zu berücksichtigen. Sie strebt einen Interessensausgleich an. Die Praxisanleiterin bewertet die Auseinandersetzung mit anderen Kulturen als Bereicherung und Horizonterweiterung.

10.3 Subjektive Theorien und interkulturelle Kompetenz

Unter dem Begriff *subjektive Theorien* versteht man die Gesamtheit an Vorwissen, an Erfahrungen und Empfindungen eines Menschen. Diese »Summe unseres seit Geburt (und davor) entwickelten Erkenntnis- und Erfahrungsschatzes« (Schwarz-Govears, 2010, S. 166) ist uns nur teilweise bewusst. Bewusste Anteile werden als explizites Wissen, unbewusste als implizites Wissen bezeichnet. Subjektive Theorien haben sich im Laufe unseres Lebens gebildet und verfestigt, weil wir uns bisher darauf verlassen konnten. Sie haben uns geholfen, uns zu orientieren und schnell zu reagieren, wenn es darauf ankam. Das heißt allerdings nicht, dass sie objektiv richtig sein müssen.

Gerade dann, wenn Situationen neu sind und wir mit unseren gewohnten Verhaltensweisen nicht weiterkommen, geraten subjektive Theorien ins Wanken. Dann eröffnet sich eine Chance, sie realitätsgerecht anzupassen. Das setzt allerdings voraus, dass sie bewusst gemacht werden. Wie gesagt: Subjektive Theorien sind nur zum Teil bewusst.

Das Handeln von Lehrenden und Praxisanleiterinnen in interkulturellen Situationen ist oft geprägt von subjektiven Theorien, z. B.:

- Die Mitglieder einer Nation (z. B. Russland) oder einer Glaubensrichtung (z. B. Muslime) verhalten sich alle in bestimmten Situationen gleich und können ihre Prägung auch nicht ändern.
- Die Mitglieder einer bestimmten Kultur (z. B. Migranten aus Nordafrika) haben eine geringere Bildung und stammen aus unterprivilegierten Verhältnissen.
- Die Mitglieder einer Kultur (z. B. Afghanen) unterdrücken Frauen und lehnen unsere moralischen Standards ab.

Subjektive Theorien sind oft falsch, beeinflussen aber unser Handeln. Sie sollten bewusst gemacht werden, damit sie verändert werden können. Dazu bedarf es der Fähigkeit zur Selbstreflexion.

Beispiel

»Vor zwei Jahren war ein Auszubildender auf unserer Station, der in Eritrea geboren wurde und als Flüchtling drei Jahre zuvor nach Deutschland gekommen war. Er war ein sehr freundlicher junger Mann, hatte allerdings große Sprachprobleme. Er erledigte die Arbeit auf Station sehr gewissenhaft. Ich war seine Praxisanleiterin und gab mir auch große Mühe, hatte aber das Gefühl, dass er nur langsam Fortschritte machte.

Eines Tages beklagte sich ein Patient, dass Geld aus seinem Nachttisch entwendet worden wäre. Er verdächtigte den Auszubildenden. Er hätte immer ein mulmiges Gefühl, wenn er im Bad wäre und den Auszubildenden nicht im Blick hätte. Er hatte ihn, nachdem er bemerkt hatte, dass das Geld fehlt, auch gleich angesprochen und seinen Verdacht geäußert.

Meine Kollegen und ich versuchten natürlich umgehend zu klären, was passiert war. Ich sprach mit dem Auszubildenden und er stritt alles ab. Trotzdem war ich nicht überzeugt, vielleicht auch deswegen, weil er nicht authentisch wirkte. Sein Verhalten kam mir einfach gekünstelt vor und seine Ausreden klangen ziemlich konstruiert. Außerdem dachte ich, dass ein junger Mann, der hier als Flüchtling lebte, sicher große Verpflichtungen gegenüber seiner Familie in der Heimat hätte. Und so viel verdiente er als Auszubildender ja nicht. Vielleicht war es im alltäglichen Überlebenskampf in Eritrea auch gar nicht so unüblich, sich so zu verhalten. Das konnte ich bis zu einem gewissen Grad sogar verstehen.

Wie sich herausstellte, war der Auszubildende wegen des Vorwurfs, er könnte etwas mit dem Diebstahl zu tun haben, sehr gekränkt. Er wendete sich an die Schule und bat um Versetzung auf eine andere Station. Einige Tage später tauchte das vermisste Geld wieder auf. Der Patient hatte es in ein Brillenetui getan und dort vergessen.

Ich war sehr betroffen, besonders über mein eigenes Verhalten. Drei Monate später hatte ich noch einmal die Gelegenheit mit dem Auszubildenen zu sprechen. Dabei erfuhr ich, dass er der Sohn eines Hochschullehrers in Eritrea war. Er war kein ›Wirtschaftsflüchtling‹, sondern musste das Land aus politischen Gründen verlassen.«

Literatur

Arnold, R (2016) Die emotionale Konstruktion der Wirklichkeit: Beiträge zu einer emotionspädagogischen Erwachsenenbildung. (Grundlagen der Berufs- und Erwachsenenbildung) Hohengehren: Schneider

Baitinger, O (2016) Der gelungene Einstieg in die Pflegepraxis: Die schlimmsten Situationen und wie man sie übersteht. Hannover: Schlütersche Verlagsgesellschaft

Balzer, S (2019) Chamäleonkompetenz. Eine Studie in der pflegepraktischen Ausbildung. Frankfurt am Main: Mabuse

Beck, H (2020) Das neue Lernen heißt verstehen. 2. Aufl. Berlin: Ullstein

Becker, N (2011) Die neurowissenschaftliche Herausforderung der Pädagogik. Bad Heilbrunn: Julius Klinkhardt

Behrens, J & Langer, G (2022) Evidence-based Nursing and Caring – Methoden und Ethik der Pflegepraxis und Versorgungsforschung. 5. Aufl. Bern: Hogrefe

Bender-Szymanski, D (2013) Interkulturelle Kompetenz bei Lehrerinnen und Lehrern aus der Sicht der empirischen Bildungsforschung (S. 201–227). In: Auernheimer, G (Hrsg.) Interkulturelle Kompetenz und pädagogische Professionalität. 4. Aufl. Wiesbaden: Springer

Bergjan, M (2013) Mediengestütztes klinisches Lernen. In: Ertl-Schmuck, R & Greb, U (Hrsg.) Pflegedidaktische Handlungsfelder (S. 292–314). Weinheim, Basel: Beltz Juventa

Bonse-Rohmann, M; Hüntelmann, I; Nauerth, A (Hrsg.) (2008) Kompetenzorientiert prüfen – Lern- und Leistungsüberprüfungen in der Pflegeausbildung. München, Jena: Elsevier

Brandenburg, H (2016) Wissenschaftstheoretische Positionen, Designs und Methoden in der Pflegeforschung. In: Brandenburg, H; Panfil, E-M; Mayer, H (Hrsg.) Pflegewissenschaft 2. Lehr- und Arbeitsbuch zur Einführung in die Methoden der Pflegeforschung (S. 15–25). 1. Nachdruck der 2. Auflage 2013. Bern: Hans Huber

Brandenburg, H & Dorschner S (Hrsg.) (2015) Pflegewissenschaft 1. Lehr- und Arbeitsbuch zur Einführung in das wissenschaftliche Denken in der Pflege (S. 34–39). 3. Aufl. Bern: Hogrefe

Brandl, P (2015) Kommunikation … und was Sie darüber wissen sollten, um sich das Leben leichter zu machen. 2. Aufl. Offenbach: Gabal

Bundesagentur für Arbeit (Hrsg.) (2020) Arbeitsmarktsituation im Pflegebereich (https://statistik.arbeitsagentur.de/DE/Statischer-Content/Statistiken/Themen-im-Fokus/Berufe/Generische-Publikationen/Altenpflege.pdf?__blob=publicationFile, Zugriff am 10.12.2021)

Bundesministerium für Bildung und Forschung (Hrsg.) (2021) Stress Record (http://game.stressrekord.slfg.de/login, Zugriff am 15.11.2021)

Bundesministerium für Bildung und Forschung & Sekretariat der Kultusministerkonferenz (Hrsg.) (o. J.)
(a) Der DQR – Glossar (https://www.dqr.de/dqr/de/der-dqr/glossar/deutscher-qualifikationsrahmen-glossar. Zugriff am 24.06.2022)
(b) Der DQR – Niveau 2 (https://www.dqr.de/dqr/de/der-dqr/dqr-niveaus/niveau-2/niveau-2_node.html. Zugriff am 24.06.2022)

Buse, G (2003) »… als hätte ich ein Schatzkästlein verloren.« Hysterektomie aus der Perspektive einer feministisch-theologischen Medizinethik. Studien der Moraltheologie, Band 23, Berlin: LIT

Deutsche Krankenhausgesellschaft (Hrsg.) (2022) DKG-Empfehlung für die Weiterbildung zur Praxisanleitung vom 14.03./15.03.2022. (https://www.dkgev.de/fileadmin/default/Mediapool/2_Themen/2.5._Personal_und_Weiterbildung/2.5.11._Aus-_und_Weiterbildung_von_Pflegeberufen/Praxisanleitung/Download_ab_01.05.22/DKG_Empfehlung_Praxisanleitung.pdf. Zugriff am 24.06.2022)

Donabedian, A (2002) An Introduction to Quality Assurance in Health Care. Oxford: Oxford University Press

Ertl-Schmuck, R (2013) Lernwerkstatt. In: Ertl-Schmuck, R & Greb, U (Hrsg.) Pflegedidaktische Handlungsfelder (S. 315–335). Weinheim, Basel: Beltz Juventa

Fachkommission nach § 53 Pflegeberufegesetz (Hrsg.) (2020a) Rahmenpläne der Fachkommission nach § 53 PflBG. 2. Aufl., o. O. (https://www.bibb.de/dienst/veroeffentlichungen/de/publication/show/16560, Zugriff am 24.06.2022)

Fachkommission nach § 53 Pflegeberufegesetz (Hrsg.) (2020b) Begleitmaterialien zu den Rahmenlehrplänen der Fachkommission nach § 53 PflBG (https://www.bibb.de/dienst/veroeffentlichungen/de/publication/show/16613, Zugriff am 17.12.2021)

Felten, M (2016) Nur Lernbegleiter? Unsinn, Lehrer! Lob der Unterrichtslenkung. Berlin: Cornelsen

FH Münster (Hrsg.) (o. J.) GaBa_LEARN – Game based learning in nursing – Spielerisch lernen in authentischen, digitalen Pflegesimulationen (https://www.fh-muenster.de/gesundheit/forschung/gaba_learn.php, Zugriff am 15.11.2021)

Freie Hansestadt Bremen (Hrsg.) (2022) Handbuch für die Pflegeausbildung nach dem Pflegeberufegesetz im Land Bremen. Version 2.1 vom 14.06.2022 (https://www.gesundheit.bremen.de/gesundheit/berufe-im-gesundheitswesen/pflegefachfrau-mann-12811, Zugriff am 24.06.2022)

Gemeinsamer Europäischer Referenzrahmen für Sprachen (Hrsg.) (o. J.) Die Niveaustufen des GER (https://www.europaeischer-referenzrahmen.de, Zugriff am 11.12.2021)

Gruschka, A (2019) Erziehen heißt Verstehen lehren. Ein Plädoyer für guten Unterricht. 2. Aufl. Ditzingen: Reclam

Hackel, M (2020) Gemeinsamkeiten und Unterschiede beruflicher und hochschulischer Pflegeausbildung. Input-Vortrag. Fachworkshop »Hochschulische Praxisanleitung«. Online-Veranstaltung, 07. Dezember 2020 (https://www.bibb.de/dokumente/pdf/Gemeinsamkeiten_Unterschiede_beruflicher_und_hochschulischer_Pflegeausbildung.pdf, Zugriff am 20.11.2021)

Hasselbrink, S (2020) Pädagogische Psychologie. Lernen und Lehren mit Erfolg. 10. Aufl. Independently published

Hattie, J (2017) Lernen sichtbar machen für Lehrpersonen. Hohengehren: Schneider

Heeser, A (2021) NIPSTA, HIPSTA, A-STAR & Co. CNE.magazin, 3.21, S. 9–11

Holoch, E (2013) Situiertes Lernen. In: Ertl-Schmuck, R & Greb, U (Hrsg.) Pflegedidaktische Handlungsfelder (S. 241–259). Weinheim, Basel: Beltz Juventa

Jank, W & Meyer, H (1994) Didaktische Modelle. 3. Aufl. Frankfurt am Main: Cornelsen Scriptor

Kersting, K (2016) Die Theorie des Coolout und ihre Bedeutung für die Pflegeausbildung. Frankfurt am Main: Mabuse

Klein, Z; Peters, M; Garcia González, D; Dauer, B (2021) Empfehlungen für Praxisanleitende im Rahmen der Pflegeausbildung nach dem Pflegeberufegesetz (PflBG). Fachworkshop-Empfehlungen zur Umsetzung in der Praxis. Bonn: bibb (https://www.bibb.de/dienst/veroeffentlichungen/de/publication/show/17241, Zugriff am 04.12.2021)

Kohrs, J (2020) Ausländische Pflegekräfte: Sprachlevel B2 reicht nicht! (https://www.pflegen-online.de/auslaendische-pflegekraefte-sprach-level-b2-reicht-nicht, Zugriff am 10.12.2021)

Liehr P & Marcus MT (2005) Qualitative Forschungsansätze. In: LoBiondo-Wood G & Haber J (Hrsg.) Pflegeforschung. Methoden, Bewertung, Anwendung (S. 221–259). 2. Aufl. München: Elsevier

Moser, D; Brühlmann, J; Žekar, M (2020) Modeling mit MetaLog. Praxisausbildung in personenorientierten Berufen. Bern: Hep

Muijsers, P (1997) Fertigkeitenunterricht für Pflege und Gesundheitsberufe – Das »Skillslab-Modell«. Berlin, Wiesbaden: Ullstein

Nintendo (Hrsg.) (2022) Underground (https://www.nintendo.de/Spiele/Wii-U-Download-Software/Underground-947613.html, Zugriff am 15.11.2021)

Oettinger-Roß, C (2009) Reflexion fördert das Lernen. Forum Ausbildung, 1(3), S. 30–35

Pashler, H; McDaniel, M; Rohrer, D; Bjork, R (2008) Learning Styles: Concepts and Evidence. Psychological Science in the Public Interest, 9(3), S. 105–119 (https://www.psychologicalscience.org/journals/pspi/PSPI_9_3.pdf, Zugriff am 06.11.2021)

Priesner, C (2017) Diese 5 Games bringen die Medizin voran (https://www.coliquio-insights.de/diese-5-games-bringen-die-medizin-voran/, Zugriff 15.11.2021)

Paul, R & Elder, L (2003) Kritisches Denken – Begriffe und Instrumente. Ein Leitfaden im Taschenformat (https://www.criticalthinking.org/files/german_concepts_tools.pdf, Zugriff am 20.12.2021)

Röhner, J & Schütz, A (2020) Psychologie der Kommunikation. 3. Aufl. Wiesbaden: Springer

Roth, J & Ettling, S (2014) Interkulturelle Kompetenz in Gesundheit und Pflege. München: Bayrischer Volkshochschulverband

Sahmel, K-H (2009) Kompetenz und Pflegebildung. In: Sahmel, K-H (Hrsg.) Pflegerische Kompetenzen fördern. Pflegepädagogische Grundlagen und Konzepte (S. 7–26). Stuttgart: Kohlhammer

Sahmel, K-H (2015) Lehrbuch kritische Pflegepädagogik. Bern: Hogrefe

Schrader, L (2018) Was ist ein Konflikt? Hrsg. von der Bundeszentrale für politische Bildung (https://www.bpb.de/internationales/weltweit/innerstaatliche-konflikte/54499/konfliktdefinition, Zugriff am 11.11.2021)

Schwarz-Govears, R (2010) Bewusstmachung der Subjektiven Theorien als Voraussetzung für handlungsrelevantes berufliches Lernen. In: Ertl-Schmuck, R & Fichtmüller, F (Hrsg.) Theorien und Modelle der Pflegedidaktik. Eine Einführung (S. 166–202). Weinheim, München: Juventa

Senftleben, R (2020) Die Kunst, in schwierigen Zeiten nicht durchzudrehen. München: Gräfe und Unzer

TUMAINI-Institut für Präventionsmanagement GmbH (Hrsg.) (2022) Wissenschaftliche Studien: Evidenzgrade und deren Anwendung. In: eHealthWerk (https://ehealthwerk.de/studien/, Zugriff am 24.06.2022)

Universität Hamburg (Hrsg.) (o. J.) Erziehungswissenschaft (https://www.sign-lang.uni-hamburg.de/projekte/slex/seitendvd/konzepte/l51/l5123.htm, Zugriff am 08.12.2021)

Westsächsische Hochschule Zwickau (Hrsg.) (2022) Übersicht zu Lerntechniken und Lernmethoden (https://www.fh-zwickau.de/hochschule/service/hochschuldidaktik/studierkompetenz/lerntechniken/, Zugriff am 24.06.2022)

Stichwortverzeichnis

E

F

G

H

I

J

K

L